Dr. Ulrike Borovnyak | Dr. med. Eduard Pesina

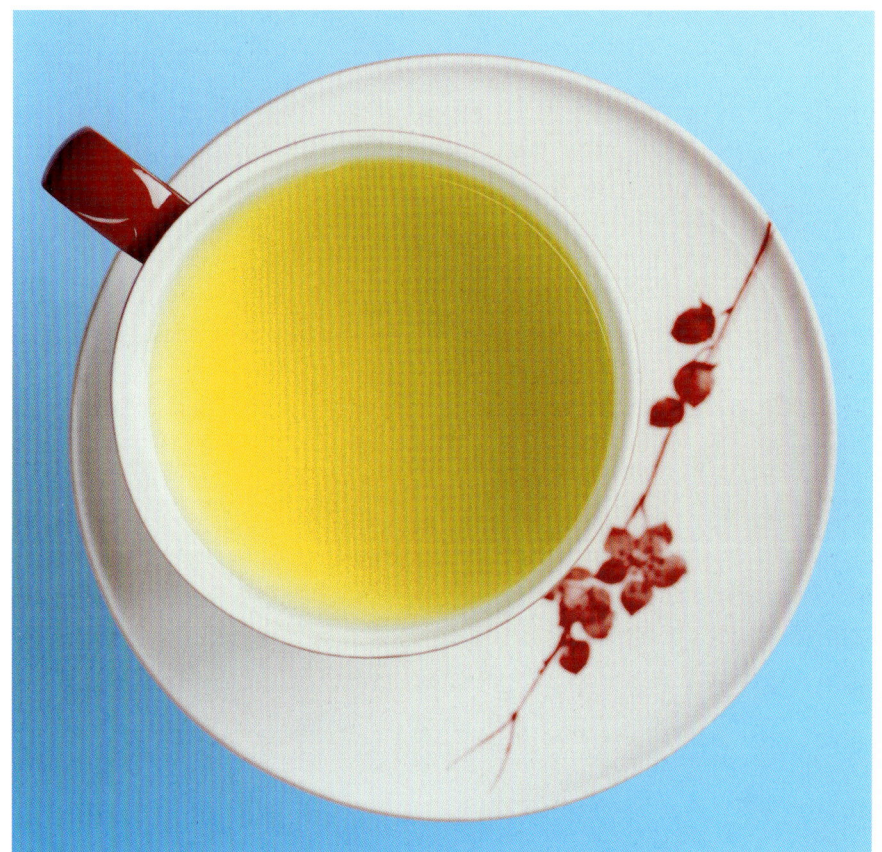

Fasten

Auszeit für Körper, Geist und Seele

Inhalt

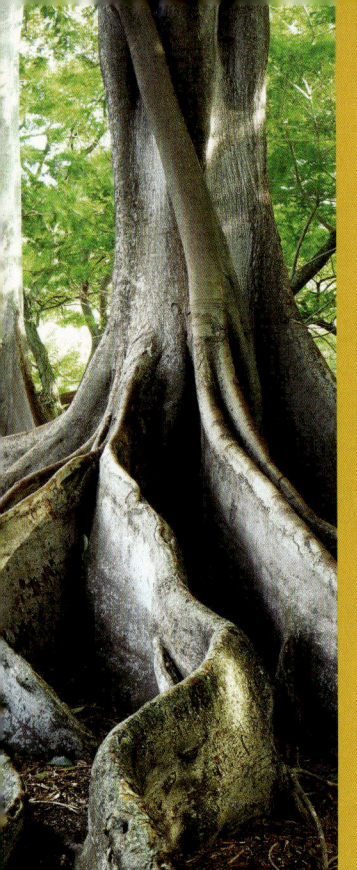

Das Geheimnis des Fastens

7

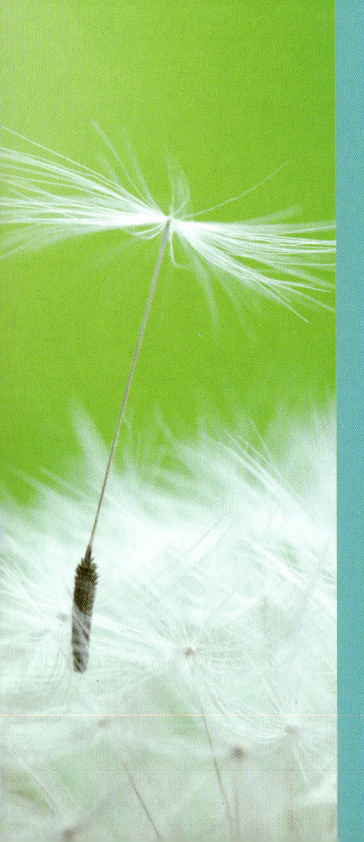

Die praktischen Grundlagen

23

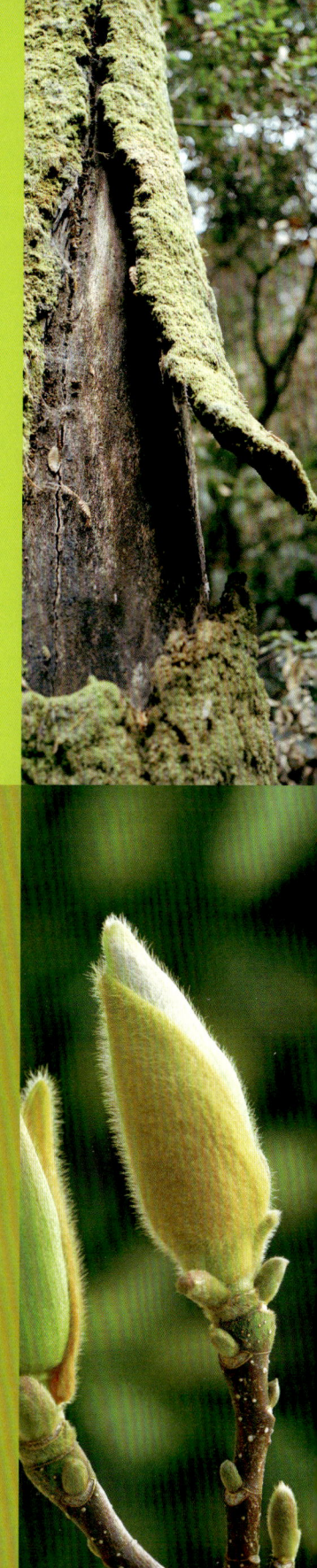

Ihre
Fastenwoche 79

Aufbruchstimmung
nach dem Fasten 147

Zum Nachschlagen

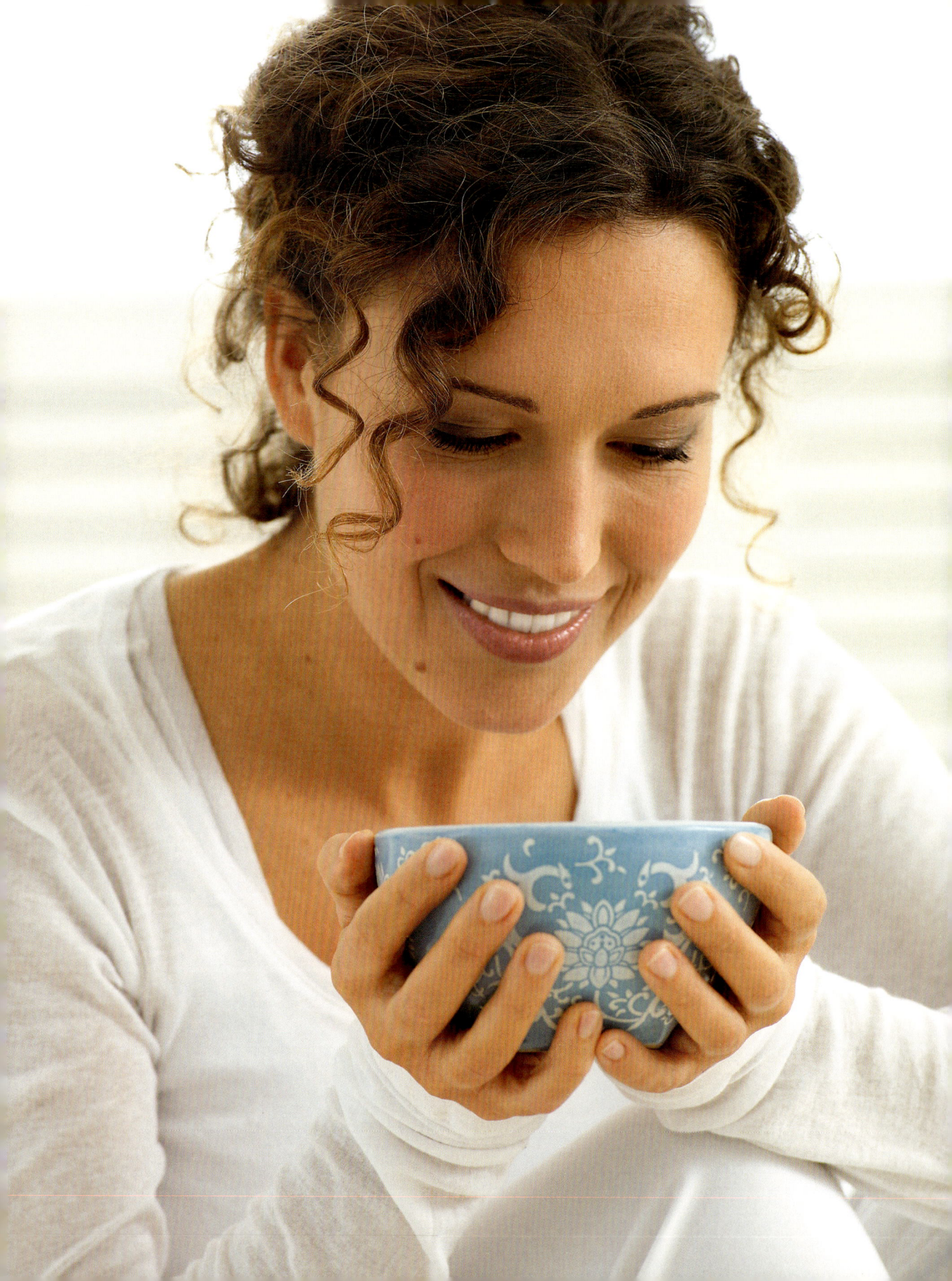

Ein Wort zuvor

Bereicherung für Körper, Geist und Seele

Das Thema Fasten führt weiter als das aufregende Erlebnis von fünf Tagen Nicht-Essen und dann wieder ganz neuen Essens: Viele Menschen berichten, dass das wiederholte Erlebnis einer Fastenwoche ihr Leben entscheidend verändert hat.

Man möchte nicht nur diese Fähigkeit zum Verzicht kennenlernen – sie ist jedem Menschen eingegeben. Man möchte wissen, wie sich die Umsetzung körperlich, seelisch und geistig auswirken kann.

Vor mehr als 30 Jahren gelang der Sprung vom »Heilfasten«, das nur in spezialisierten Kliniken durchgeführt wird, zum »Fasten für Gesunde«, das in die eigene Verantwortung genommen wird. Dies war ein gesundheitspolitisch wichtiger Schritt, heute aktueller den je! Damals, im Jahr 1976, erschien im Gräfe und Unzer Verlag das erste Fastenbuch für Gesunde, der bis heute erfolgreiche und grundlegende Ratgeber »Wie neugeboren durch Fasten«, gefolgt vom nicht weniger wichtigen »Richtig essen nach dem Fasten«. Diese Bücher sind speziell auf die Bedürfnisse von Erst- und Zweitfastern zugeschnitten. Den Weg zur eigenen Mitte findet man durch den GU-Ratgeber »Fasten – Meditationsprogramm«.

Das Thema Fasten wird mit dem vorliegenden Buch angereichert, vertieft und verinnerlicht. Die fastenerfahrenen Autoren führen Sie durch eine Woche Fasten für Gesunde und reichern diese Zeit mit Gedichten, Denkanstößen, Yoga-Einheiten und praktischen Anleitungen und Übungen so an, dass man das Buch nicht wieder aus der Hand legen möchte.

Dr. Hellmut Lützner

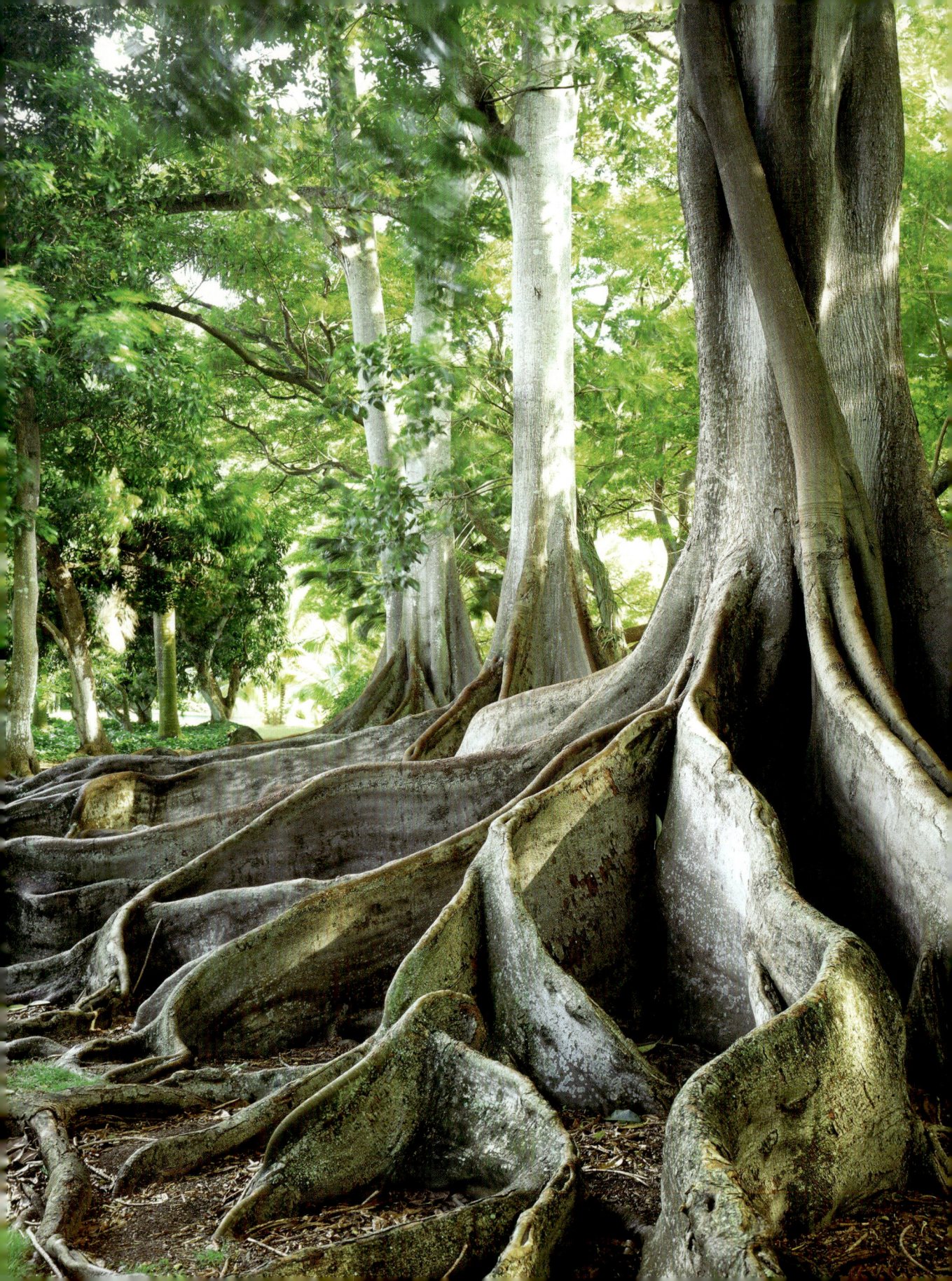

Das Geheimnis
des Fastens

Sie haben Lust auf Fasten, wollen aber auf nichts verzichten? Staunen Sie, welche Fülle Sie erfahren, wenn Sie sich auf das Wesentliche konzentrieren! Finden Sie zurück zu Ihren Wurzeln, wie bei einer Neugeburt mitten im Leben!

Der Luxus des Einfachen

DER MODERNE MENSCH legt Tausende Kilometer zurück und weiß doch nicht mehr, wie unendlich gut es tut, mit bloßen Füßen einen mit Tau bedeckten Waldboden zu betreten. Er hat vergessen, wie stark das Immunsystem ist, wie groß die körpereigenen Selbstheilungskräfte sind, und schluckt stattdessen teure Medikamente und Nahrungsergänzungspräparate. Er nimmt Farb- und Geschmacksstoffe zu sich und vergisst darüber, dass der Zauber eines gemeinsamen Essens nicht in der Fertigpackung geliefert werden kann.

Nie war der Wissensstand zu allen Lebensbereichen so hoch wie heute. Gleichzeitig jedoch war die Menschheit noch nie so unsicher, wie sie ihre Gesundheit erhalten und ihr Wohlbefinden steigern kann. Technische Errungenschaften haben uns zwar ein großes Maß an medizinischem Fortschritt, an Bequemlichkeit und Freizeit geschenkt; sie führten aber auch zu monotonen Arbeitsabläufen, zu übermäßigem Stress und zur Abkehr von einer Lebensweise im Einklang mit der Natur.

Sie haben Lust, dem Alltag den Rücken zu kehren und einmal etwas ganz anderes auszuprobieren? Dann fasten Sie! Wenn Sie alles nicht Lebensnotwendige für eine kurze Zeit weglassen, finden Sie zu einer ganz natürlichen Lebenseinstellung zurück. Alles relativiert sich; was bisher wichtig schien, verliert plötzlich an Bedeutung. Sie konzentrieren sich auf den »Luxus des Einfachen«, die Kraft von innen. Fasten deckt vergessene Lebensqualitäten auf und schafft so ein neues Bewusstsein und eine neue Lebensqualität.

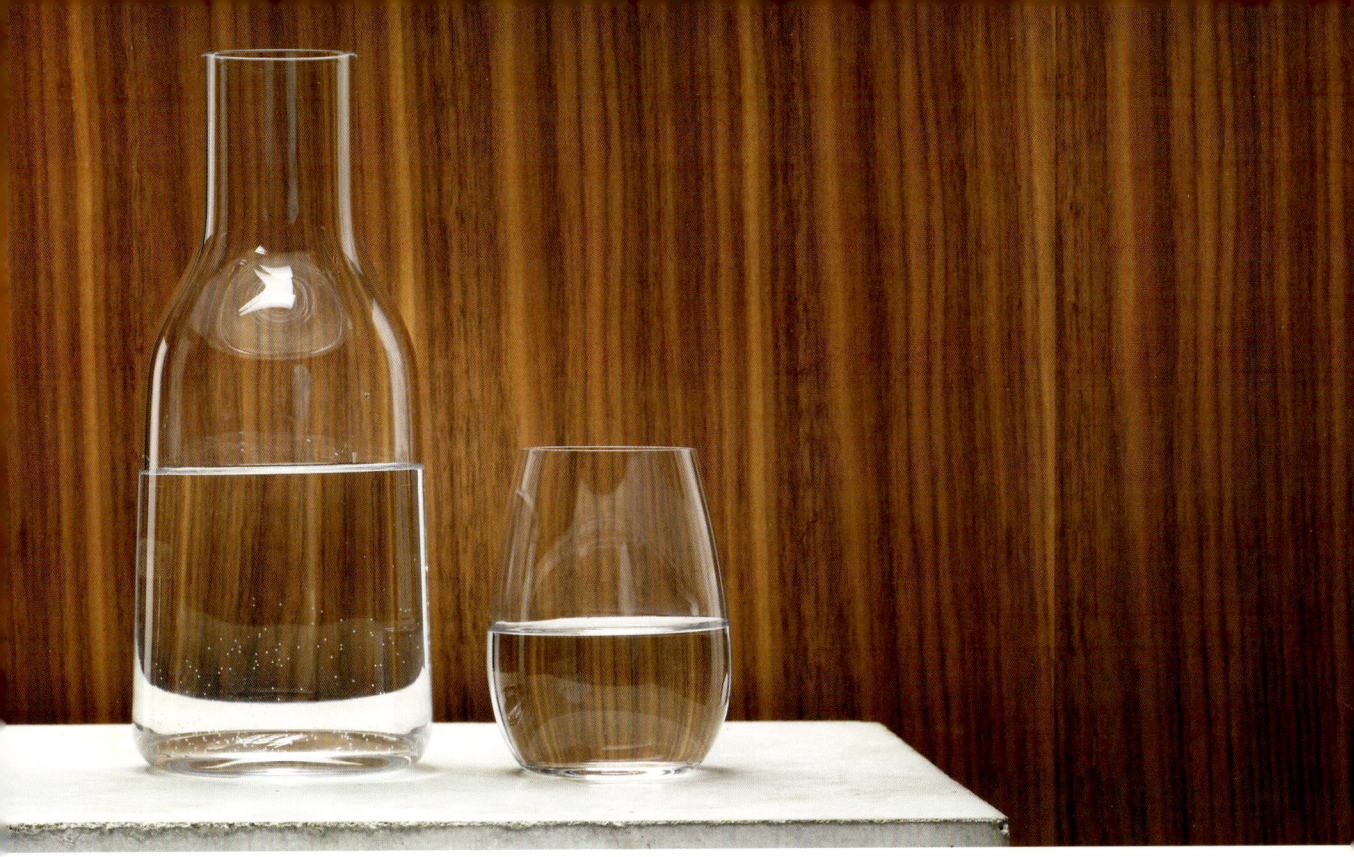

Zeit für einen Energiekick

Fasten ermöglicht Ihnen, sanft Schritt zu halten mit den Anforderungen, die das Leben tagtäglich an Sie stellt. Beim Fasten richten Sie den Blickwinkel wieder auf Ihr Inneres und die Ihnen innewohnenden Kräfte. Wie jeder Mensch sind Sie von Geburt an mit vielfältigen körperlichen und seelisch-geistigen Fähigkeiten ausgestattet, die helfen, das Leben zu meistern. Ihr Organismus gleicht einer Wundermaschine, die in der Lage ist, die verschiedensten Dinge gleichzeitig zu bewältigen. Während Sie sprechen, nachdenken, arbeiten, finden wie nebenbei ganz automatisch und in der Regel unbemerkt unzählige körperliche Prozesse statt: Das Herz schlägt, der Stoffwechsel funktioniert, Nägel und Haare wachsen. Diese Vorgänge betrachten die meisten Menschen als selbstverständlich und schenken ihnen daher nicht weiter Beachtung. Erst eine Krankheit oder ein Unfall führt vor Augen, welche enorm wichtige Lebensgrundlage ein funktionierender Körper und ein klarer Geist darstellen.

»Gesundheit ist das höchste Gut«, besagt eine Volksweisheit. Um sie zu erhalten, brauchen sowohl der Körper als auch die Seele regelmäßig eine Auszeit zum Auftanken und Regenerieren. Fasten ist eine hervorragende Möglichkeit, möglichst vielen Organen des Körpers eine Ruhepause zu gönnen und dabei auch den Geist ruhen zu

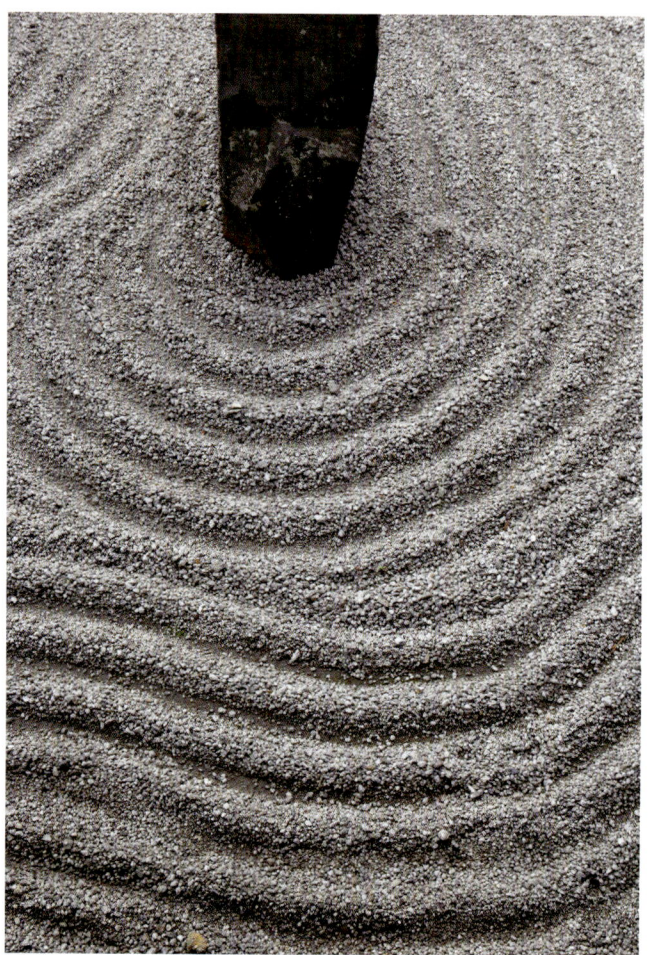

Fasten hilft, im Trubel des Alltags einen klaren Kopf zu behalten und wieder zur eigenen Mitte zu finden.

bensnotwendig oder besonders brauchbar erkennt – beispielsweise die Muskulatur oder die Organe. Beim Fasten trennt sich der Körper vor allem von Fett und Eiweiß (die Fettverbrennung beginnt bereits 24 Stunden nach dem Einstieg). Parallel dazu findet auch die Entgiftung statt, denn Giftstoffe im Körper sind an Eiweiß und Fett gebunden, die wiederum im Bindegewebe abgelagert werden.

Kraft aus sich selbst schöpfen

Sie nehmen beim Fasten keine Nahrung von außen auf. Als Reaktion darauf schaltet der Körper um auf ein Ernährungs- und Energieprogramm von innen. Der fastende Organismus bezieht seine Lebenskraft und Lebenswärme aus den körpereigenen Depots. Hierin liegt die zweite wichtige Übung und Erfahrung beim Fasten: Sie sind sich selbst genug und können für einen begrenzten Zeitraum – solange Ihnen die nötigen körperlichen Fett- und Eiweißreserven zur Verfügung stehen – völlig autark leben. Das Wissen um die inneren Ressourcen macht Sie dabei seelisch stark, Sie können sich selbst vertrauen. Sie sind dazu fähig, aus eigener innerer Kraft zu handeln und zu überleben, und lernen, diese eigenständige Kraft auch ganz bewusst zu mobilisieren.

Ordnung schenkt Raum für Neues

Die dritte Erkenntnis ist jene der Neuordnung. Viele Menschen berichten, dass sie diesen Effekt nicht nur körperlich, son-

lassen. Ganz nebenbei erfahren Sie, wie sich Ihr Körper automatisch auf seine lebensnotwendigen Funktionen stützt und die freibleibende Energie dazu nützt, Belastendes abzubauen. Sage und schreibe 30 Prozent der Energie, die Sie üblicherweise zur Verdauung benötigen, wird beim Fasten freigesetzt; sie steht für die Neuordnung und Abbauarbeit zur Verfügung.

Die erste wichtige Übung für den fastenden Menschen besteht darin, seinem Körper zu vertrauen, dass er nur abbaut, was ihn belastet – was er nicht braucht, was ihn stört und was ihn krank macht; dass er hingegen niemals angreift, was er als ledern auch in seelischer Hinsicht deutlich spüren: Der Wunsch zu ordnen kann sich nach außen hin zeigen, indem Sie in Ihrem Wohn- oder Arbeitsbereich Ordnung schaffen möchten; ein Frühjahrsputz ist das typische Beispiel. Genauso kann es sein, dass Ihre Beziehung zu Nachbarn, Kollegen oder Freunden einer neuen Struktur bedarf. Fasten schafft den Freiraum für nötige Veränderungsprozesse.

All dies wird wesentlich begleitet durch den Zeitaspekt beim Fasten: Weil Sie wertvolle Stunden sparen, die Sie üblicherweise mit der Beschaffung, Verarbeitung und dem Verzehr von Lebensmitteln verbringen, bleibt genug Raum, alte Gewohnheiten und Muster zu überdenken. Hinzu kommt eine allgemeine Verlangsamung während der Fastenwoche, die sich in der möglichen Verzögerung von Reaktionsprozessen ausdrückt: Sie gehen langsamer, es geht Ihnen schneller die Luft aus, Seh- und Reaktionsvermögen sind eventuell nicht so schnell wie sonst, das Gedächtnis nicht immer ganz so leistungsfähig. In unserer hektischen Welt wird gerade dieses Entschleunigen als sehr heilsam und beruhigend erlebt.

Keine Sorge, all diese Einschränkungen sind nur vorübergehend; nach dem Fasten sind die Sinne umso mehr geschärft. Doch die Verlangsamung beweist, dass sich die Welt auch weiter dreht, wenn Sie selbst einmal nicht perfekt funktionieren, und dass Sie sich ruhig auch einmal nach innen kehren dürfen. Durch den stets gleichen Tagesrhythmus während des Fastens gelingt es darüber hinaus, alte Gewohnheiten zu durchbrechen und sich von den üblichen Abläufen und Zwängen des Alltags zu befreien. So beginnt eine Entdeckungsreise zu sich und mit sich selbst.

info

Zwei große Fastenpioniere

Dr. med. Otto Buchinger und später Dr. med. Hellmut Lützner gelten als die europäischen Wiederentdecker des Fastens. Unter Buchinger, der 1920 eine Fastenklinik in Bad Pyrmont (Niedersachsen) gründete, wurde das Fasten vorerst als Heilbehandlung im Kurhaus praktiziert. Er nannte »Heilfasten« unter erfahrener ärztlicher Aufsicht den »Königsweg der Heilkunst«.

War solch ein Kuraufenthalt lange Jahre vor allem der wohlhabenderen Gesellschaftsschicht vorbehalten, so ist es das Verdienst Dr. Hellmut Lützners, dass diese heilsame Methode auch für die breite Öffentlichkeit salonfähig wurde. Durch seine medizinischen Ratgeber und eine fundierte Ausbildung zur Fastenbegleitung machte er das Wissen, das lange Zeit allein den Ärzten vorbehalten war, auch den interessierten Laien zugänglich. Dr. Lützner etablierte das präventive »Fasten für Gesunde«: Dieses ist nicht mehr zwangsläufig an einen kostspieligen Kuraufenthalt gebunden, sondern kann vom gesunden Menschen in eigener Verantwortung zu Hause durchgeführt werden. Dies war und ist ein wichtiger Schritt für die Sozialmedizin: dass der Einzelne sich mit der eigenen Gesundheit beschäftigt und Verantwortung für sich selbst übernimmt.

Fasten zur Gesundheitsvorsorge

Jeder will möglichst lange bei bester Gesundheit leben, von den Annehmlichkeiten unserer modernen Gesellschaft profitieren, auf nichts verzichten müssen, dem aktuellen Schönheits- und Schlankheitsideal entsprechen. Dabei vergessen viele Menschen, dass eine längere Lebenserwartung nicht automatisch auch ein gesünderes und schon gar nicht ein erfüllteres Leben bedeutet.

> *»Nicht dem Leben mehr Jahre geben, sondern* **den Jahren mehr Leben!«**

Norwegisches Sprichwort

Eine gesunde, ausgewogene und abwechslungsreiche Ernährung, ein ausreichendes Maß an Bewegung und Entspannung: All dies sind Strategien, den Alltag gesünder zu gestalten und das Leben zu verlängern, ohne dabei an Wohlbefinden einzubüßen. Die Wirklichkeit sieht jedoch allzu oft anders aus – leider: Die westliche Überflussgesellschaft hat mit Wohlstandskrankheiten wie Diabetes mellitus, Herz-Kreislauf-Beschwerden oder dem metabolischen Syndrom zu kämpfen. Ihnen allen ist gemein, dass sie häufig mit Übergewicht einhergehen oder dieses als Ursache haben. Eine Reduktion tut Not; hier setzt Fasten ein.

Vorsorgen ist besser als Heilen

Trotz hoch entwickelter Notfallmedizin und intensiver Forschung ist es bis heute nicht möglich, alle Krankheiten zu heilen. Umso wichtiger wird es, sie im Vorfeld zu vermeiden.

Der Soziologe Aaron Antonovsky veränderte in den 1980er-Jahren mit seinem Konzept der Entstehung von Gesundheit, der sogenannten Salutogenese, die Gesundheitsförderung radikal. Antonovsky suchte nicht mehr nach den Ursachen für Krankheit, sondern wollte verstehen, weshalb manche Menschen gesund bleiben, obwohl sie im Laufe ihres Lebens mit einer Vielzahl von Gesundheitsrisiken konfrontiert werden. Eine für ihn zentrale Fragestellung war: Was kann jeder Einzelne dazu beitragen, um auch bei Stress und Überbelastung seine Gesundheit zu erhalten und zu fördern?

Fast zeitgleich zeigten Forschungsergebnisse der Psychologie, welche Macht positive Emotionen auf die Lebensgestaltung und Lebenserwartung haben. Martin Seligman, dem Begründer der »Positiven Psychologie«, gelang es, Strategien zur persönlichen Erfüllung und Selbstverwirklichung zu entwickeln. Während man sich in der Vergangenheit primär auf die Beseitigung seelischer Störfaktoren konzentrierte, versuchen Psychologen heute, das vorhandene positive Potenzial an Fähigkeiten und Selbsthilfemöglichkeiten zu entdecken und zu mobilisieren.

Netzwerk Mensch

Die Wissenschaft sieht heute nicht mehr nur das körperliche Befinden als Bedingung für Gesundheit, sondern auch die Rolle von Psyche, Erleben und Empfinden. Das Mitgestalten und die Mitarbeit des Individuums rücken verstärkt ins Zentrum des Interesses. Niemand anderer als Sie selbst kann Ihre gesundheitliche Entwicklung maßgebend mitgestalten. Sie haben entscheidenden Einfluss darauf, ob Sie gesund bleiben oder wie erfolgreich ein Heilungsprozess verläuft. Dazu aber müssen Sie die Ereignisse und Entwicklungen in Ihrem Leben verstehen und sich in der Lage fühlen, damit umzugehen.

Zunehmend gerät auch die Vernetzung körperlichen und seelischen Befindens ins Blickfeld; neue Wissenschaften wie die Psychoneuroimmunologie widmen sich diesem Forschungsgebiet. Denn seelische Prozesse sind imstande, sich in körperlichen Beschwerden zu manifestieren, wodurch sie neue medizinisch-wissenschaftliche Beachtung erhalten. Der Mensch scheint nach außen mit seiner Umwelt und nach innen bis in die kleinste Zelle vernetzt zu sein. Entsprechend steigt die Nachfrage nach ganzheitlichen Heilmethoden, die diese Körper-Geist-Seele-Vernetzung berücksichtigen, wie zum Beispiel die Homöopathie, die Anthroposophie oder die fernöstliche Medizin. Kein Wunder also, dass die schlichte, simple Methode des Fastens vielen wie der fehlende Baustein in der modernen Gesundheitsvorsorge erscheint und sich in der heutigen Zeit neuer Beliebtheit erfreut. Sie haben sich einen guten Zeitpunkt ausgewählt, denn Fasten macht Sinn – aus vielen verschiedenen Gründen.

Das eigene Leben in die Hand nehmen

Gerade in der westlichen Welt kommt durch die Kostenexplosion im allgemeinen Gesundheitswesen der individuellen Vorsorge, der Selbstverantwortung des Einzelnen für sein Wohlergehen wieder neue Bedeutung zu. Das Fasten ist ein ideales Beispiel für diese Tendenz: Sie agieren individuell und aus sich selbst heraus, präventiv und ursachenbezogen – und darüber hinaus ganzheitlich.

Das Erlebnis des Fastens macht die intensive Wechselwirkung von Körper und Seele deutlich, wobei die körperliche Reinigung auf jeden Fall als Basis und Grundvoraussetzung für einen Gesundheitsimpuls anzusehen ist. Doch auch die seelische Stärkung erfährt als zentrales Moment der Gesundheitsentwicklung eine konkrete Gestaltungsmöglichkeit.

Der Fastenprozess unterstützt Sie dabei, die in der Salutogenese zentrale Frage, wie man mit Herausforderungen umgeht und die eigene Selbstwirksamkeit erlebt, ganz bewusst am eigenen Leib zu erfahren. Das Leben in die Hand nehmen: Das ist das zentrale Leitmotiv, das sich durch das gesamte Fastenerlebnis zieht, Ihr weiteres Handeln prägt und Sie mit der nötigen Kraft für die Anforderungen im Alltag nach dem Fasten ausstattet. Dabei geht es nicht darum, alle Möglichkeiten, die das Leben bietet, auch tatsächlich innerhalb einer einzigen Lebensspanne unterzubringen. Vielmehr soll Fasten das Bewusstsein dafür schärfen, dasjenige, wofür Sie sich im Leben entscheiden, bewusst zu gestalten und zu genießen.

Urlaub für den Körper – Physische Vorzüge des Fastens

Zahlreiche Studien bestätigen die im Folgenden dargestellten körperlichen Verbesserungen anhand von verschiedenen objektiven Messdaten und Laborparametern.

Entgiftung und Entschlackung

Im körpereigenen Eiweiß- und Fettgewebe gebundene Giftstoffe werden während des Fastens gelöst und ausgeschieden. Gleichzeitig wirkt sich Fasten positiv auf Ablagerungen an den Innenwänden der Blutgefäße aus; die Durchblutung funktioniert wieder besser. Dadurch verringert sich das Risiko für Arteriosklerose – und letztendlich für Herzinfarkt und Schlaganfall.

Entstautes Bindegewebe, besseres Hautbild

Wasserablagerungen im Gewebe können zu unschönen, vor allem aber auch schmerzhaften Stauungen führen; ein typisches Beispiel ist Cellulitis oder Orangenhaut. Beim Fasten leeren sich die Wasserspeicher und das Gewebe wird schmerzfrei. Gleichzeitig wird die Haut straffer, Unreinheiten verschwinden. Fasten wirkt also wie ein Intensivbesuch bei der Kosmetikerin.

Weniger Körpergewicht

Neben der schöneren Haut sind es vor allem die verlorenen Pfunde, die den Fasten-

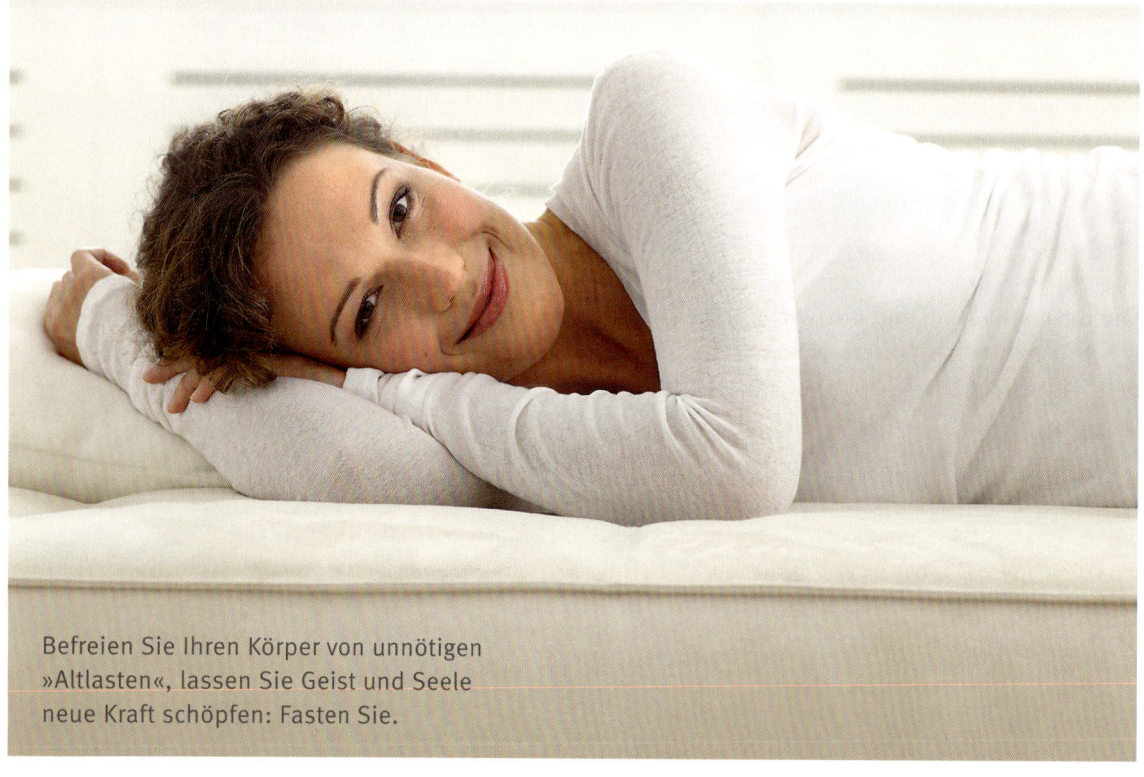

Befreien Sie Ihren Körper von unnötigen »Altlasten«, lassen Sie Geist und Seele neue Kraft schöpfen: Fasten Sie.

erfolg auch für die Umwelt sichtbar machen. Je nach Körpergewicht können Frauen in einer Fastenwoche zwischen drei bis fünf Kilogramm, Männer sogar bis zu sechs Kilogramm abnehmen. Das verringerte Gewicht bringt zum einen natürlich eine allgemeine Entlastung mit sich, zum anderen mindert es zahlreiche gesundheitliche Risikofaktoren. Besonders interessant: Sie haben beim Fasten im Gegensatz zu vielen »Crash-Diäten« keinerlei Hungergefühle. Um das neue Gewicht zu halten und den gefürchteten Jo-Jo-Effekt zu vermeiden, ist es jedoch wichtig, die Ernährung nach dem Fasten in Richtung vitale Vollwertkost umzustellen.

Optimierung der Darmfunktion

Die Verdauungsvorgänge ruhen beim Fasten. Ihre Darmflora hat damit die Möglichkeit, sich zu regenerieren. Altes, abgestoßenes Darmgewebe wird mittels regelmäßiger Einläufe mit reinem Wasser sanft ausgeschwemmt. Ein gesunder Darm entleert sich rhythmisch und regelmäßig. Verstopfung verschwindet.

Ein aktives Immunsystem

Die Darmsanierung und die psychosomatische Wirkung des Fastens sorgen dafür, dass die körpereigene Abwehr wieder in Schwung kommt. Da Krankheit oft ein Produkt aus zwei Faktoren ist – Eindringling von außen und geschwächte Abwehrkräfte innen –, besitzen Sie damit ein sehr wirkungsvolles Instrument zur Prävention (zum Beispiel bei Erkältungskrankheiten und grippalem Infekt, aber auch in der Vorbereitung auf eine Operation). Bleiben Sie gesund!

Neuregulierung des Stoffwechsels

Während der Fastenwoche und der darauf folgenden Aufbautage reguliert der Organismus das Stoffwechselgeschehen neu. Das Resultat überzeugt: Bluthochdruck und erhöhte Blutfettwerte verbessern sich, Rheumaschmerzen werden gelindert.

Natürliches Anti-Aging

Sicher, auch Fasten kann das Älterwerden nicht verhindern; doch es trägt dazu bei, die biologischen Alterungsvorgänge hinauszuzögern. Wissenschaftliche Studien über eine längerfristig verringerte Kalorienzufuhr bestätigen die höhere Vitalität und Reparaturfähigkeit von Körperzellen sowie eine höhere Lebenserwartung bei gleichzeitig gesteigerter Lebensqualität. Wer fastet, lebt also oft länger und besser.

Aufklärung und Impuls zur Umstellung des Lebensstils

Wenn Sie im Vorfeld einen ungesunden Lebensstil gepflegt und etwa viel Alkohol und Kaffee getrunken oder regelmäßig geraucht haben, macht Fasten das schnell deutlich: Der Regenerationsprozess dauert dann länger und geht mit mehr Beschwerden einher. Die Chance: Beim Fasten lernen Sie, wieder sinnvoll zu genießen und auf schädliche Genussmittel weitgehend zu verzichten.

Fühlen Sie sich wie neugeboren

WENN SIE HEUTE die Chance bekämen, noch einmal neu anzufangen: Was würden Sie tun? Wenn Sie heute neugeboren würden, in welche Richtung würden Sie Ihr Leben lenken?

Alles nimmt seinen Anfang mit unserem Eintritt in das Erdenleben. Neugeboren: Alles ist offen beim Start ins Leben – jede Erfahrung, jeder Impuls, jeder Eindruck weckt die Neugierde des neuen Erdenbürgers. Diese Spannung und Lebensenergie verliert im Laufe der Lebensjahre an Wirkung. Keine andere Methode als das Fasten lässt diese Energien so einfach wieder erstarken. Es führt in einer sensorisch verarmten Welt zurück zu einer Wahrnehmung mit allen Sinnen. Sie können die schöpferische Kraft des Neubeginns bewusst immer wieder von Neuem erleben

und einsetzen – durch die Erfahrung jeder neuen Fastenwoche, denn diese wird jedes Mal anders und spannend sein.

Als Vater der modernen Fastenbewegung für Gesunde gilt der Arzt Dr. Hellmut Lützner. Er betonte in seinem Buch »Wie neugeboren durch Fasten« (siehe Seite 178) bereits 1976 den starken Einschnitt, den das Fastenerlebnis für Menschen darstellen kann. Lützner wurde damit zum Wegbereiter einer weltweiten Bewegung, die Reinigung und Entgiftung als Methode der Gesundheitsvorsorge einsetzt. Fastende Menschen entdecken die Grundlagen einer gesunden Lebensführung neu. Und sie werden – auch durch die Erfahrung am eigenen Leib – intensiv angeregt, dieses Wissen als Werkzeug für die eigene Gesundheitsentwicklung zu nutzen.

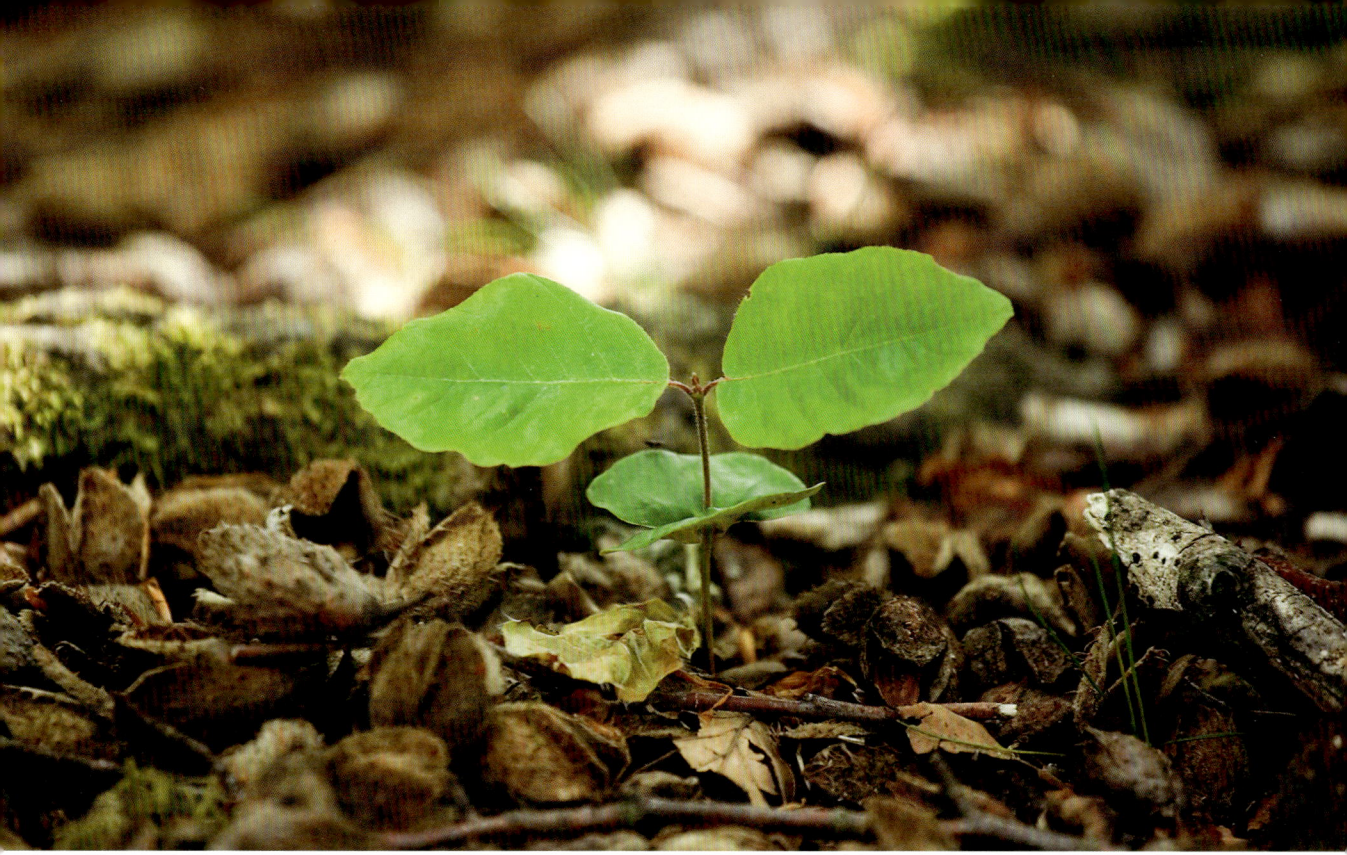

Der Wunsch nach Veränderung

Viele Menschen erleben das freiwillige Sich-Lösen von Alltäglichem als ganz großen Impuls zur Neugestaltung ihres Lebens. Während das Fasten lange lediglich als Methode zum Abnehmen verstanden wurde, äußern Fastende heute immer öfter den Wunsch, eine Veränderung einzuleiten, wieder zu sich selbst zurückzufinden und neu zu starten.

Zeit für sich

Wann haben Sie sich zum letzten Mal eine richtige Auszeit gegönnt? Haben sich freigemacht von äußeren Reizen, von Handys, die in unpassenden Momenten klingeln, von Memos, die am Bildschirm aufleuchten, um an eine wichtige Verabredung zu erinnern?

Eine Fastenwoche kann der Ruhepol eines Jahres werden – unabhängig von Ort und Zeit. Von der Kraft, die Sie in einer einzigen Woche tanken, können Sie noch lange Zeit zehren. Wie für ein neugeborenes Kind, das beim Anblick einer ihm bekannten Person wohlig lächelt und voller Urvertrauen ist, ist auch für Sie nach einer erfolgreich durchlebten Fastenwoche alles rund. Sie vertrauen wieder in sich selbst, in Ihre Kräfte und Ihre Möglichkeiten. Sie haben es eine Woche lang geschafft, anders zu leben, anders zu handeln, vielleicht auch

*»Jeder kann **zaubern**, jeder kann seine Ziele erreichen, wenn er denken kann, wenn er warten kann, **wenn er fasten kann.***«

Hermann Hesse

anders zu denken. Sie haben eine Woche lang auf die in Ihnen schlummernden Kräfte vertraut. Der große Fastenarzt Dr. Hellmut Lützner nennt dies das »Vertrauen in die Weisheit des eigenen Körpers«. Aus diesem Urvertrauen entspringt ein ungeahntes Kräftepotenzial für all die wichtigen Aufgaben, die im Leben auf Sie warten.

Auf der Suche nach Geborgenheit

Die Grundsehnsucht des menschlichen Wesens ist die Sehnsucht nach Liebe. Liebe zu erfahren und weitergeben zu dürfen, zeichnet ein erfülltes Leben aus. Doch jeder Einzelne erlebt im Laufe seines Lebens auch Momente seelischer Einsamkeit; sie sind nichts anderes als Liebesblockaden. Durch das stille Hineinhorchen in sich selbst bildet sich Verständnis für vergangene Geschehnisse. Wie von selbst ergeben sich neue Möglichkeiten und lösen sich alte Reaktionsmuster auf. Die simple Methode des Fastens schafft ausreichend Zeit, in sich selbst zu lauschen – und lässt Sie damit wieder an Ihre ursprüngliche Liebesfähigkeit anknüpfen.

Die einfühlsame Betreuung durch einen diplomierten Fasten-Coach kann die Basis für die Wiedergeburt dieser Geborgenheit schaffen. Das soziale Gefüge innerhalb einer Fastengruppe dient dabei als Auffangnetz, in dem das Gefühl der Geborgenheit für jeden spürbar zum Ausdruck kommt (Adressen finden Sie ab Seite 179).

Die Freiheit der Wahl

In der Fastenwoche lernen Sie auch, bewusst nein zu sagen – einmal und immer wieder. Wie wenig man doch zum Überleben braucht und wie gut diese kurzzeitige Abkehr vom allgegenwärtigen Konsumzwang tut! Der Verzicht kehrt sich um in den Gewinn einer Fülle von Dingen, die es neu zu erleben und zu erspüren gilt. Wie ein Kind entdecken Sie unzählige Vergnügen, die durch die Hast des Alltags verdeckt waren, als erlebten Sie sie zum ersten Mal. Ein ruhiger Waldspaziergang ohne mp3-Player, ganz einfach nur mit sich selbst und versunken in die eigenen Gedanken. Sich zurückziehen mit einem guten Buch, das Sie in eine fremde Welt entführt. Oder die Anregung, ein Blatt Papier und Buntstifte zur Hand nehmen. Wann haben Sie das letzte Mal gezeichnet und gemalt – ohne Ziel, nur mit der Freude am eigenen Tun und Wirken?

Fasten – Balsam für die Seele

Die Verbesserung der emotionalen Befindlichkeit lässt sich zwar nicht anhand von Laborwerten festlegen, doch man spürt sie sehr deutlich. Die zahlreichen eindrucksvollen Feedbacks in Fastengruppen beschreiben, dass sich die Teilnehmer in vielerlei Hinsicht befreit und beflügelt fühlen.

Selbsterfahrung und Lebensantrieb

Tief greifende Veränderungen, zu denen auch die Erfahrung des Fastens zählt, erscheinen im ersten Augenblick zwar als intensive Bedrohung. Sie wachsen und reifen jedoch daran, wenn Sie Grenzen überwinden. Nichts zu essen stellt in vielen Kulturkreisen eine Herausforderung dar (siehe Seite 21) – umso mehr, wenn Nahrungsmittel wie bei uns jederzeit verfügbar sind. Fasten als selbst gestellte Aufgabe wird so zu einem starken nachhaltigen Impuls der Veränderung; es lässt Sie wieder Kontakt mit dem Lebensantrieb in sich aufnehmen. Sie fühlen sich gelöst, frisch, frei und voller Tatendrang. Denn Fasten weckt ungeahnte Kräfte in Ihnen. Am stärksten wird das deutlich, wenn Sie sich kraftlos und erschöpft fühlen. Eine Woche Fasten wirkt dann auf Sie wie drei Wochen Urlaub.

Selbstvertrauen und Neues annehmen

Durch die Entdeckungsreise zu sich selbst werden Sie selbstbewusster und vertrauen wieder in die Stärken des eigenen Körpers.

Sie lernen neue Seiten an sich kennen und schaffen es, sich besser an veränderte Situationen anzupassen und Hürden leichter zu nehmen. Im Berufsleben bewältigen Sie geistige Herausforderungen besser, im Privatleben wird Versöhnung möglich. Durch das Fasten werden Sie zum Akteur Ihres Lebens; das positive Selbstwertgefühl erreicht seinen Höhepunkt.

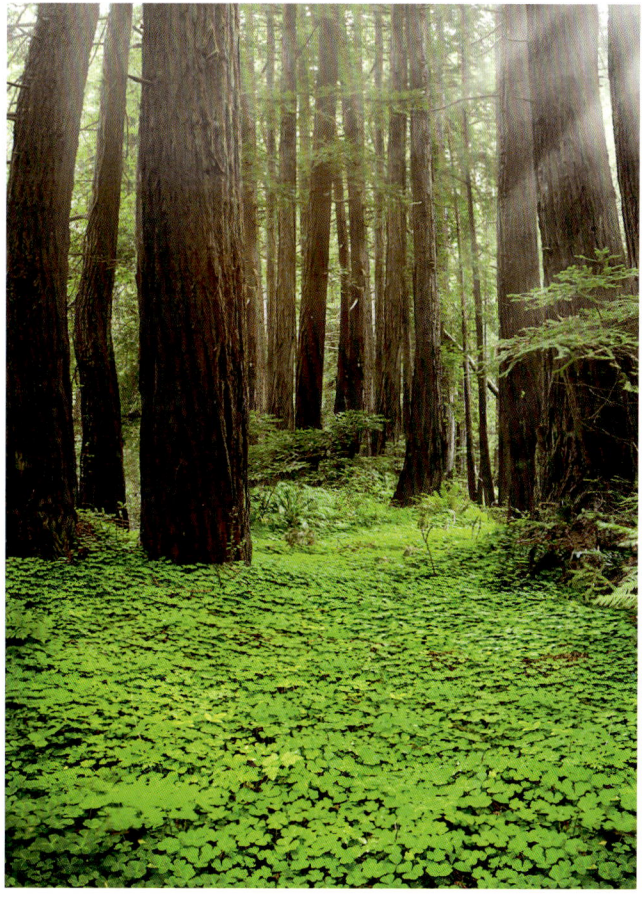

Fasten bringt Lichtblicke für die Seele und schenkt Ihnen das Selbstvertrauen, dass alles gelingt, was Sie anpacken.

Achtung und Achtsamkeit

Während Ihrer Fastenwoche übernehmen Sie bewusst Verantwortung für Ihre gesundheitliche und menschliche Weiterentwicklung. Die Achtung vor dem Leben beschränkt sich jedoch nicht nur auf die eigene Person; Sie lernen durch eine Fastenwoche auch das Leben der Wesen um Sie herum neu zu schätzen. Der Fastenprozess konfrontiert Sie mit Ihrer eigenen Zerbrechlichkeit. Dadurch bekommen Sie unter Umständen eine neue Art der Wahrnehmung, haben mehr Achtsamkeit für den Umgang mit den anderen und der Schöpfung. Wenn Sie in einer Gruppe fasten, können Sie lernen, Ihrem Gegenüber bewusst zuzuhören und sich in ihn einzufühlen. Sie werden gelassener, ausgeglichener, harmonischer und sanfter.

Sinn und Verantwortung

Steigender Wohlstand und das Anhäufen materieller Reichtümer machen nicht zwangsläufig glücklicher oder zufriedener; sie stopfen nur die Löcher, die infolge einer um sich greifenden Orientierungslosigkeit entstehen. Fasten ist eine Art, die heute weit verbreitete Angst vor Sinnlosigkeit zu bekämpfen: auf der Basis von Besinnung, Verinnerlichung und Gespräch. Es bietet Zeit für die essenzielle Fragestellung: »Macht mein Leben jetzt gerade Sinn?« Indem Sie eine Fastenwoche in Angriff nehmen, füllen Sie Ihre innere Leere.

Fasten ist zudem ein sozialer Akt: Durch die Kommunikation und den Austausch mit Ihren Mitmenschen ergeben sich tief greifende Erkenntnisse, aber auch Qualitäten wie Solidarität, Trost und Zuspruch. Dieser Austausch kann Ihnen auch helfen, die Ethik Ihres Lebenswandels zu bewerten: Kann ich dieses Leben und mich selbst annehmen? Oder betreibe ich Raubbau an meiner Umwelt, meinen Mitmenschen und mir selbst?

Genuss und Lebensfreude

Der körperliche Reinigungsprozess bringt es mit sich, dass auch die Sinne geschärft werden. Sie riechen und schmecken während und nach dem Fasten intensiver. Schon die Fastensuppe schult die Geschmacksnerven; Schritt für Schritt tasten Sie sich vor, kosten sich durch unverfälschte Lebensmittel: Gemüse, Kräuter, Wasser – sonst nichts. Die Fasten-Abschlusszeremonie schließlich offenbart ein wahres Geschmackserlebnis.

Der positive Nebeneffekt: Ein Raucher kann Zigarettengeruch plötzlich nicht mehr ausstehen; da fällt es umso leichter, sich endlich ganz vom Glimmstängel zu lösen. Ein Gourmet empfindet den Genuss eines frisch gepflückten Apfels plötzlich als weitaus aufregender als eine exklusive Schokoladentorte, eine mit Liebe zubereitete Suppe anregender als ein Sterne-Menü. Dem Wunsch abzunehmen steht somit nichts mehr im Wege. Das ist Lebensqualität pur. Für das neue Genusserlebnis ist es unabdingbar, dass Sie sich bewusst Zeit nehmen. Dies bringt auch die Freiheit mit sich, sich den persönlichen Bedürfnissen zu widmen und sie nicht wie sonst üblich unter Alltagsverpflichtungen zu begraben. Sie lernen, aus der gewohnten Hektik auszubrechen, und beugen damit Stresssymptomen und dem Burnout vor.

Fasten in den Religionen

Wer das Fasten für sich entdeckt, macht eine Art Initiationserfahrung: Er gewinnt neue Ordnung und Orientierung. Der Fastende verlässt den Weg des Alltäglichen, bekämpft die Angst vor dem Loslassen, erträgt das pure Nichts – und erfährt dafür ein völlig neues Lebensgefühl. Diese »Wiedergeburt« kann helfen, mit den großen Krisen des Lebens gelassener umzugehen.

So betrachtet, gewinnt vor allem jene Fastenzeit an Bedeutung, die vor Ostern, dem großen Fest der Auferstehung Christi, im christlichen Glauben von jeher eine besondere Rolle spielt. Im deutschsprachigen Raum werden deshalb in den 40 Tagen vor Ostern die meisten angeleiteten Fastenwochen durchgeführt: als Einladung, die Neugeburt am eigenen Leib zu erfahren.

Die christliche Kirche sieht die Fastenzeit als Aufgabe für Körper, Geist und Seele. Sie findet ihren Ausdruck im Fasten des Leibes, in den Werken der Nächstenliebe und im Gebet: Wer nur körperlich fastet, ohne dabei die soziale und spirituelle Ebene mit einzubeziehen, läuft auf Dauer Gefahr, allein um sich selbst zu kreisen. Gerade beim Fasten, vor allem aber beim anschließenden Aufbauprozess erkennt man, welche Auswirkungen die persönliche Lebensweise auch auf die Umwelt haben kann.

Fastenzeiten in aller Welt

> Wie im Christentum spielen Fastenzeiten auch im **Islam** eine große Rolle. Muslime achten den beweglichen Mondmonat Ramadan, weil ihr Prophet Mohammed in diesen Wochen während seiner Fasteneinsamkeit die ersten Suren des Korans empfing. Jeder Muslim, der den Ramadan hält, geht also in den Anfang und den Ursprung der Offenbarung seiner Religion zurück.

> **Siddharta Gautama** durchlebte, bevor er zu Buddha dem Erleuchteten wurde, eine extreme Fastenperiode. Weil er jedoch erkannte, dass der dauerhafte Verzicht auf Nahrung nicht zur Erleuchtung führte, entwickelte er den sogenannten Mittleren Weg: eine Schale Reis und Gemüse pro Tag; der Grund dafür, dass es im Buddhismus offiziell kein totales Fasten gibt.

> **Der indische Yoga** ist ein ganzheitlich ausgerichteter spiritueller Weg; er versucht, den Menschen in Harmonie mit sich selbst und dem Göttlichen zu bringen. Durch Meditation, Körperübungen und Fasten soll es gelingen, sich von körperlichen und seelischen Problemen zu lösen. Yoga lehrt, unnötigen Ballast abzustreifen.

> **Bitte beachten Sie:** Das religiös motivierte Fasten kann nicht automatisch mit dem gesundheitsorientierten Fasten gleichgesetzt werden. Während für das gesundheitlich orientierte Fasten ein totaler Verzicht auf feste Nahrung gilt, kann in religiösen Fastenperioden durchaus auch Festes gegessen werden.

Special

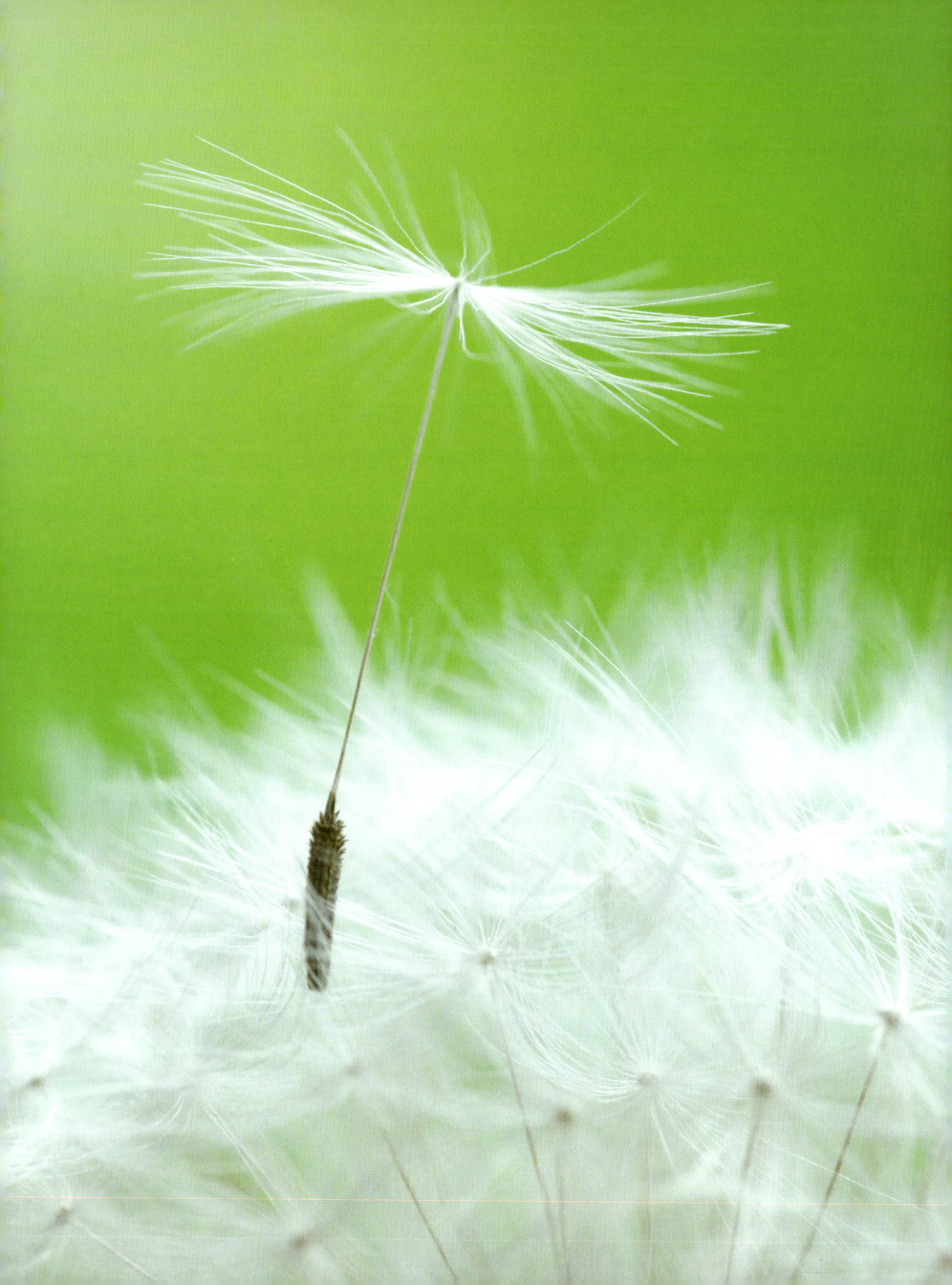

Die praktischen Grundlagen

Raus aus dem Alltag und rein ins Fastenerlebnis: Setzen Sie die Segel neu und nehmen Sie Kurs in Richtung Leichtigkeit und Vitalität. Bevor es losgeht, sind allerdings noch einige Vorbereitungen zu treffen.

Zauberformel Fasten

DIE BALANCE zwischen Körper und Seele gilt heute als wichtige Grundlage für die Gesundheit. Und genau hier hakt auch das Fasten ein: Es verbindet Gesundheitsstrategien, die den Körper reinigen und die Selbstheilungskräfte aktivieren, mit Streicheleinheiten für die Seele, die auf Ruhe und Rhythmus basieren. Mehr noch: Es schafft eine Leere, die anschließend sinnstiftend wieder gefüllt werden kann.

Zwar taucht immer wieder die Frage auf, ob es im Hinblick auf das Wohlbefinden nicht besser wäre, sich das ganze Jahr hindurch gesund und maßvoll zu ernähren anstatt eine relativ kurze Zeit radikal zu fasten. Und tatsächlich wäre ein solcher Lebensstil am besten. Allerdings lässt sich dieses Vorhaben im Alltag oft nicht durchhalten. Späte Abendessen, kurze Nächte, reichlich Kaffee und Zigaretten, Zusatzstoffe im Essen und Fastfood für unterwegs, dazu seelischer und körperlicher Stress sowie kaum Zeit für Ruhepausen oder Bewegung: All dies begünstigt Ablagerungen von Schlackenstoffen im Fettgewebe. Ein- oder zweimal im Jahr zu fasten hilft, den Körper zu entgiften, das Gleichgewicht von Körper und Seele wieder herzustellen und Beschwerden vorzubeugen. Darüber hinaus unterstützt Fasten die schrittweise Umstellung zu einer vitaleren Lebensweise.

Auch wenn Sie Ihre persönlichen Wünsche und Ziele aus den Augen verloren haben, bietet Fasten den Impuls, sich neu darauf zu konzentrieren. Seien Sie offen für Neues und gespannt auf die vielen Facetten, die Sie an sich entdecken werden.

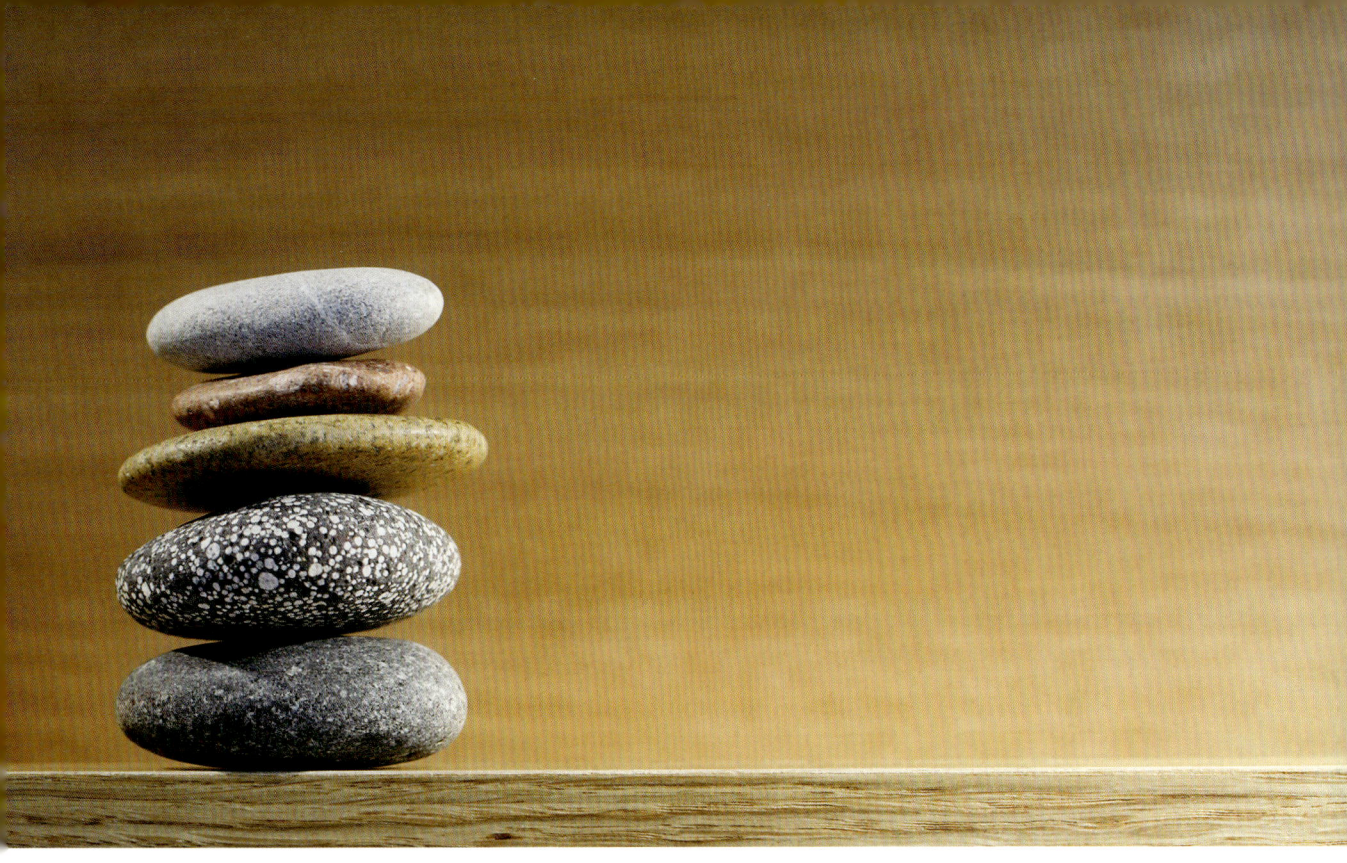

Fortschritt durch Fasten

Zwar ist Fasten in einer hoch technisierten, fortschrittsgläubigen Welt ein regelrechter Gegentrend, doch kann und will es die Geschwindigkeit des Fortschritts nicht aufhalten. Vielmehr fordert es den Fastenden auf, eine bewusste Entscheidung für seinen persönlichen Beitrag zum Fortschritt zu treffen und seine Energien entsprechend zu bündeln.

Veränderung und Neuordnung

Zwei Drittel aller Fastenneulinge haben den Vorsatz, etwas zu verändern; dabei steht ein neues Ernährungs- oder Bewegungsverhalten an erster Stelle der Wunschliste. Andere streben danach, ihr Leben neu zu ordnen – oder anders ausgedrückt: zu einem Ruhepol und damit zu sich selbst zu finden.

Wie sieht Ihr persönliches Anliegen und Bestreben aus? Bevor Sie sich in Ihr Fastenerlebnis stürzen, ist es wichtig, sich gut darauf vorzubereiten und sich über die eigenen Ziele klar zu werden.

Das folgende Kapitel unterstützt Sie in dieser überaus wichtigen Vorbereitungsphase. Die grundlegende Frage sollte dabei sein, warum Sie diesen Weg gehen möchten und welche Ergebnisse Sie sich vom Fasten erhoffen.

Lebenskraft für die Zellen

Was benötigt der Körper, um uns Vitalität, Leistungsfähigkeit und Lebensfreude zu bescheren? Nahrung! Ebenso wichtig ist jedoch, dass alle beim Stoffwechsel entstehenden Abfallstoffe – also unbrauchbare und ungenügend abgebaute Stoffe – wieder aus dem Körper entfernt werden. Verbleiben sie stattdessen im Körper, lagern sie sich an allen möglichen Stellen im Gewebe und in den Gelenken ab. Diesen Prozess nennt man Verschlackung.

> »*Wer das* Essen *nicht ehrt, ist das* Fasten *nicht wert!*«

Pater Niklaus Brantschen

Was sind Schlacken?

Die Hauptursache für die Verschlackung: Die meisten Menschen essen einfach zu viel und kombinieren die Lebensmittel falsch miteinander. Hinzukommt, dass die Nahrung wie die Umwelt selbst immer stärker belastet ist.

Was aber sind Schlacken? Bei der Verdauung entstehen Stoffwechselprodukte, die der Körper nicht verwerten kann. Sie werden mithilfe von Mineralstoffen und Spurenelementen neutralisiert und normalerweise über die Ausscheidungsorgane Niere, Lunge, Darm und Haut wieder aus dem Körper abgeleitet. Wird jedoch mehr von diesen überflüssigen Säuren und Giften erzeugt, als der Organismus ausscheiden kann, neutralisiert er sie mit basischen Mineralstoffen und lagert sie als Schlacken im Bindegewebe (Mesenchym) ab.

Das Mesenchym: Grundsystem für die Zelle

Das Mesenchym besteht aus sternförmig verzweigten Zellen, die über Fortsätze miteinander verbunden sind und Billionen von Körperzellen mit Energie versorgen. An keiner Stelle des Körpers gibt es einen direkten Kontakt zwischen Organen, Gefäßen, Nerven und Zellen; überall ist das Bindegewebe als »Transitstrecke« dazwischengeschaltet. Sauerstoff und sämtliche Nährstoffe gelangen also nicht direkt mit dem Blut, sonden erst durch die Bindegewebsflüssigkeit in die Zellen. Damit nicht genug: Die Flüssigkeit regelt auch den Abtransport alter, abgestorbener Zellen.

Sind die Körperzellen durch ausreichende Nahrung bereits gesättigt, werden weitere, nachkommende Nährstoffe vom Grundgewebe nicht mehr aufgenommen. Die Bindegewebsflüssigkeit wird dann »sauer«, es kommt regelrecht zu einem inneren Stau. Infolgedessen können lebenswichtige Nährstoffe und Sauerstoff nicht mehr bis in die Zellen vordringen; deshalb »verhungern« sie trotz eines Überangebots an Nahrung.

Neueste Forschungen beschreiben diese Funktion des Grundgewebes als »inneren

Kreislauf«. Mit 15 bis 17 Litern Flüssigkeit beim Erwachsenen übertrifft er die Quantität des Blutes und der Lymphe um das Doppelte (Lymphe ist eine wässrige Flüssigkeit, die als Zwischenglied zwischen Gewebsflüssigkeit und Blutplasma dient; sie ist für das Immunsystem und den Abtransport von Abfallstoffen wichtig).

Halten Sie sich die Größe und Verteilung dieses Grundgewebes im Organismus vor Augen und bedenken darüber hinaus, dass die Zellerneuerung in einem Rhythmus von 1,5 bis 120 Tagen erfolgt (sofern Sie sie nicht blockieren), wird Ihnen bewusst, über welche positive Angriffsfläche Sie verfügen. Die Vorteile, die eine Entgiftung mit sich bringt, liegen auf der Hand.

Vom Übermaß zur Krankheit

Jedes lebende System funktioniert gut, solange gegensätzliche Pole im Gleichgewicht stehen. Übertragen auf den Körper bedeutet das: Es muss ein Gleichgewicht zwischen Nahrungsaufnahme und Speicherung einerseits und Energieabgabe in Form von Bewegung andererseits bestehen. Allzu oft jedoch überwiegt das Speichern; der Gegenpol des Entspeicherns kommt zu kurz. Deshalb werden viele Wohlstandskrankheiten auch als Speicherkrankheiten bezeichnet, wie zum Beispiel Fettsucht, Fettleber, erhöhte Blutfette, Fettablagerungen in Blutgefäßen, Gicht und Bluthochdruck.

Ein Musterbeispiel für eine Verschlackungskrankheit ist Cellulitis. Die auch als Orangenhaut bekannte Verquellung des Unterhautzellgewebes macht sich durch schmerzhafte Einlagerungen im Fettgewe-

be bemerkbar. Fasten und reichlich Bewegung an der frischen Luft bringen eine deutliche Besserung. Auch schmerzhafte Muskelverspannungen, sogenannte Myogelosen, lassen sich als Speicherkrankheit interpretieren: Zell- und Zwischenzellsubstanzen ändern durch Übersäuerung ihre Struktur vom flüssigen zum starren, gelartigen Zustand, der den weiteren Nährstofftransport erschwert.

Kalkablagerungen in den Gefäßen werden als Arteriosklerose bezeichnet, dem Endstadium einer langjährigen konstanten Verschlackung. Im schlimmsten Fall kann die »Verkalkung« zu Herzinfarkt oder Schlaganfall führen.

Schlacken im Gewebe verhindern, dass Körpersäfte und Sauerstoff ungehindert fließen – das führt zur Übersäuerung des Organismus.

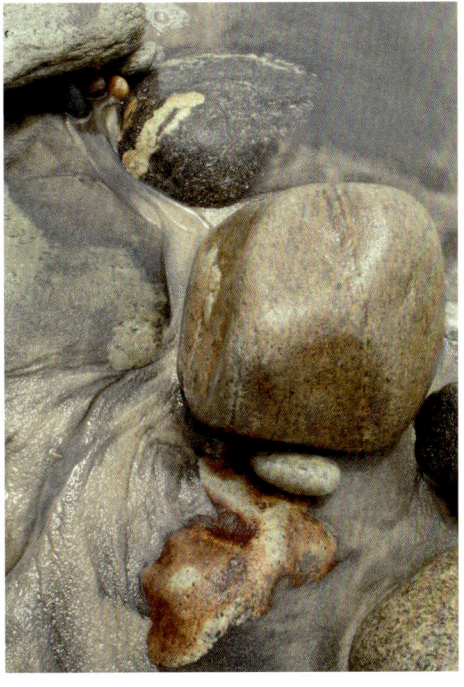

Fasten für Gesunde und Heilfasten

Man unterscheidet prinzipiell zwei Arten des Fastens, die sowohl hinsichtlich ihrer Zeitdauer als auch ihres Wirkungsgebiets differieren: das präventive Fasten – auch Fasten für Gesunde genannt – und das therapeutische Fasten. Letzteres, das Heilfasten, geschieht grundsätzlich unter ärztlicher Leitung in einer speziellen Fastenklinik (Adressen siehe Seite 179).

Wer darf selbstständig fasten?

Um wichtigen Körperorganen eine Erholung zu gönnen und das Immunsystem zu stärken, ist es sinnvoll, ein- bis zweimal jährlich eine Fastenpause einzulegen. Das präventive Fasten dauert dabei zwischen 8 und 14 Tagen. Der vorliegende Ratgeber unterstützt Sie in Ihrem Vorhaben, eigenständig solch eine präventive Fastenwoche ohne ärztliche Betreuung durchzuführen. Das entscheidende Kriterium für ein präventives Fasten ist, dass Sie rundum gesund und fit sind. Die Weltgesundheitsorganisation (WHO) beschreibt Gesundheit als »Zustand vollständigen körperlichen, geistigen und sozialen Wohlbefindens«. Anders gesagt: Sofern Sie sich nicht körperlich geschwächt (etwa nach einer Operation) oder psychisch labil fühlen (etwa bei Depressionen unter Medikation oder bei Essstörungen) und ihr Körper nicht anderweitig Kräfte mobilisieren muss (wie in der Schwangerschaft, Stillzeit oder in der Aufbauphase bei Kindern und Jugendlichen), steht einem eigenständigen Fasten nichts im Wege.

Heilfasten in der Klinik

Fasten kann jedoch nicht nur Beschwerden vorbeugen. Es stellt mitunter auch ein erprobtes Heilverfahren im (drohenden) Krankheitsfall dar. In einer Fastenklinik gelingt es vielen Patienten, eingefahrene Ernährungs- und Verhaltensgewohnheiten umzustellen. Sie werden dabei meist über mehrere Wochen von speziellen Fastenärzten und ausgebildetem, erfahrenem Personal betreut.

Wem hilft Heilfasten?

Gute Heilerfolge durch Heilfasten zeigten sich bei den nachstehend genannten Krankheitsbildern; sie alle bedürfen neben der medikamentösen Behandlung einer tief greifenden Umstellung der Lebens- und Ernährungsgewohnheiten. Das Heilfasten unter ärztlicher Betreuung bietet den optimalen Einstieg in den Umstieg. Es stellt die Ursache der Erkrankungen in

wichtig

> ### Vor dem Fasten zum Fastenarzt
> Nehmen Sie regelmäßig Medikamente ein, müssen Sie vor dem Fasten unbedingt Ihren Arzt konsultieren. Nur er kann entscheiden, ob Sie selbstständig fasten dürfen. In einigen Fällen können die Medikamente während der Fastenwoche abgesetzt und nach dem Fastenerfolg niedriger dosiert werden.

den Blickpunkt und leitet eine kausale Behandlung ein.

Heilfasten hat sich bewährt bei

> Stoffwechselerkrankungen (wie metabolisches Syndrom, Typ-2-Diabetes, Fettstoffwechselstörungen, Fettleber, erhöhte Blutfette, erhöhte Leberwerte, Leberzellschädigung, Gicht, Adipositas)

> Herz-Kreislauf-Erkrankungen (beispielsweise Bluthochdruck, Durchblutungsstörungen oder chronische Migräne)

> Herzinfarktrisiko

> arteriellen Durchblutungsstörungen (an Herzkranzgefäßen, Bein- oder Kopfgefäßen)

> venösen Durchblutungsstörungen (»offene« Beine)

> Krankheiten des Verdauungssystems (beispielsweise Stuhlverstopfung oder Reizmagensyndrom)

> Hautkrankheiten (etwa Akne, Schuppenflechte, Neurodermitis und Ekzeme)

> Erkrankungen des Bewegungsapparats beziehungsweise Erkrankungen mit gestörtem Gewebestoffwechsel, bei denen eine Entlastung und eine Umstimmung der Reaktionslage notwendig ist (wie zum Beispiel bei Rheumatismus und Gelenkschäden)

> Atemwegserkrankungen (wie Bronchialasthma und Heuschnupfen)

> Erschöpfungszuständen und einfachen psychosomatischen Störungen (Burnout etc.)

info

Fühlen Sie sich gesund?

Ihre Gesundheit lässt sich nicht ausschließlich an medizinischen Daten messen. Es geht auch um die Frage, wie wohl Sie sich in Ihrer Haut fühlen: Wie geht es Ihnen in Ihrer Familie und Ihrem Arbeitsumfeld? Fühlen Sie sich geschätzt? Wie kommen Sie mit den Anforderungen des Alltags zurecht? Hetzen Sie Ihren Terminen hinterher oder bleibt Ihnen genug Zeit zur Entspannung?

Wer seine Energien gut bündelt und effektiv einsetzt, fühlt sich üblicherweise auch gesund. Eine optimale Verteilung der vorhandenen Energien liegt laut dem Neurologen und Psychiater Nossrat Peseschkian vor, wenn …

> 25 % der Energie auf den Bereich Körper und Sinne verlegt ist (Schlafen, Essen, Sex),

> 25 % auf Arbeit und Leistung entfallen,

> 25 % für soziale Kontakte verwendet werden (zum Beispiel Familie, Freunde, Kollegen),

> 25 % auf die Phantasie und die Beschäftigung mit der Zukunft entfallen (zum Beispiel künstlerische Betätigung, Lebensphilosophie, Religion).

Diese Einteilung hilft Ihnen zu erkennen, wo Defizite in Ihrem Verhalten liegen könnten. In welchem der vier Teilbereiche bündeln Sie zu viel Energie? Welcher andere Bereich wird dadurch vernachlässigt? Das Fastengeschehen bietet Ihnen die Möglichkeit, korrigierend einzugreifen und zu einer gesunden Balance im seelischen Energiehaushalt zu finden.

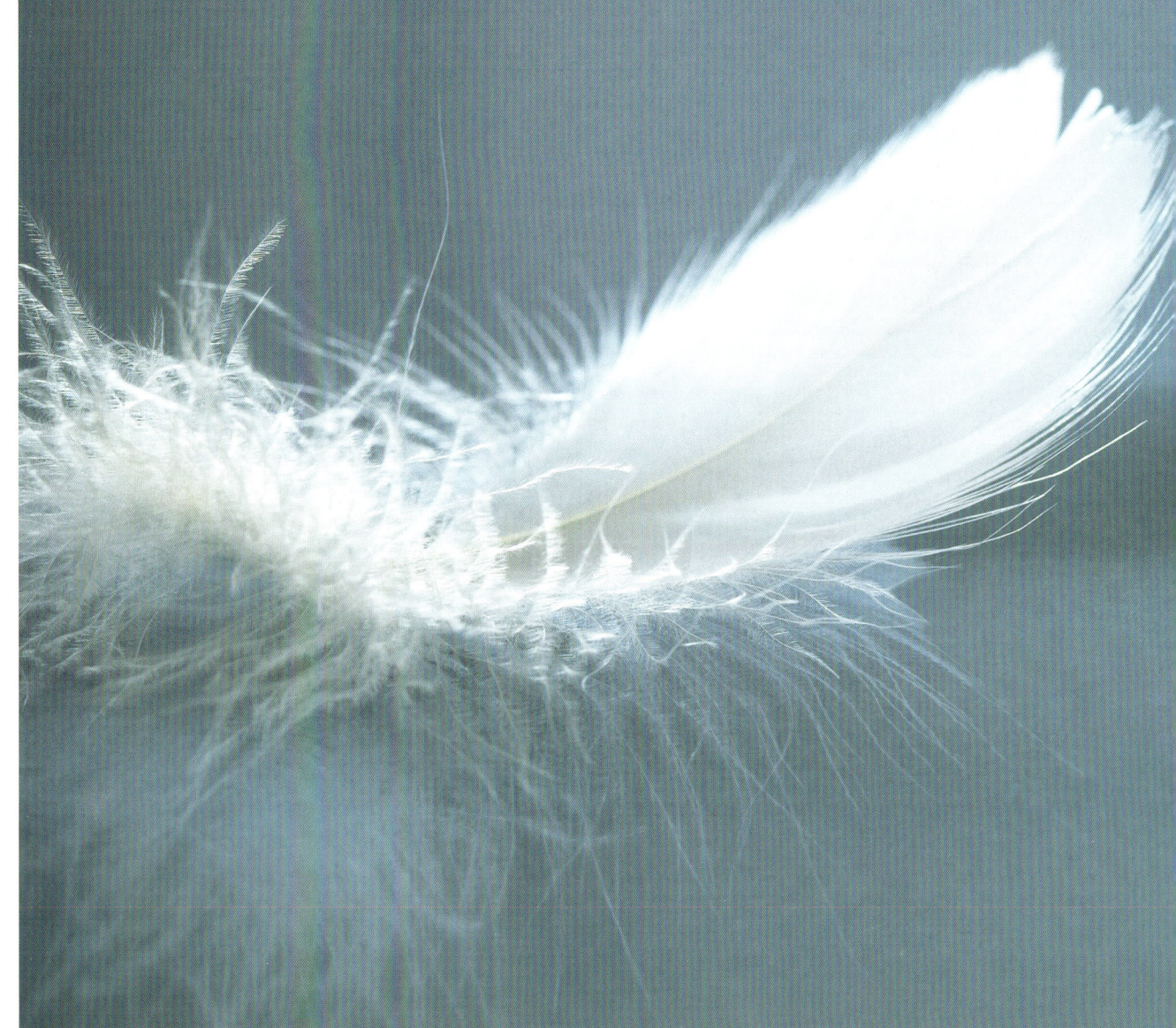

»*Finde den Ursprung des Ichs. Dann werden alle Schwierigkeiten verschwinden und das reine Selbst alleine wird bleiben.*«

Ramana Maharshi

Entscheidung für die neue Leichtigkeit

In der heutigen schnelllebigen, auf Erfolg und Anerkennung ausgerichteten Zeit erwartet jeder, dass ein Mensch ganz selbstverständlich funktioniert. Geist und Körper sollen voll einsatzfähig sein, die Organe ohne Murren ihre Arbeit leisten – und das, obwohl die »Pflege« in Form von Schlaf, Erholung und gesunder Ernährung nur allzu häufig vernachlässigt wird. Schließlich sollen die hohen, oft selbst gesetzten Anforderungen in Beruf und Freizeit möglichst schnell umgesetzt werden. Und tatsächlich klappt das alles auch über lange Zeit. Nicht selten so mühelos, dass eine Änderung des Lebensstils gar nicht notwendig erscheint. Und treten doch einmal Probleme auf, lassen sich diese durch ein nochmaliges Drehen an der Temposchraube meist übertönen.

»*Tue deinem Leib Gutes, damit deine Seele Lust hat, darin zu wohnen.*«

Teresa von Ávila

Halten Sie inne

Der Krug geht bekanntlich so lange zum Brunnen, bis er bricht. Ein stetig falscher Lebensstil führt irgendwann zwangsläufig zu Beeinträchtigungen des Wohlbefindens. Die ärztlichen Untersuchungsbefunde können dann beim bestem Willen nicht mehr als unauffällig gewertet werden. Ein fastenkompetenter Arzt wird Sie in so einem Fall erst einmal über die Möglichkeit einer Fastenwoche aufklären, bevor er Ihnen Medikamente verschreibt. Die Entscheidung für ein präventives Fasten beinhaltet jedoch auch, dass Sie sich mit den Ursachen und der Entstehung aus dem Gleichgewicht geratener Werte beschäftigen – also mit den Gründen, wie es so weit kommen konnte. Es bedeutet in den meisten Fällen auch, dass Sie sich für einen neuen Weg und gesunde Alternativen entscheiden. Der Vorteil dabei: Sie arbeiten aktiv an der Verbesserung Ihres Wohlbefindens mit. Rechtzeitig begonnen, lässt sich auf diesem Weg die Entwicklung von Krankheiten oft noch aufhalten.

Gründe und Indikationen fürs Fasten

Was aber sind nun die häufigsten Gründe, die eine Fastenwoche sinnvoll erscheinen lassen? Zunächst kann ein inneres Gefühl den Anstoß geben: Ist der Alltag beispielsweise geprägt von körperlichem und seelischen Stress, von häufigem Alkohol-, Nikotin- und Koffeinkonsum und/oder von Schlafstörungen? Ersehnen Sie eine Zeit der Ruhe, eine Besinnung auf das Notwendige? Der Test auf der nächsten Seite zeigt Ihnen, ob Ihnen eine Auszeit helfen könnte, den Alltag wieder bewusst wahrzunehmen und zu genießen.

Ist die Zeit reif fürs Fasten?

Die meisten Menschen erahnen es auch ohne ärztliche Bestätigung, wenn sie nicht ganz in Form sind. Schließlich senden Körper und Seele ununterbrochen Signale, anhand derer Sie recht einfach erkennen können, ob eine Fastenwoche empfehlenswert wäre. Nehmen Sie sich einen Moment Zeit, um die folgenden Fragen zu beantworten; die Antworten sind ein Gradmesser für den aktuellen Level Ihrer Vitalität. Wenn Sie eines der angeführten Symptome kennen oder häufig damit konfrontiert sind, ist eine Entgiftung durch eine Fastenwoche sinnvoll und notwendig. Ermitteln Sie Ihre Gesamtbilanz, indem Sie folgende Punkte eintragen:

häufig: 3 Punkte; ab und zu: 2 Punkte; selten bis kaum: 1 Punkt; nie: 0 Punkte
Wiederholen Sie den Test nach der Fastenwoche und vergleichen Sie das Ergebnis.

Fühlen Sie sich morgens oft müde, obwohl Sie ausreichend schlafen? ☐

Schwankt Ihr Energielpegel tagsüber stark? ☐

Haben Sie Probleme mit dem Ein- und/oder Durchschlafen? ☐

Fühlen Sie sich ausgepowert? ☐

Haben Sie oft Kopfschmerzen/Migräne? ☐

Leiden Sie unter Stimmungsschwankungen (Gereiztheit, große Traurigkeit)? ☐

Empfinden Sie bei der Sexualität verminderte Lust?
Haben Sie Empfängnisprobleme? ☐

Ist Ihr Immunsystem geschwächt und haben Sie oft eine Erkältung oder einen grippalen Infekt? ☐

Haben Sie Darmprobleme (keine tägliche Entleerung, Verstopfung, Reizdarm, Blähungen)? ☐

Ist Ihr Urin dunkelgelb und von stechendem Geruch? ☐

Ist Ihre Zunge belegt, leiden Sie unter schlechtem Atem und/oder übermäßigem Schwitzen? ☐

Haben Sie Ringe unter den Augen oder geschwollene Tränensäcke? ☐

Staut sich Wasser in Ihren Gliedmaßen? Sind sie aufgedunsen? ☐

Ist Ihre Haut extrem trocken und schuppig? ☐

Besteht eine Neigung zu Hautunreinheiten? ☐

Sind Ihre Nägel trocken und spröde? Brechen sie schnell ab? ☐

Essen Sie unregelmäßig? ☐

Leiden Sie oft unter Völlegefühl, weil Sie zu viel essen? ☐

Essen Sie oft Fastfood oder Fertiggerichte? ☐

Mussten Sie über einen längeren Zeitraum Antibiotika einnehmen? ☐

Rauchen Sie? ☐

Konsumieren Sie oft Kaffee, Schwarztee, Alkohol oder Zucker? ☐

Auswertung:

0–5 Punkte: Herzlichen Glückwunsch, Sie leben rundum gesund und fühlen sich wohl in Ihrer Haut. Machen Sie weiter so! Aus medizinischer Sicht ist eine Fastenwoche in Ihrem Fall nicht nötig. Sie können durch Fasten jedoch Ihr Immunsystem für zukünftige Anforderungen stärken.

6–15 Punkte: Es geht Ihnen meistens sehr gut, im Großen und Ganzen sind Sie zufrieden mit sich und Ihrem Leben. Zwar gibt es auch für Sie keine medizinische Gründe zu fasten, Sie werden jedoch sicher Aspekte entdecken, für die es sich lohnt innezuhalten.

16–30 Punkte: Sie fühlen sich zwar meistens ganz gut, aber es gibt eben doch ein paar Beeinträchtigungen, die Sie nicht außer Acht lassen sollten. Ihr körperlicher und seelischer Zustand ließe sich im Rahmen einer Fastenwoche wunderbar verbessern.

31–50 Punkte: Hand aufs Herz, Ihnen ist schon lange klar, dass es so nicht mehr weitergehen kann. Fasten ist jetzt für Sie wichtig.

51–60 Punkte: Sie fühlen sich ausgelaugt, müde und leiden darunter, Ihr Leben oder bestimmte Situationen nicht mehr selbst in der Hand zu haben. Das Dasein zehrt an Ihrer Substanz. Zögern Sie mit Ihrem Vorhaben einer Fastenwoche keine Sekunde mehr.

Special

Erwartungen und Ziele

Anhand der Fragen auf der vorangehenden Seite sehen Sie, wann eine Fastenwoche eine bedeutende Verbesserung Ihrer Vitalität und Ihres Wohlbefindens bringen kann. Der tatsächliche Auslöser, im Alltag innezuhalten, ist dabei von Mensch zu Mensch unterschiedlich. Wollen Sie vor allem abnehmen? Möchten Sie Schritte in Richtung Umstellung des Lebensstils gehen? Sollen ganz neue, vielleicht noch ungeahnte Impulse Ihr Leben bereichern und ihm eine neue Richtung geben?

> *»Die Erfahrungen des einen können für den anderen manchmal amüsant, öfters verwirrend, aber nie lehrreich sein.«*
>
> *Arthur Schnitzler*

Gehen Sie vor dem Fastenstart einen Moment in sich und legen Sie Ihre ganz persönlichen Ziele fest. Folgende Fragen können Ihnen dabei helfen:

❯ Warum habe ich mich für das Fasten entschieden?
❯ Was möchte ich durch die Fastenwoche erreichen?
❯ Was soll sich unbedingt ändern?
❯ Worauf wäre ich darüber hinaus ganz besonders stolz?

Die Apfelübung

Zeichnen Sie die Umrisse eines Apfels auf. Füllen Sie die Frucht dann stichwortartig mit Ihren Erwartungen, Zielen und geheimen Wünschen, aber auch mit allen Befürchtungen – sofern Sie welche haben. Am Ende der Fastenwoche »ernten« Sie dann Ihren persönlichen Apfel, indem Sie Ihre Gedanken nochmals aufmerksam nachlesen und abwägen, was sich davon bewahrheitet hat. Für die Übung ist es wichtig, dass Sie nicht nur darüber nachdenken, was Sie erwarten und wovor Sie Angst haben, sondern es auch wirklich niederschreiben. Das »Protokoll« wird Sie im Laufe des Fastens begleiten und Ihnen so manchen mentalen Beistand leisten.

Der Weg ist das Ziel: Fasten bringt Sie den eigenen Zielen Tag für Tag näher.

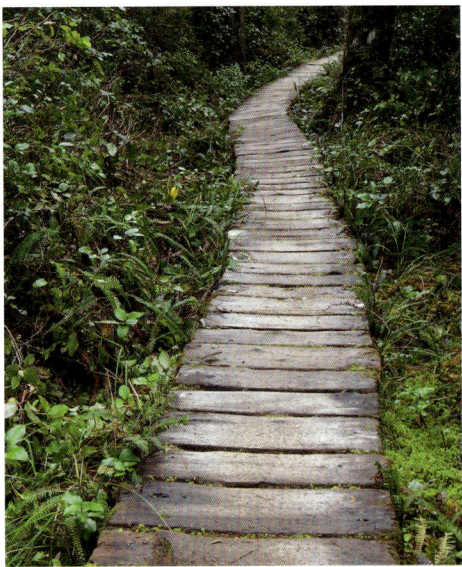

Wie Sie die Herausforderung des Fastens sicher meistern

Unzählige Menschen vor Ihnen haben es bereits geschafft, eine Fastenwoche zu beginnen – und sie auch durchzuhalten. Sie stehen also nicht allein da. Und Sie profitieren neben den wissenschaftlichen Studien auch von den zahlreichen Erfahrungen, auf denen auch dieses Buch aufbaut. Trotz allem lässt sich nicht ausschließen, dass individuelle Fragen zurückbleiben. Mit diesen können Sie sich an das Netzwerk der Autoren (siehe Seite 186) und/oder an eine einfühlsam betreute Fastengruppe wenden (entsprechende Adressen finden Sie ab Seite 179). Gerade wenn Sie zum ersten Mal fasten, ist es eine große Hilfe, sich an einen Profi wenden zu können. Ein fastenerfahrener Arzt, also ein Arzt, der selbst schon gefastet hat, kann Sie dabei ebenso unterstützen wie ein Fastenarzt, der längere Zeit an einer Fastenklinik gearbeitet hat und seinen Titel im Sinne einer Zusatzausbildung trägt. Wenn Sie gesund sind, kann auch ein Fasten-Coach oder die beste Freundin helfen. Es tut einfach gut, sich über Empfindungen und Erlebnisse auszutauschen und jederzeit auf moralische Unterstützung zurückgreifen zu können.

Stress ade – Schritt für Schritt ans Ziel

Nichts wäre kontraproduktiver, als sich voller Stress in die Vorbereitungen für eine Fastenwoche zu stürzen. Schalten Sie ab dem ersten Moment einen Gang zurück und nehmen Sie den Fuß vom Gas. Nehmen Sie jede Umstellung und Veränderung vor, während und nach der Fastenwoche wie überhaupt alles im Leben Schritt für Schritt und in kleinen Portionen in Angriff. Denken Sie von Fastentag zu Fastentag und nicht gleich ans Ende der Fastenzeit. Stellen Sie sich jeden Morgen vor, was Sie sich für diesen Fastentag vornehmen und Gutes tun möchten.

Ein ausgeklügeltes System

Wenn Sie den optimalen gesundheitlichen Erfolg für sich suchen, weichen Sie nicht vom ganzheitlichen Programm und medizinisch-wissenschaflich fundierten Aufbau der Fastenwoche ab, wie Sie ihn ab ab Seite 148 kennenlernen. Halten Sie sich exakt an den Tagesablauf jedes Fastentags und lassen Sie keinen Schritt beziehungsweise keine Anwendung aus – nur dann kann Fasten seine volle Wirkung entfalten. Der erste Grundsatz des Fastens lautet zwar, feste Nahrung wegzulassen. Doch darüber hinaus gibt es eine Fülle weiterer Dinge, die Ihr Wohlbefinden unterstützen. Planen Sie Ihre persönliche Fastenzeit sehr bewusst, nur dann können Sie den ganzen gesundheitlichen Nutzen daraus ziehen. Lässt sich einer der nachgenannten Punkte derzeit nicht einhalten, wählen Sie einen späteren Zeitpunkt für Ihren Fastenstart. Sie wollen schließlich, dass Ihre Bemühungen von Erfolg gekrönt werden.

»Das Geheimnis des Vorankommens besteht darin, dass man anfängt. Das Geheimnis des Anfangens liegt darin, dass man seine komplexen und überwältigenden Aufgaben in kleine, durchzuführende Handgriffe zerlegt und dann mit dem ersten beginnt.«

Mark Twain

Das hilft Ihnen in der Fastenzeit

Planen Sie ein unterstützendes Bewegungs- und Entspannungsprogramm; Körperbürstungen, Luftbäder, Kneippgüsse, kreatives Schaffen, der Austausch im Gespräch sowie Darmreinigung durch die sanfte Methode des Einlaufs und Leberwickel sind Streicheleinheiten für Körper und Seele.

Und das sollten Sie unbedingt vermeiden

Starten Sie nie aus heiterem Himmel und ohne mentale Vorbereitung in die Fastenwoche. Wählen Sie keine hektische Zeit voller Termine und mit vielen Verpflichtungen in Familie, Beruf und Freizeit. Sie können sonst weder zur Ruhe kommen noch sich auf sich selbst und Ihre Bedürfnisse konzentrieren.

Verzichten Sie ebenso nie auf den richtigen Aufbau nach dem Fasten. Sie machen sonst jeden erzielten Erfolg zunichte und werden durch die körperlichen Beschwerden, die gleich im Anschluss an den Fastenhöhenflug auftreten, sehr enttäuscht sein.

Fasten für Fortgeschrittene

Sie haben schon mehrere Fastenwochen hinter sich und bewerten sich selbst als Fastenprofi? Dann haben Sie auf jeden Fall einen großen Vorteil: Sie wissen, was Sie erwartet und wie Ihr Körper reagiert – zumindest meistens. Denn da jedes Fastenerlebnis vom aktuellen Ist-Zustand geprägt ist, berichten selbst erfahrene Fastende, dass sie den Verzicht auf Nahrung jedes Mal anders erleben. Der Grund: Die Reaktionen des Körpers und der Seele auf das Fasten hängen von der jeweiligen Lebenssituation und Lebensphase ab und wirken entsprechend ausgleichend. Je mehr Stress Sie in der Zeit vor dem Fasten hatten oder je ungesünder Ihr Lebensstil war, umso intensiver werden die Fastenreaktionen ausfallen – das gilt für Anfänger wie Fortgeschrittene gleichermaßen.

Durch Ihre Erfahrung können Sie das Fasten zudem relativ einfach in Ihren Alltag einbauen. Doch Vorsicht: Werden Sie nicht nachlässig! Für den weiteren gesundheitlichen Erfolg ist es unbedingt erforderlich, sich nach wie vor genau an den korrekten Ablauf einer Fastenwoche zu halten. Planen Sie daher Ihre jährliche Auszeit stets so, als wäre es das erste Mal.

Neue Wege für Fastenprofis

Wenn Sie bereits langjährige Fastenerfahrung besitzen und somit eine Vertrautheit mit Ihren körperlichen Reaktionen entwickeln konnten, setzen Sie einen neuen Impuls: Konzentrieren Sie sich auf die seelisch-geistige Neuordnung. Ein Ortswechsel oder neue Anregungen durch spannende Begleitprogramme unterstützen Sie im lebenslangen Lernen an sich selbst. Das große Plus Ihrer Erfahrung liegt nicht nur darin, die in der Fastenwoche erworbenen Erkenntnisse über Ihren Körper und einen gesunden Lebensstil konsequenter im Alltag anzuwenden. Weil Sie bereits Routine haben, können Sie Ihre Konzentration im Fastengeschehen auch vertieft auf seelische Aspekte richten. Dazu bietet der vorliegende Ratgeber zahlreiche neue und wertvolle Anregungen.

Fasten-Coaching: Einfühlsame Begleitung

Jeder Mensch lebt in einer Gemeinschaft. Er erfährt Entwicklungen und Erfahrungen nur, wenn er sie im Zusammenspiel mit seinen Mitmenschen (Partner, Familie, Freunde, Kollegen) direkt erlebt, anwendet und verarbeitet. Auch das Selbstwertgefühl ist an das Spiegelbild eines Gegenübers gekoppelt.

Fasten ist ein viel zu mächtiger Impuls, als dass er im stillen Kämmerlein allein erlebt werden sollte, wo er in seinem Gesamtpotenzial unter Umständen sogar verkümmert. Sie können in der Gemeinschaft mit Gleichgesinnten die Wirkung immens intensivieren – und sollten dies auch tun.

Durch den Austausch mit anderen profitieren Sie extrem voneinander. Sie sehen, spüren und erleben, dass jeder Mensch seine ganz persönlichen Stärken und Schwächen hat. In der Gruppe lernen Sie, Ihr Licht zu schätzen und Ihre Schattenseiten gnädig zu verzeihen. Sie tragen einander, lernen voneinander und schenken einander Bestärkung und Verständnis bei Fastenkrisen und -flauten. Fasten Sie ganz allein, berauben Sie sich dieser bedeutenden sozialen Wirkung.

Nicht zuletzt ist Fasten ebenso wie Essen ein gemeinschaftliches Erlebnis. Die begleitenden Elemente, die die Essenz des Essens ausmachen (Tischkultur, Qualität der Lebensmittel, Tischnachbarn), werden

Erleben Sie bewusst Tag für Tag Ihrer Fastenwoche und gehen Sie Schritt für Schritt voran.

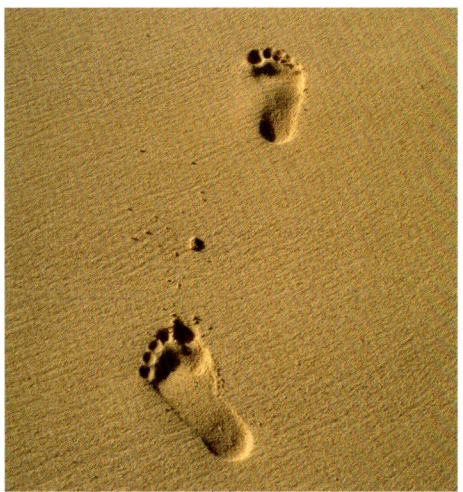

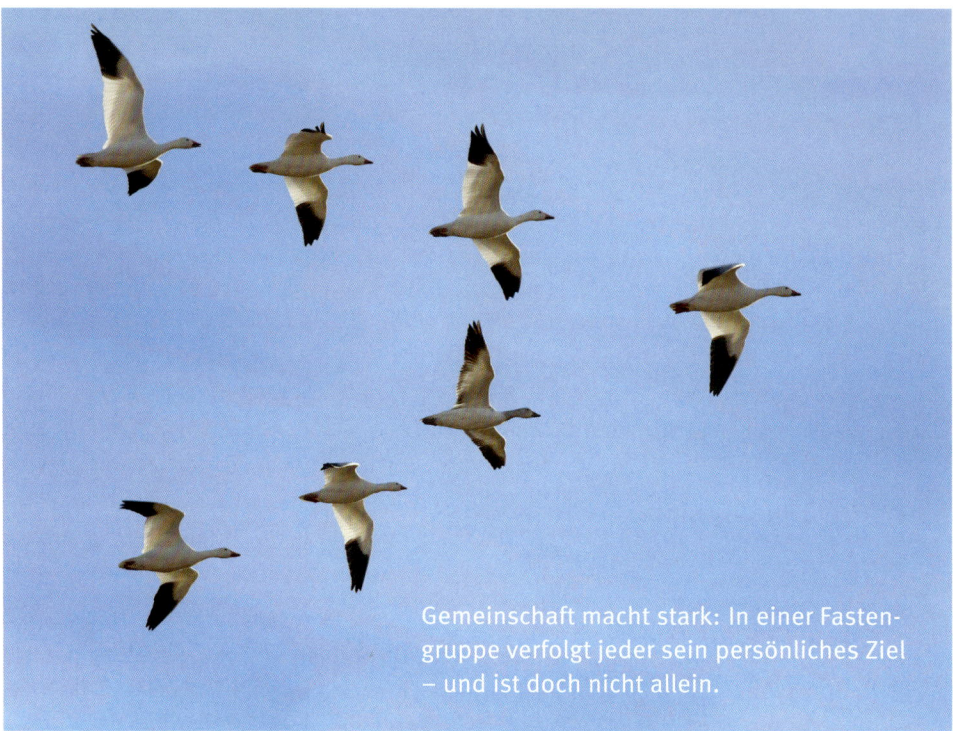

Gemeinschaft macht stark: In einer Fastengruppe verfolgt jeder sein persönliches Ziel
– und ist doch nicht allein.

auch beim Fasten bewusst eingesetzt und wieder belebt. Vor allem die gemeinsam erlebte Fasten-Abschlusszeremonie (siehe Seite 134) führt oft zu regelrechten emotionalen Höhenflügen.

Rund um die Uhr für Sie da

So gesehen kommt auch der professionellen Leitung einer Fastengruppe große Bedeutung zu. Ein fundiert ausgebildeter und (selbst)erfahrener Fasten-Coach gewährleistet, dass sich nicht nur der gewünschte Erfolg einstellt, sondern dass jeder Tag der Fastenwoche zu einem einzigartigen Erlebnis wird. Viele Menschen brechen das Fasten ohne Betreuung nach ein bis zwei Tagen wieder ab, weil sich Unpässlichkeiten einstellen. Über diese Anfangsschwierigkeiten hilft eine professionelle Begleitung sanft und einfühlsam hinweg (ab Seite 66 erfahren Sie, welche Mittel darüber hinaus am besten helfen, kleinere und größere Fastenflauten zu überwinden).

Weil ein Fasten-Coach sowohl bei Urlaubsseminaren als auch bei Fastengruppen am Wohnort 24 Stunden für Sie erreichbar ist, findet jede Frage Gehör und jeder Fastentag wird zu einem Wohlfühl- und Erlebnistag. Unter seiner Obhut gelingt es leichter, dass der Gewinn der Fastenwoche so lange wie möglich anhält.

In einer Fastenwoche, die Sie eigenständig durchführen, werden oft Fragen bleiben und Sie werden Erklärungsbedarf für Ihre Erfahrungen haben. Es empfiehlt sich daher, zumindest das allererste Fasten unter professioneller Anleitung zu erleben. Vertrauen Sie sich dazu nur einem Fastenarzt oder einem fundiert ausgebildeten, diplomierten Fasten-Coach an, der Sie liebevoll und voller Verständnis begleiten wird (entsprechende Adressen finden Sie ab Seite 179). Während er für den korrekten Ablauf der Fastenwoche sorgt, können Sie sich auf das Wesentliche konzentrieren: Ihre Wünsche und Ziele.

Die Kraft Ihrer Persönlichkeit beim Fasten

Nachdem Sie sich auf Ihre persönlichen Beweggründe für die Entscheidung zu fasten konzentriert haben, vertiefen Sie sich im nächsten Schritt in die Frage, wie Sie diese Herausforderung angehen möchten.

Verzicht als Gewinn

Umweltorganisationen prophezeien schon lange, dass der moderne, ressourcenraubende Lebensstil eine schnelle Kehrtwende unabdingbar macht – und damit Wege des Verzichts. Dieses Buch jedoch soll nicht Angst machen, sondern Lust: Lust aufs Fasten. Es soll den tiefen Sinn dieser Form der Askese aufzeigen. Nicht, weil sich jeder im Grunde nichts anderes mehr erlauben darf als Verzicht, sondern weil eine gewisse Form der Einschränkung Genuss überhaupt erst möglich macht. Deshalb sollten auch Sie lustvoll in die Fastenwoche einsteigen. Wer sich im Fasten wiederfindet, liebt auch das Essen wieder, das Genießen, das Leben mit allen seinen Facetten und natürlich sich selbst. Materielle Einschränkung muss keinesfalls bedeuten, auf Lebensqualität zu verzichten. Es bleibt eine Fülle von Dingen, die es gilt, neu zu entdecken und zu genießen.

Fasten als Training

In der Antike war es vor allem die stoische Philosophie, die Selbstbeherrschung, innere Gelassenheit und Unerschrockenheit als erstrebenswerte menschliche Ideale betrachtete. Heute suchen immer mehr Menschen nach dieser Form der Selbstbestimmung – das Angebot an Meditationsgruppen, Yoga-Seminaren, Qi-Gong-Kursen und Ähnlichem verdeutlicht es. Immer mehr Menschen wollen zur eigenen Mitte finden. Sich dabei auch des Essens zu enthalten ist Bestandteil, ja die Basis des starken »Impulses zur Mitte«. Selbst Sportler kommen durch Askese zu Höchstleistungen. Fasten ist insofern nicht mehr und nicht weniger als Training und Übung. Daher sollte es auch in regelmäßigen Abständen praktiziert werden.

Das Essen für eine begrenzte Zeit beiseite zu lassen, scheint für eine große Zahl von Menschen jedoch noch immer eine unvorstellbare Herausforderung darzustellen. Sich nicht nur auf eine Fastenwoche einzulassen, sondern dazu auch positiv motiviert zu sein, kann schon die erste Übung dafür sein, wie Sie in Zukunft Unvorhergesehenes meistern und sich auf Veränderungen einstellen. Sie haben nur zu gewinnen, nichts zu verlieren – außer das, was Sie ohnehin loswerden möchten.

Veränderungen annehmen

Das sogenannte limbische System im Gehirn ist entwicklungsgeschichtlich dafür verantwortlich, Denk- und Handlungsmuster möglichst gewohnheitsmäßig auszurichten. Das heißt: Es möchte Sicherheit und Stabilität als Maxime für unser Leben festsetzen. Daher reagieren wir unwirsch auf Veränderungen – in unterschiedlich stark geprägten Ausfärbungen.

Gehören Sie zu den Menschen, die nach Abwechslung schreien, gerne Neues ausprobieren (durchaus auch spontan) und die nichts mehr hassen als Routine? Dann werden Sie die neue Erfahrung des Fastens höchstwahrscheinlich begrüßen und problemlos einsteigen: Sie lassen sich ja gerne überraschen und warten erst einmal ab, was kommt. Neigt sich die Fastenwoche dem Ende zu, werden Sie darauf brennen, alle neuen Vorhaben auch im Alltag in die Tat umzusetzen.

Oder sind Sie eher jemand, der gerne an liebgewonnenen Gewohnheiten, einem festen Tagesablauf und Jahresrhythmus festhält? Fällt es Ihnen schwer, sich mit neuen Aufgabegebieten oder Partnern anzufreunden? Dann wird Sie vielleicht auch der Einstieg ins Fasten verunsichern. Keine Sorge: Sie werden sich bald in der immer wiederkehrenden Routine eines jeden Fastentags wiederfinden und mit dem bestärkenden Gefühl belohnt, ewig so weiter fasten zu können.

Ist das Glas halb voll oder halb leer?

Wie Sie das Fasten erleben, hängt also ganz entscheidend von der inneren Grundeinstellung ab, mit der Sie diese Übung meistern. Sie selbst entscheiden im Vorfeld darüber, ob Sie mit Freude, Lust, Interesse und Neugier in Ihr Fastenerlebnis starten wollen. Oder voller Angst und Sorge. Ebenso entscheiden Sie im Laufe der Woche weiter, ob Sie Ihren Blick und Ihr Denken allzu sehr von momentanen Befindlichkeiten einnehmen lassen wollen oder mit Zuversicht in die Weisheit Ihres Körpers und die Unterstützung Ihres Fasten-Coachs vertrauen. Wann immer sich Unzufriedenheit einstellt, stellen Sie sich die Frage, ob Sie das Glas halb voll oder

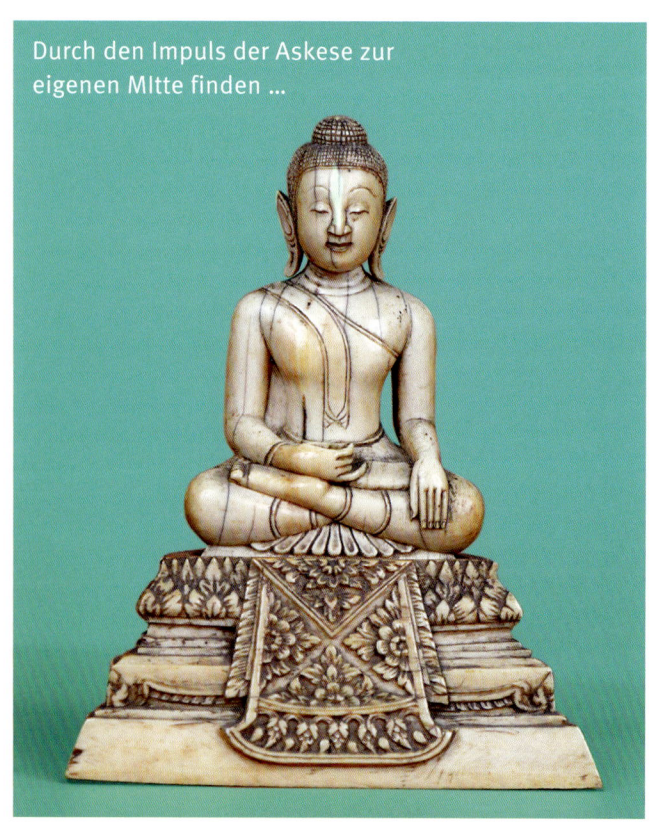

Durch den Impuls der Askese zur eigenen MItte finden …

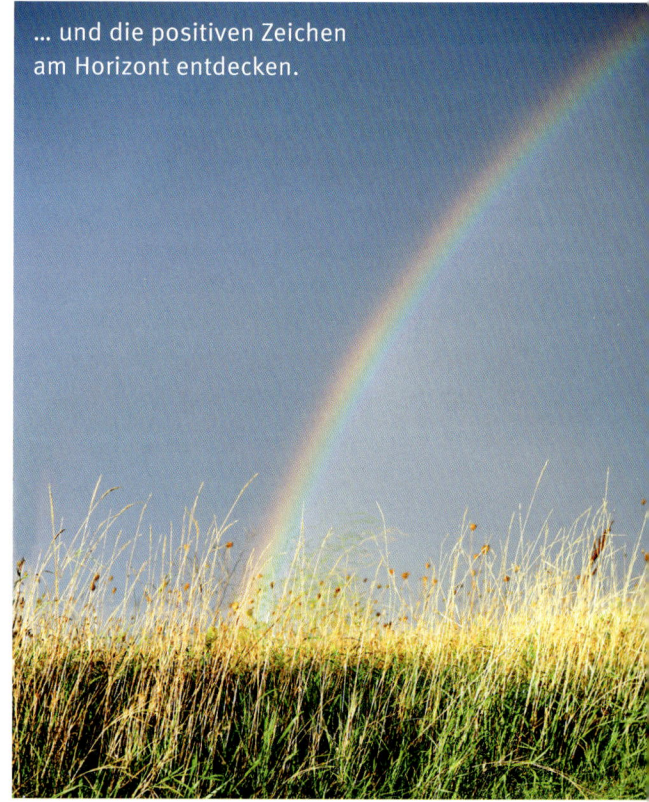

… und die positiven Zeichen am Horizont entdecken.

halb leer sehen möchten: Sehnen Sie sich nicht vergeblich nach dem, was Ihnen fehlt, sondern freuen Sie sich an dem, was Sie haben! Eine Woche fröhliches oder trauriges Fasten sind sieben Tage Ihres Lebens voller Sonnenschein oder Missmut – Sie haben es selbst in der Hand.

Handlungsstrategien entwickeln

Sie bleiben umso länger glücklich und gesund, je größer und umfassender Ihr Handlungsrepertoire für körperliche und seelische Herausforderungen ist. Der Soziologe Aaron Antonovsky beschreibt sein Konzept der modernen Gesundheitsförderung, die Salutogenese (siehe auch Seite 12), mit dem Bild des Flusses. Stellen Sie sich einfach ein Gewässer vor: Es entspringt an einer munter sprudelnden Quelle, wird zu einem mitunter gefährlich reißenden Strom, der dennoch immer wieder romantische Badeplätze bietet, und mündet schließlich als ein weitläufiges Flussdelta im Meer. Ebenso vielfältig gestaltet sich auch unser Lebensweg.

Gesund zu sein und zu bleiben heißt im Sinne der Salutogenese, einen Schwimmstil zu entwickeln und ihn laufend an die sich verändernden Anforderungen des Alltags anzupassen. Die Übung des regelmäßigen Fastens greift Ihnen dabei gleich dreifach unter die Arme.

Erstens: Mitgestalten

Indem Sie Ihre Gesundheitsentwicklung selbst in die Hand nehmen, werden Sie vom passiven Objekt zum aktiven Subjekt. Sie fasten präventiv und lassen Ihre eigenen Körperkräfte und -säfte walten. Sie ergreifen das Steuer und lenken vorausschauend den Kahn Ihres Lebens.

Zweitens: Loslassen

Beim Fasten lassen Sie ab von der stärksten aller Gewohnheiten: täglich zu essen. Im anschließenden Alltag ist Ihnen diese Erfahrung eine wichtige Stütze, wenn es darum geht, sich von (schlechten) Gewohnheiten und potenziellen Krankheitsverursachern zu lösen. Selbst zwischenmenschliche Beziehungen oder berufliche Situationen können zu Engpässen führen und zwangsläufig ein Loslassen nötig machen. Wann immer der Weg zu eng erscheint – wie ein Strudel, in dem Sie zu ertrinken scheinen –, kann er zur seelischen Last werden. Fasten verleiht Ihnen die emotionale Stärke, sich, wann immer es an der Zeit ist, von derartigen Bürden zu befreien. Sie lassen vom alten Schwimmstil ab und entwickeln einen neuen.

Drittens: Frei werden

Ab dem Moment seiner Volljährigkeit – manchmal auch früher – hat jeder Mensch zu jeder Zeit seines Lebens die Freiheit, über sich selbst zu bestimmen. Man lässt sich manchmal zu lange im Fluss des Lebens treiben, ohne aktiv zu werden und die Initiative zu ergreifen. Durch Fasten lösen Sie sich für einen kurzen Moment des Innehaltens von gesellschaftlichen, familiären und beruflichen Zwängen und werden freier. Das hilft, die Dinge wieder mit dem nötigen Abstand zu betrachten. Fasten schenkt Ihnen den Freiraum, Ihre Denkmuster und Handlungsstrategien von Zeit zu Zeit zu überprüfen und anzupassen.

Auf dem Weg zum Fastenerfolg

DEN KLEIDERSCHRANK, die Küche, das Auto oder die Mailbox zumindest einmal im Jahr gründlich auszumisten ist für viele eine Selbstverständlichkeit. Warum also sollten Sie nicht den gleichen Luxus der Neuordnung auch Ihrem Körper-Geist-Seele-System gönnen? Eines ist nämlich sicher: Jeder hat in regelmäßigen Abständen eine Auszeit wirklich nötig.

Auch wenn Ihnen ein Wochenendausflug ins Grüne oder ein kurzer Kultur-Trip in die nahe gelegene Großstadt das gleiche Gefühl des Abschaltens vorgaukelt: All diese Vergnügungen sind nur von kurzfristigem Erfolg gekrönt und haben einen entsprechend geringen Erholungswert. Fasten hingegen geht wirklich in die Tiefe und vernetzt Sie mit Ihren gesundheitlichen Ressourcen. Allerdings ist es entgegen den modernen Freizeitgepflogenheiten kein Last-Minute-Urlaub. Die richtige Vorbereitung und mentale Einstellung ist die Grundlage für den ersehnten Erfolg.

Die wichtigste Nachricht vorweg: In den fünf strengen Fastentagen wird alles anders. Sie genügen sich selbst und verzichten völlig auf äußere Einflüsse, Ablenkungen und Muntermacher. Damit dies gelingt, ist eine gewisse Vorarbeit nötig. Ist die Entscheidung für den Fastenzeitpunkt gefallen, nutzen Sie daher den Entlastungstag (besser noch eine ganze Entlastungswoche) vor dem Fasten dazu, den Kühlschrank langsam auszuräumen, den Wecker ruhen zu lassen, die Zeitung abzubestellen, das Handy wegzusperren und den Computer, den Fernseher und das Radio auszuschalten.

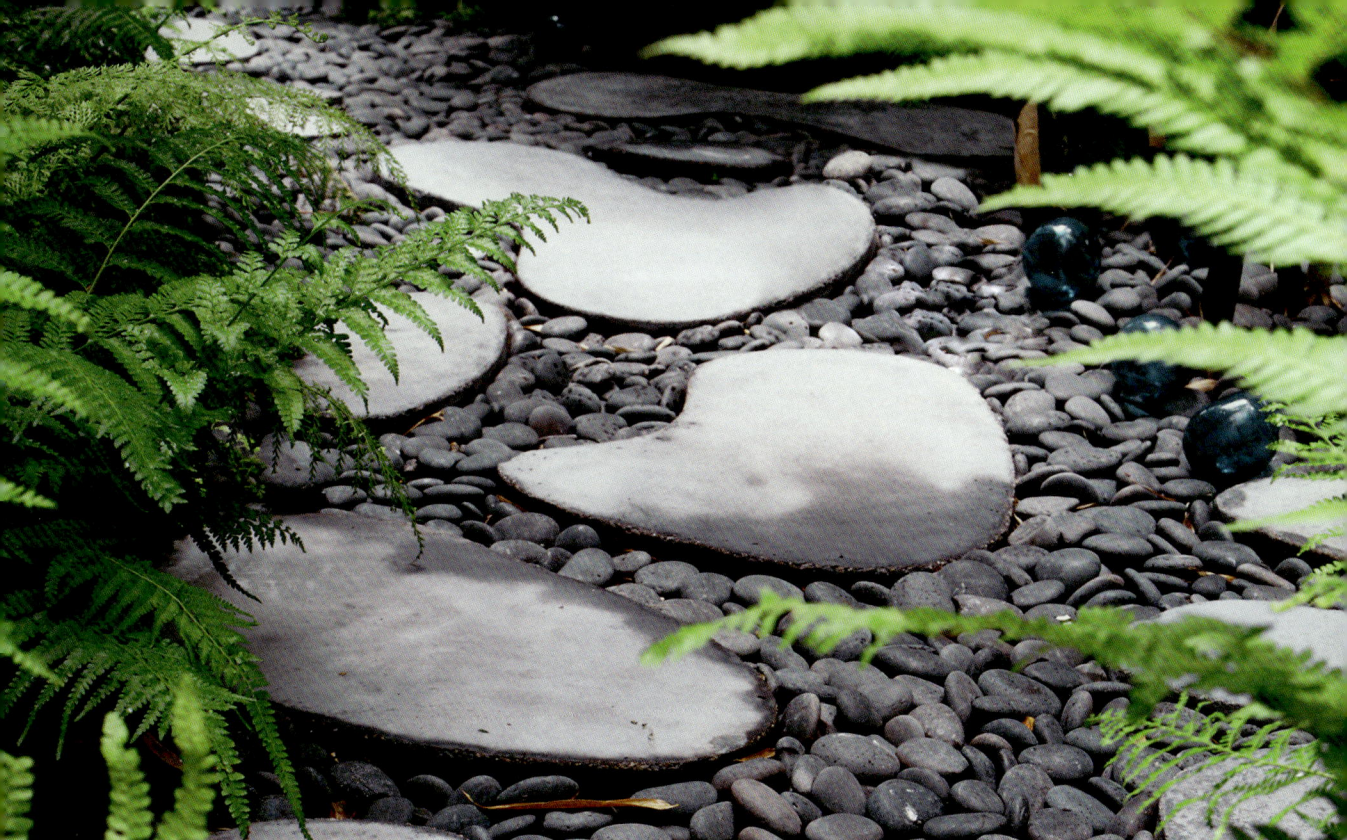

Die äußeren Umstände beachten

Neben der persönlichen Einstellung gibt es noch weitere Faktoren, die das Fastenerlebnis beeinflussen, etwa äußere Umstände wie die Partnerschaft, die Familiensituation, das Arbeitsumfeld oder der aktuelle Stresspegel. Auch das individuelle Erscheinungsbild spielt eine Rolle: Sind Sie eher schlank oder vollschlank? Weiblich oder männlich? Welchem konstitutionellen Typus werden Sie zugeordnet?

Die Fastenwoche planen

Wer all dies beachtet, dem fällt es leichter, richtig zu fasten. Ihre Fastenplanung sollte daher möglichst früh beginnen, da im Vorfeld einige wichtige Entscheidungen zu treffen sind. Sie alle kreisen um die drei Fragen wann, wie und wo. Sie müssen sich beispielsweise dafür entscheiden, ob Sie alleine fasten wollen oder gemeinsam mit dem Partner oder einer Freundin. Dann stellt sich die Frage, ob Sie in Ihren eigenen vier Wänden bleiben oder in ein Fastenhotel oder eine Fastenklinik ausweichen oder sich durch einen Arzt oder einen Fasten-Coach im Rahmen einer gemeinsamen Fastengruppe umfassend betreuen lassen möchten. Ob Sie sich, wenn Sie sich für den Wohnort entscheiden, Urlaub nehmen oder das Fasten in Ihren beruflichen Alltag integrieren.

Wann soll ich fasten?

Die Frage nach dem besten Zeitpunkt lässt sich sehr einfach beantworten: Fasten Sie dann, wenn sich eine Auszeit und ein Abstand vom Alltag (Beruf, Familie) gut arrangieren lässt. Und dann, wenn Sie sich mental stark genug fühlen, die Herausforderung anzunehmen. Manche Fastende richten sich nach den Mondphasen. So berichten Teilnehmer von Fastengruppen häufig, dass sie mehr Gewicht verlieren, wenn sie bei abnehmendem Mond fasten. Wissenschaftlich jedoch ist das Argument eines Fastens nach den Mondphasen ebenso wenig haltbar wie der Vorteil eines Fastens im Frühjahr als bestreinigender Jahreszeit. Gehen Sie daher bei der Wahl des Zeitpunkts ganz nach Ihrem Gefühl und Ihren Möglichkeiten.

Welche Jahreszeit Sie letztendlich auch wählen: Nützen Sie die jeweils unterschiedlichen Vorteile, die sie Ihnen bietet. Sie können nämlich nicht nur im Einklang mit den Jahreszeiten essen, sondern auch fasten. Lassen Sie sich von unterschiedlichen Stimmungen überraschen (siehe auch Seite 54 f.). Bauen Sie einen Schneemann im winterlichen Neuschnee oder kneippen Sie am munter glucksenden Frühlingsbächlein, dessen Eis in der Sonne zu schmelzen beginnt. Genießen Sie einen lauen Sommerregen mit farbenprächtigem Regenbogen oder das bunte Herbstlaub, das unter Ihren Füßen raschelt. Nehmen Sie den Reichtum der Natur und die Vielfalt der Jahreszeiten bewusst wahr. Ihre Fastenwochen werden dadurch nicht nur abwechslungsreicher. Sie werden darüber hinaus die Geborgenheit eines immer wiederkehrenden Rhythmus erleben.

Wie und mit wem soll ich fasten?

Wenn Sie allein fasten, liegt der Vorteil auf der Hand: Sie können sich ganz auf Ihre eigenen Bedürfnisse und Wünsche konzentrieren. Es gibt jedoch auch den kleinen Wermutstropfen, dass Ihnen das motivierende Gespräch mit anderen Fastenden fehlt. Eine gewisse Abhilfe bieten spezielle Internetseiten, auf denen Sie sich mit anderen Fastenden austauschen können, wann immer Sie dazu Lust haben (siehe Seite 186).

> »*Sprechen ist Sauerstoff der Gemeinschaft.*«
>
> *Mathias Jung*

Möchten oder müssen Sie unter Betreuung fasten, wenden Sie sich an einen fastenerfahrenen Arzt, einen ausgebildeten Fastenarzt oder einen diplomierten Fasten-Coach (siehe Seite 179 ff.); bei bestimmten Krankheitsbildern ist es sogar unerlässlich, sich in die Obhut eines Arztes zu begeben.

Die professionelle Betreuung bringt den nicht zu unterschätzenden Vorteil mit sich, dass Sie die Methode des Fastens von Grund auf korrekt erlernen. Sie sollte daher vor allem von Fastenneulingen genutzt werden. Doch auch erfahrene Fastende profitieren von der Begegnung mit immer neuen Menschen und den vielschichtigen Anregungen durch einen diplomierten Fasten-Coach.

Wenn Sie mit Ihrem Partner oder Ihrer Partnerin fasten wollen: Lesen Sie während der Vorbereitung auf das Erlebnis auch das Kapitel »Fasten und Sexualität« aufmerksam durch (siehe Seite 52 f.).

Wo soll ich fasten?

Das intensivste Fastenerlebnis ergibt sich dort, wo Sie am besten zu sich selbst finden. Eine Fastenwoche im Urlaub, weit weg vom Alltag, ist natürlich ein besonderer, mit vielen neuen Inspirationen gefüllter Luxus. In einem Wellness-Hotel sind Sie durch das Hotelpersonal und Ihren persönlichen Fasten-Coach rundum versorgt. Doch auch in Ihren eigenen vier Wänden können Sie die Fastenwoche erlebnisreich gestalten – und so einen richtigen Ruhepol schaffen. Der Vorteil des eigenen Heims und des gewohnten Umfelds: Sie müssen sich selbst organisieren. Wo gibt es eine Apotheke, die sich auf homöopathische Arzneimittel oder Bioprodukte spezialisiert hat? Wann bekommen Sie einen Termin zur Massage? Gibt es in der Umgebung ein ambulantes Fastenseminar oder eine wöchentliche Gymnastikgruppe? Welches Begleitprogramm würde Ihnen jetzt die größte Freude machen? Die Suche nach Lösungen macht Sie fit für den Alltag. Die Rückkehr nach dem Fastenurlaub im Hotel dagegen, wo der neue Lebensstil quasi auf dem Silbertablett präsentiert wurde, kann mit großen Herausforderungen verbunden sein – besonders dann, wenn Sie aus voller Überzeugung Ihren Lebensstil ab sofort ändern wollen. Denken Sie daran, dass es Ihre Entscheidung ist, und nicht die Ihres Partners, Ihrer Freunde oder Ihrer Kollegen.

Warum will ich fasten?

Frauen fasten anders, Männer auch … Während Frauen sich zum Großteil durch Ruhe, Zeit für sich selbst und Körperpflege im Fasten wiederfinden, suchen Männer oft Herausforderungen, wollen sich beweisen und sich übertreffen. Sie möchten an ihre körperlichen und geistigen Leistungen im Alltag anknüpfen und stecken sich hohe Ziele. Zwar sind Fastenklienten (noch) zum Großteil weiblich, doch immer mehr Männer entdecken ihr Interesse an Gesundheitsfragen und insbesondere am Fasten. Und noch etwas lässt sich beobachten: Die präventiv Fastenden werden immer jünger.

Auch wenn für viele Frauen die potenzielle Gewichtsabnahme bis heute ein gewichtiger

wichtig

Leistungsfähigkeit beim Fasten

Bedenken Sie in jedem Fall, dass sich während des Fastens auch Einschränkungen ergeben können. So verändert sich nicht selten das Schlafempfinden. Die mögliche Spannbreite liegt zwischen einem sehr ausgeprägten Ruhe- und Schlafbedürfnis bis hin zu nächtlicher Schlaflosigkeit. Ebenso variabel sieht es mit der Leistungsfähigkeit aus: Ein Leistungskick ist ebenso möglich wie ein Leistungsknick. Verschieben Sie längere Tätigkeiten, die intensive Konzentration erfordern, sicherheitshalber lieber auf später. Achtung auch bei Autofahrten: Da das Reaktionsvermögen vermindert sein kann, empfiehlt es sich, auf öffentliche Verkehrsmittel umzusteigen und viel zu Fuß zu erledigen.

Grund ist, sich einer Fastenwoche zu unterziehen, stellt der Beauty-Aspekt keinesfalls mehr den ausschließlichen Hauptfaktor dar. Gerade Frauen schätzen das Klima der Wertschätzung und Unterstützung, das von einer Fastenrunde ausgeht. Sie profitieren besonders von der Ruhe und der Zeit für sich, weil sie üblicherweise die restlichen 51 Wochen im Jahr den Spagat zwischen Familie und Beruf zu bewältigen haben.

Fastengewinn für Frauen

Die Beauty-Aspekte des Fastens wie straffere Haut, natürliche Cellulitis-Hemmung und Anti-Aging-Verjüngungskur haben sich längst herumgesprochen. Noch lange nicht jedoch weiß jede Frau, dass sich das Fasten auch positiv auf zahlreiche gynäkologische Beschwerden auswirkt: Schmerzhafte und lang andauernde Regelblutungen (Dysmenorrhoe) erfahren eine dauerhafte Besserung, typische klimakterische Anzeichen wie etwa Hitzewallungen, depressive Verstimmungen und Nachtschweiß verschwinden. Sogar chronische Entzündungen von Eierstöcken und Eileitern können beim Fasten ausheilen.

Die Monatsblutung selbst kann sich durch das Fasten verschieben, also etwas früher oder später einsetzen. Durch die reinigende Wirkung des Fastens wird der weibliche Zyklus in der Folge jedoch ausgeglichener und regelmäßiger sein.

Vorbildfunktion

Dazu kommt: Frauen haben in puncto Ernährung und Auswahl der Nahrungsmittel noch immer einen besonderen Stellenwert in der Familie. Sie sind es auch, die das Ernährungswissen an ihre Kinder weitergeben. Fasten kann dabei durch die Prägung einer gesunden Esskultur und eines natürlichen Umgangs mit dem eigenen Körper einen wichtigen Beitrag leisten – eine großartige Chance in Zeiten von Bulimie und Magersucht.

Fastengewinn für Männer

Auch für Männer ist die Auseinandersetzung mit ihrer körperlichen und seelisch-geistigen Entwicklung sehr förderlich. Als Risikogruppe Nummer eins bei Herzinfarkten und Schlaganfällen tun sie gut daran, Beschwerden der Gefäße und des Herz-Kreislauf-Systems vorzubeugen. Profitieren Sie ab sofort von einem ausgeglichenen Lebensgefühl voller neuer Facetten. Fasten wird Ihnen einen völlig neuen Bezug zu Ihrem Körper und Ihrem Umgang mit sich selbst vermitteln.

Eine häufige Zielvorstellung für fastenerfahrene Männer ist der neue, sanfte Mann: Er möchte alternative Perspektiven ausloten und sich aus dem Kräftemessen der männlich dominierten Welt ausklinken.

»Überzeugungstäter«

Männer setzen sich seltener mit ihrer Gesundheit und ihrem Körper auseinander und kommen meist erst in Fastengruppen, wenn größere gesundheitliche Probleme auftreten oder der Bierbauch das Ego ankratzt. Die Fastenwochen selbst verlaufen bei Männern im Allgemeinen völlig problemlos, meist stabiler und mit weniger Einbrüchen. Haben sie ihr erstes erfolgreiches Fasten hinter sich, werden sie häufig zu regelrechten Fastenmissionaren aus positiver Überzeugung. Sie sollten jedoch eine radikale Kasteiung vermeiden, da ein ganzheitlicher Ausgleich keine Einseitigkeit verträgt. Dies betrifft auch das Ernährungs-, Bewegungs- und Arbeitsverhalten nach dem Fasten. Nehmen Sie sich Zeit für die schönsten und wertvollsten Aspekte des Lebens: Ihre Partnerin, Ihre Familie, die Freizeit – sogar für müßiges Nichtstun von Zeit zu Zeit.

Fasten für Mütter und Väter

Sich persönlichen Freiraum zu schaffen, wird vor allem bei einer Fastenwoche im Kreise der Familie zum zentralen Thema. Und tatsächlich: Zumindest zwei bis drei Stunden täglich sollten Sie die Möglichkeit haben, Ihren ganz individuellen Bedürfnissen nachzugehen. Da Eltern – insbesondere von kleinen Kindern – aus organisatorischen Gründen gezwungen sind, zu Hause zu fasten, bietet sich eine ambulante Betreuung mit einem täglichen kurzen Treffen an. Bei älteren Kindern ist es durchaus förderlich, sie in die Gesundheitsimpulse und das neue Körperbewusstsein, die das Fasten lehrt, einzubeziehen (allerdings dürfen Heranwachsende nicht mitfasten). Sie brauchen übrigens keine Angst haben, dass Sie beim Kochen für die Kinder schwach werden: Mit der richtigen mentalen Einstellung und bei konsequenter Durchführung des Fastenprogramms sind plötzliche Hungerattacken ausgeschlossen.

Fasten für Berufstätige

Auch dem Schreibtisch und der Mailbox tut es gut, dann und wann »abzuspecken«; insofern lässt sich die persönliche Neuordnung auch gut mit dem Arbeitsumfeld verbinden. Die vordergründigen Fastenziele für Manager und Managerinnen liegen dabei im Erreichen zusätzlicher Vitalität, Kreativität und Leistungskraft.

info

Endlich Zeit für Dinge von persönlichem Wert

Ruhe! Wie hört und fühlt es sich an, einmal einen ganzen Tag ungestört zu sein? Sich nicht durch den Informationsfluss von außen in seinem Tun unterbrechen zu lassen. Selbst wenn es aus beruflicher Sicht absolut notwendig ist, dass Sie Ihre E-Mails regelmäßig abrufen: Tun Sie es nur einmal am Tag. Sie werden bald merken, wie mit jedem Fastentag jede Unterbrechung Ihrer Ruhe Sie mehr zu stören beginnt.

Im Gegensatz dazu dürfen Sie sich auf all die Dinge freuen, die Sie schon lange wieder einmal machen wollten, zu denen Sie aber nie die Zeit fanden: Ein wohltuendes Entspannungsbad nehmen, kühle Waldluft schnuppern, eine Stunde auf das Baby einer Freundin aufpassen, Qi Gong auf der Terrasse machen, ein klassisches Konzert besuchen, der betagten Großmutter zuhören und ihre Hände streicheln. Notieren Sie sich bis zu drei Aktivitäten von besonderem persönlichem Wert für Ihre Fastenwoche. Allein deren Umsetzung wird das Fasten für Sie zum unvergesslichen Erlebnis machen.

Rückzug im Kleinen

Keine Frage: Prinzipiell ist für die Gestaltung einer Fastenwoche immer ein Ort des Rückzugs vorzuziehen. Ist dies jedoch aus persönlichen oder geschäftlichen Gründen nicht möglich und wird daher im hektischen Berufsalltag gefastet, sind einige wichtige Dinge zu beachten:

> Wählen Sie unbedingt eine Phase, in der es im Geschäft erfahrungsgemäß etwas ruhiger zugeht. Im Allgemeinen ist in den meisten Betrieben in der Ferienzeit oder in den Tagen zwischen Weihnachten und Neujahr weniger los als sonst.

> In der geplanten Fastenwoche dürfen keine Geschäftsessen anstehen; ebenso keine Geschäftsreisen, die das Einhalten des Fastenrhythmus erschweren.

> Grundsätzlich ist es möglich, den Arbeitstag so zu planen, dass das Fasten im Mittelpunkt steht. Achten Sie immer darauf, dass Ihre Wasserflasche oder Ihre Thermoskanne in Reichweite steht. Zwischen stressigen Telefonaten und Meetings verfliegt die Zeit und die Trinkpausen werden schnell zu lang.

> Planen Sie persönliche Freiräume besonders genau ein. Räumen Sie diesen erste Priorität ein und halten Sie sie im Terminkalender fest. Betrachten Sie eine »Verabredung mit sich selbst« als ebenso wichtig und verpflichtend wie das Treffen mit einem Geschäftspartner.

> Halten Sie den Morgengang – also eine kurze Zeit an der frischen Luft – unbedingt ein, damit Ihr Kreislauf in Schwung kommt. Laufen Sie, wenn es gar nicht anders geht, einen Teil des Arbeitsweges zu Fuß. Wählen Sie dabei immer wieder eine andere Strecke. Pla-

nen Sie mittags ebenfalls einen kurzen Spaziergang ein und schließen Sie ihn mit ein paar Dehnübungen ab.

> Tauschen Sie Suppe gegen Saft: Löffeln Sie am Schreibtisch genüsslich Ihren Saft und profitieren Sie vom Vitaminstoß am Nachmittag. So haben Sie gleich noch einen Vorsprung gegenüber den Kollegen, denen das Mittagessen schwer im Magen liegt. Die Fastensuppe gönnen Sie sich dann am Abend zu Hause.

> Planen Sie die wichtigen Fastenanwendungen nach Feierabend ein: Während die Fastensuppe auf dem Herd leise vor sich hin kocht, findet sich Zeit für einen Einlauf oder die tägliche Yoga-Übung. Gönnen Sie sich anschließend eine frühe Abendruhe und schlummern Sie mit dem Leberwickel sanft ein.

> Um ausreichend Muße für all diese Dinge zu haben, vermeiden Sie an Fastentagen nach Möglichkeit Überstunden und gehen stattdessen lieber ein bisschen früher als sonst nach Hause. Viel freie Zeit in den Abendstunden trägt zum Regenerieren und Krafttanken für den nächsten Arbeitstag bei.

info

Ein besseres Körpergefühl

Stress und Druck bei der Arbeit fördern ungesunde Ernährungsgewohnheiten. Mit einer Fastenwoche sagen Sie ihnen den Kampf an. Sie nehmen die Warnsignale Ihres Körpers besser wahr, weil er nach zu viel Kaffee, Süßigkeiten zwischendurch, einem hastigen Mittagssnack oder bei späten Geschäftsessen ungleich sensibler reagiert.

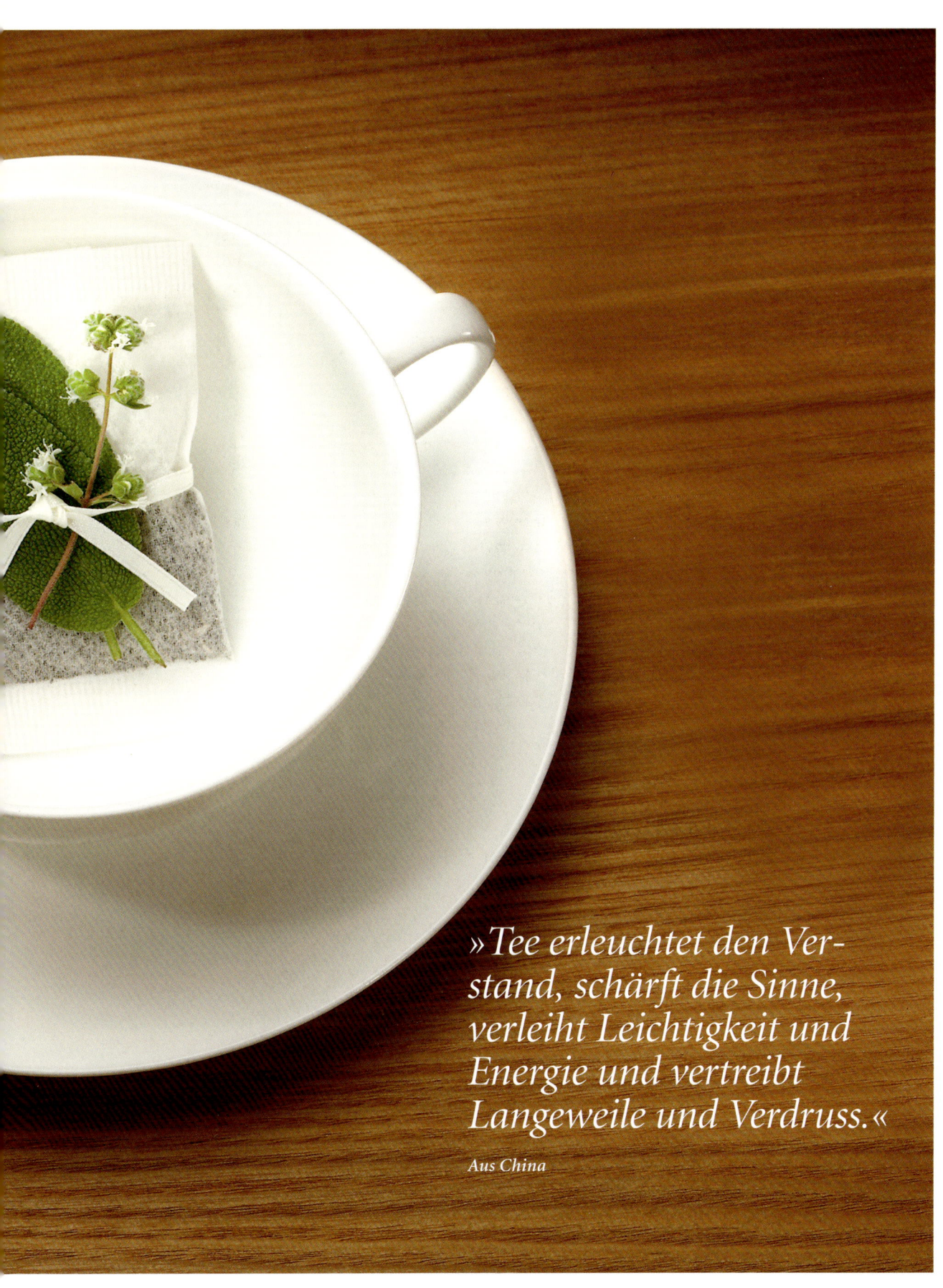

»Tee erleuchtet den Ver-
stand, schärft die Sinne,
verleiht Leichtigkeit und
Energie und vertreibt
Langeweile und Verdruss.«

Aus China

Fasten im Team

Sollten Sie sich als Firmen-Fastengruppe direkt am Arbeitsplatz zusammenfinden, empfiehlt es sich, dass der Fasten-Coach ins Haus kommt: Das hat den Vorteil, dass Sie keine zusätzlichen Wege haben und einmal täglich mental für das Fasten gestärkt werden. Eine Woche Fasten ist ideal, um neue Energien zu wecken und Kräfte zu tanken. Sie hilft, alle täglichen Belastungen mit dem nötigen Abstand zu betrachten. Nach einer Woche lässt sich Wichtiges besser von Unwichtigem unterscheiden, was auch dem individuellen Projekt- und Zeitmanagement zugutekommt. Und davon wiederum profitiert natürlich das ganze Unternehmen.

Ein weiterer positiver Effekt: die Team-Zusammenführung. Beinahe nebenbei verbessert sich der Umgang unter Kollegen, Kunden und Lieferanten, da jeder neue Facetten am anderen erkennt, die er bisher nicht wahrgenommen hat. Möglicherweise erhalten gerade dadurch Problemlösekompetenz und Betriebsklima den Anstoß zu einer entscheidenden Wendung. Ebenso werden in Unternehmen, die Fasten als modernes Gesundheitstraining einsetzen, die Soft Skills der Mitarbeiter neu bewertet. Schließlich zählt nicht nur das fachliche Wissen. Vorausschauendes Management ist sich bewusst, dass ein gesunder Teamgeist und die richtige Balance zwischen Anforderungen und Ausgleich im beruflichen Alltag eine unabdingbare Voraussetzung für Leistung, Kreativität und optimales Wissensmanagement sind. Daher profitiert langfristig auch das Innovationspotenzial des Unternehmens von seinen Fastenteams.

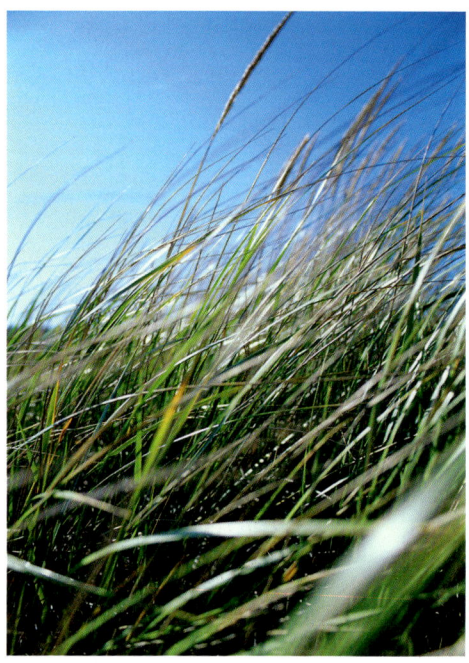

Fasten hilft, den Kopf freizublasen und Platz für neue Lösungen zu finden. Davon profitiert nicht nur jeder Einzelne, sondern auch das ganze Team.

Fasten für Senioren

Menschen, die ihre Berufslaufbahn beendet haben, sind heute aktiver denn je. Leider wird diese Aktivität nicht selten durch Beschwerden eingeschränkt, wie Bluthochdruck, Rheuma, Gicht, zu hohe Blutfettwerte oder Altersdiabetes. Fasten kann bei all diesen Krankheiten positiv wirken und stellt somit eine sanfte Art der Selbstheilung dar. Allerdings sollten Sie als Senior im Vorfeld unbedingt mit einem kompetenten Fastenarzt besprechen, ob Sie allein fasten dürfen oder lieber das Angebot einer Fastenklinik wahrnehmen sollten.

Sofern Sie rüstig sind, sich gesund fühlen und Ihr Budget es erlaubt, bringt ein Fastenurlaub in einem gepflegten Hotel gleich mehrere Vorteile mit sich: das Angebot vielfältiger Aktivitäten, positive Gesundheitsstrategien und geselligen Austausch. Gerade der soziale Aspekt ist für viele Senioren von großer Bedeutung; der Urlaub unter Gleichgesinnten, aber auch regelmäßige Treffen im kleinen Kreis einer ambulanten Fastengruppe bieten emotionalen Rückhalt. Gemeinsame Kultur- oder Wanderprogramme und Gespräche, in denen man auf die Sorgen, Nöte und Wünsche jedes Einzelnen eingeht, machen die Fastengruppe zu einer individualisierten Reisegesellschaft.

Sanfte Formen der Bewegung

Wenn sie sich grundsätzlich fit fühlen, können Senioren nach Rücksprache mit einem Arzt oder Fastenarzt das komplette Fastenprogramm bedenkenlos mitmachen. Auch das gezielte Bewegungsprogramm in einer Fastengruppe ist für ältere Menschen gut geeignet; beim Fasten werden Bewegungsrhythmen erlernt, die für jedes Alter Gültigkeit haben. Selbst wenn jemand es überhaupt nicht gewöhnt ist, Sport zu treiben: Die sanften Übungen und Bewegungsarten, die auf eine Fastenwoche zugeschnitten sind, lassen sich auch bei eingeschränkten Bewegungsmöglichkeiten gut bewältigen. Darüber hinaus wird der geschulte Fasten-Coach in besonderem Maße auf den eventuell reduzierten Aktivitätsgrad von Senioren eingehen.

Fasten für Schlanke ...

»Du hast es doch nicht nötig zu fasten.« Kennen Sie das? Dabei ist Fasten wahrlich keine Frage des Körperumfangs. Auch ein sehr schlanker Mensch kann einen sehr übersäuernden und ungesunden Lebensstil haben. Zudem fasten Schlanke häufig aus anderen Beweggründen. Da die Gewichtsabnahme für sie kein Thema ist, können sie sich voll und ganz auf den gesundheitlichen Gewinn und die positiven Nebenwirkungen des Fastens konzentrieren, wie das Entgiften, die Extrazeit für sich selbst oder das Plus an Sensibilität und Kreativität.

Sie brauchen sich auch keine Sorgen zu machen, dass Sie zu viel Gewicht verlieren. Erwiesenermaßen baut der Körper nur den überflüssigen Ballast ab und reguliert in der Folge die Gewichtszunahme wieder von ganz allein.

tipp

Fasten für Raucher

Viele Raucher befürchten im Vorfeld, dass sie in der Fastenwoche an Nikotinentzug leiden werden. Durch das ganzheitliche Ernährungstraining und den bewussten Umgang mit sich selbst bietet Fasten jedoch eine neuartige und individuelle Möglichkeit, sich erfolgreich mit dem eigenen Suchtverhalten auseinanderzusetzen. In der Fastenwoche machen Raucher einmal etwas ganz anderes; sie lösen die Bindung zwischen der Gewohnheit und ihrem zeitlich-örtlichen Rahmen. Das erklärt, warum die meisten Menschen in dieser Phase problemlos auf Suchtmittel wie Zigaretten, Alkohol und Kaffee verzichten können. Und vielleicht hält diese Fähigkeit ja auch weiter an.

... und Vollschlanke

Menschen mit einer kräftigen Grundkonstitution erhoffen sich vom Fasten vor allem eine Gewichtsreduktion. Doch gerade um Übergewicht nachhaltig zu reduzieren, ist es wichtig, sich mit den Ursachen für die überzähligen Kilos zu beschäftigen. Denn hochkalorische Lebensmittel und deren unreflektierter Genuss sind allzu oft nur Mittel zum Zweck; die Gründe für eine starke Gewichtszunahme liegen meist in der emotionalen Gewichtung des Essens. Da seelisches Empfinden und Essverhalten eng miteinander verknüpft sind, kann es hilfreich sein, den Stellenwert des Essens im persönlichen Umfeld zu überprüfen. Stellen Sie sich dazu folgende Fragen:

> Esse ich vor allem, wenn ich allein bin oder mich allein fühle?
> Stecke ich mir ständig zwischendurch und nebenbei etwas in den Mund?
> Zu welcher Tageszeit esse ich wie viel?
> Belohne ich mich manchmal mit Essen?
> Wie esse ich, wenn ich traurig, verletzt, verärgert bin?

Erst wenn Sie sich bewusst machen, bei welchen Gelegenheiten Sie zu viel essen, können Sie mit einem individuellen Ernährungstraining beginnen. Ebenso wird nur nach einer erfolgreichen Auseinandersetzung mit dem eigenen Essverhalten das positive Ergebnis einer Fastenwoche anhalten, lassen sich die Verhaltensmuster doch im anschließenden Alltag aufbrechen. Um dem frustrierenden Jo-Jo-Effekt und dem damit einhergehenden unaufhaltsamen Gewichtsanstieg ein Schnippchen zu schlagen, sind zudem gerade für Übergewichtige, die oft fasten, eine professionelle Betreuung und das motivierende Erlebnis in einer Fastengruppe wichtig.

Ein Wort noch zum Gewicht: Es steht außer Frage, dass starkes Übergewicht (Adipositas) viele Beschwerden und Krankheiten nach sich ziehen kann. Orientieren Sie sich bei der Suche nach Ihrem persönlichen Wohlfühlgewicht dennoch weniger an den oft viel zu dünnen Models in Hochglanzjournalen als an den starken Frauen und Männern in Ihrer Umgebung. Spüren Sie in sich, bei welchem Gewicht Sie sich gut fühlen und Ihre Persönlichkeit optimal zur Geltung kommt.

Fasten und Sexualität

Das Fasten mit dem Partner oder der Partnerin kann eine großartige und inspirierende Erfahrung sein. Die Konzentration auf ein gemeinsames Ziel und der daraus resultierende kommunikative Austausch entfachen häufig ein neues Feuer in der Beziehung: Sie werden empfindsamer und verständnisvoller – und können die neuen Gefühlsregungen dafür einsetzen, gezielter auf die Wünsche des anderen einzugehen. Damit beide vom Fasten profitieren, ist es jedoch wichtig, den individuellen Freiraum des Einzelnen zu achten. Es ist eine gute Übung des gegenseitigen Respekts, bewusst die persönliche Entfaltung des anderen zuzulassen – auch die Phasen des Rückzugs. Im Gegenzug dazu lernt man, seinen eigenen Wünschen und Gefühlen Ausdruck zu verleihen.

Eine Fastenwoche muss genau geplant werden. Sollten Sie sich nicht gemeinsam in die Obhut eines erfahrenen Fasten-Coachs begeben, stellen Sie unbedingt im

Vorfeld sicher, dass die Aufgaben gerecht verteilt werden und jedem seine persönliche Fastenfreizeit zukommt.

Eine neue Qualität der Berührung

Das Fastenerlebnis verändert aber nicht nur das gegenseitige Verständnis, sondern auch die Sexualität: Weil das Energieniveau absinkt und die Innenschau zunimmt, kann sich Ihr Lustempfinden vermindern. Dennoch empfinden viele Paare das gemeinsame sexuelle Erlebnis in der Fastenzeit und danach besonders tief – sofern eine neue Qualität im Umgang miteinander erreicht wurde. Suchen Sie daher den Austausch und geben Sie sich den nötigen Raum in Form von Gespräch und Berührung. Auch abwechselnde Partner-

massagen lassen sich hervorragend zur Tiefenentspannung in den Fastenverlauf integrieren. Sie sind zugleich eine wunderbare Erweiterung Ihres Repertoires an Liebesbeweisen zueinander.

Fasten und Kinderwunsch

Es ist wissenschaftlich erwiesen, dass Fasten zu einer erhöhten Spermientätigkeit und -qualität führt. Ebenso sind Frauen nach der innerlichen Komplettreinigung empfängnisbereiter. Paare, deren Kinderwunsch bisher unerfüllt blieb, empfiehlt es sich daher, diesen Weg als Versuch zum Elternglück zu beschreiten. Alle anderen müssen sich in der Fastenzeit besonders intensiv mit dem Thema Empfängnisverhütung auseinandersetzen (siehe Seite 62).

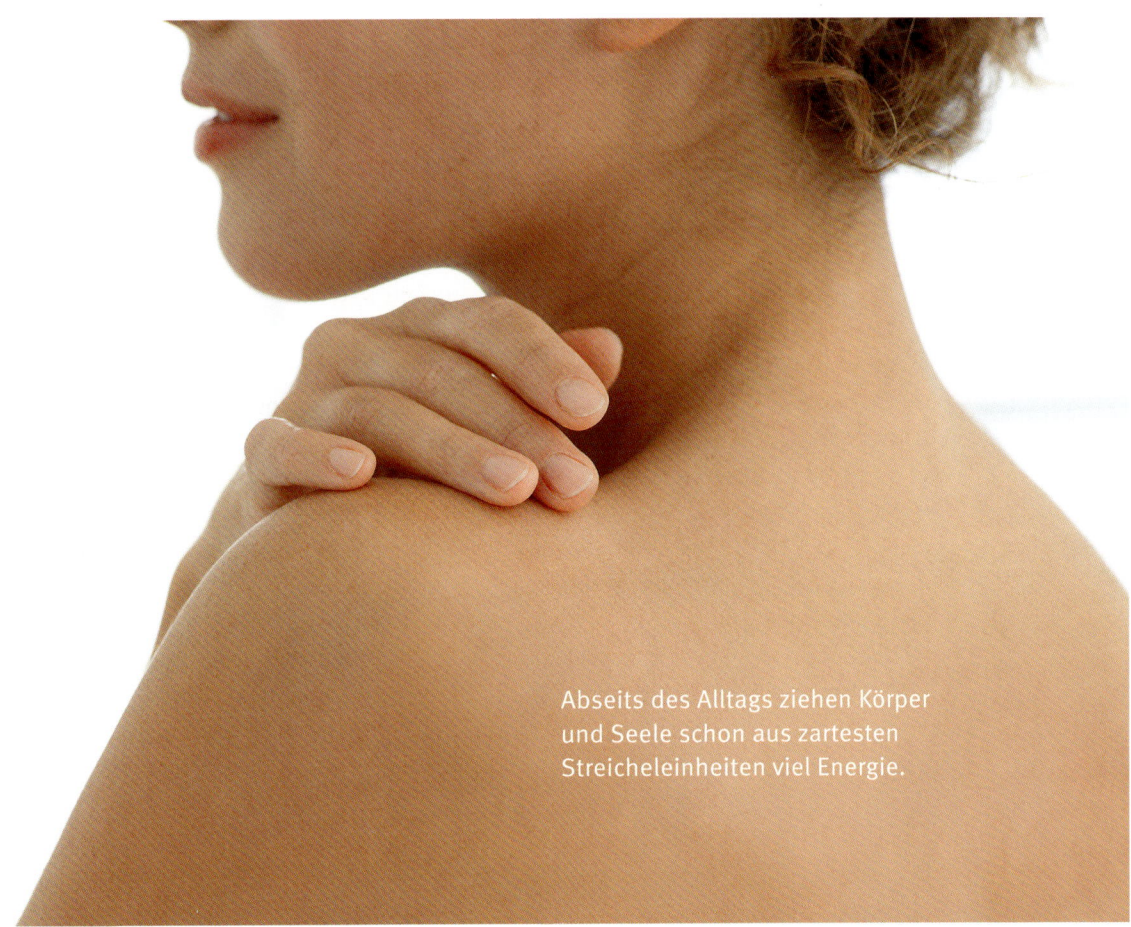

Abseits des Alltags ziehen Körper und Seele schon aus zartesten Streicheleinheiten viel Energie.

Fasten mit den Jahreszeiten

Natürlich ist es für den Erfolg Ihrer Fastenwoche wichtig, einen Zeitpunkt zu finden, an dem Sie sich relativ problemlos vorübergehend aus dem Alltag ausklinken können. Richten Sie sich bei der Gestaltung aber ruhig auch ein wenig nach der jeweiligen Jahreszeit. Welches Obst, welches Gemüse hat gerade Saison? Was hat die Natur an Besonderem zu bieten? Was könnte Ihr gutes Aussehen momentan fördern? Hier einige Vorschläge:

Fastentipps für den Frühling

> **Morgengang:** Nehmen Sie bei einem Spaziergang bewusst wahr, wie das erste saftige Grün aus der Erde bricht, wie die ersten Blätter knospen. Ziehen Sie die Luft tief ein: Riechen Sie den Frühling? Genießen Sie, dass nach einem langen Winter endlich wieder die Sonnenstrahlen wärmen.
> **Tischdekoration:** Kleine Sträußchen aus zartem Gras oder knospenden Zweigen, die Sie mit einem weißen Band umflechten
> **Frische Säfte:** Orange, Grapefruit, Mango, Karotte
> **Sensibilisierung der Sinne:** Schneeglöckchen suchen, den intensiven Geruch von Bärlauch einatmen, ein großes Osterfest mit der Familie feiern
> **Beauty-Tipp:** Basilikum-Gesichtsdampfbad

Das beruhigende Gesichtsdampfbad entgiftet Haut und Atemwege. Dazu kochen Sie eine Handvoll getrocknetes Basilikum mit einem Liter Wasser auf und lassen das Ganze zehn Minuten ziehen. In eine große Schüssel füllen und unter dem Handtuch etwa zehn Minuten den heißen Dampf inhalieren. Anschließend nicht ins Kalte gehen.

Fastentipps für den Sommer

> **Morgengang:** Tautreten im morgendlichen Gras; lauschen Sie dabei bewusst auf die Stimmen der Tierwelt, die zu dieser Jahreszeit schon früh unterwegs ist.
> **Tischdekoration:** Margaritenblüten, Sand und Muscheln vom Strand
> **Frische Säfte:** Erdbeere, Aprikose, Pfirsich, Melone, Tomate
> **Sensibilisierung der Sinne:** Ein erfrischendes Bad in einem See oder sanft fließenden Bach, bei der Sonnwendfeier um ein Feuer tanzen
> **Beauty-Tipps:** Erfrischende Gurkenmaske und Fruchtsäure-Haarspülung

Für die Gesichtsmaske verrühren Sie zwei Esslöffel frisch gepressten Gurkensaft mit einem halben Becher Naturjoghurt und etwas Weizenvollkornmehl zu einem sämigen Brei. Tragen Sie diesen dick auf das gereinigte Gesicht auf. Während die Maske trocknet, legen

Sie sich etwa 30 Minuten entspannt aufs Sofa und genießen das Nichtstun. Danach spülen Sie die Maske mit lauwarmem Wasser ab und tupfen die Haut sanft trocken. Für die Haarspülung drei Esslöffel Apfelessig mit einem halben Liter kaltem Wasser verrühren und nach dem Haarewaschen als letzten Spülgang über das Haar gießen; nicht auswaschen. Die Spülung wirkt kühlend und fördert die Durchblutung der Kopfhaut.

Fastentipps für den Herbst

> **Morgengang:** Gehen Sie im Wald oder Stadtpark spazieren und lassen Sie dabei die herbstlichen Blätter unter Ihren Füßen herrlich rascheln.
> **Tischdekoration:** Buntes Herbstlaub, Kastanien
> **Frische Säfte:** Traube, Birne, Hollunder, Sellerie
> **Sensibilisierung der Sinne:** Wandervögel bei ihrem Abflug in den Süden beobachten, ein Erntedankfest besuchen
> **Beauty-Tipps:** Belebendes Rosmarinfußbad und Rosmarinhaarspülung

Für das Fußbad eine Handvoll getrockneten Rosmarin mit einem Viertelliter heißem Wasser übergießen. 15 Minuten ziehen lassen und in eine Schüssel warmes Wasser geben. Wirkt auch geruchsbindend.

Für die Haarspülung vier bis fünf Esslöffel Rosmarinnadeln 20 Minuten in einem halben Liter schwach siedendem Wasser ziehen lassen; abseihen und etwas abkühlen lassen. Nach dem Haarewaschen als letzten Spülgang langsam über das Haar rinnen lassen; nicht auswaschen. Intensiviert bei rotem, brünetten und schwarzem Haar die Farbe (nicht bei blonden Haaren anwenden) und reguliert fettiges Haar.

Fastentipps für den Winter

> **Morgengang:** Nutzen Sie die Jahreszeit für einen Kaltreiz im Schnee (barfuß im Schnee laufen).
> **Tischdekoration:** Steine, Flechten und Rinde aus dem Wald, Rosinen und Orangenschalen mit Duftlämpchen
> **Frische Säfte:** Apfel, Mandarine, Ananas, Rote Bete, Sauerkraut
> **Sensibilisierung der Sinne:** Eine fröhliche Eislaufpartie, zwischen den Schneeflocken tollen, Aufwärmen in der dampfenden Sauna, das Neujahrskonzert mit anderen Ohren hören
> **Beauty-Tipp:** Karottenpackung

Vermischen Sie ein Eigelb mit etwas frischem Karottensaft. Geben Sie dann nach und nach so viel Olivenöl zu, bis die Mischung eine cremige Konsistenz hat. Auf Gesicht und Hals verteilen und nach etwa 30 Minuten Ruhe mit warmem Wasser wieder abwaschen. Wirkt besonders nährend bei trockener, strapazierter (Winter-)Haut.

Special

Basiswissen Fasten

JEDE FASTENWOCHE setzt sich aus drei Bestandteilen zusammen: Einem Entlastungstag folgen fünf strenge Fastentage; daran anschließend wird das Fasten mit zwei Aufbautagen gebrochen. Keiner dieser Teile darf vernachlässigt werden.

Der Erfolg Ihrer persönlichen Fastenzeit wird sich umso deutlicher zeigen, je mehr Zeit Sie sich im Vorfeld für die Einstimmung auf das Fasten nehmen. Ein einzelner Entlastungstag stellt dabei das absolute Minimum dar. Noch vorteilhafter wird es sich auswirken, wenn Sie bereits eine Woche vor dem Fastenstart einen Gang zurückschalten, gesünder essen, sich regelmäßig bewegen und vor allem viel Wasser und Tee trinken. Die Erfahrungen in Fastengruppen zeigen, dass so eine Vorbereitung auf die strengen Fastentage einen sehr sanften Übergang ohne nennenswerte Komplikationen bewirkt. Der Vorteil liegt auf der Hand: Sie können die Erfahrung des Fastens vom ersten Moment an genießen und sich ganz auf die von Ihnen gewünschte Veränderung konzentrieren.

Während der anschließenden »strengen« Fastentage verzichten Sie dann auf jegliche feste Nahrung und nehmen nur noch Flüssiges zu sich – Wasser, Tee, Suppe und Säfte. Ihr Körper greift so auf seine inneren Depots zurück und leitet einen Entgiftungsprozess ein; Sie werden dabei keinerlei Hungergefühl verspüren.

Aufbautage sind noch Fastentage, das übliche Fastentagesprogramm ist also unbedingt einzuhalten. Diese letzte Phase stellt jedoch bereits den schonenden Übergang vom Nicht-Essen zum Essen dar.

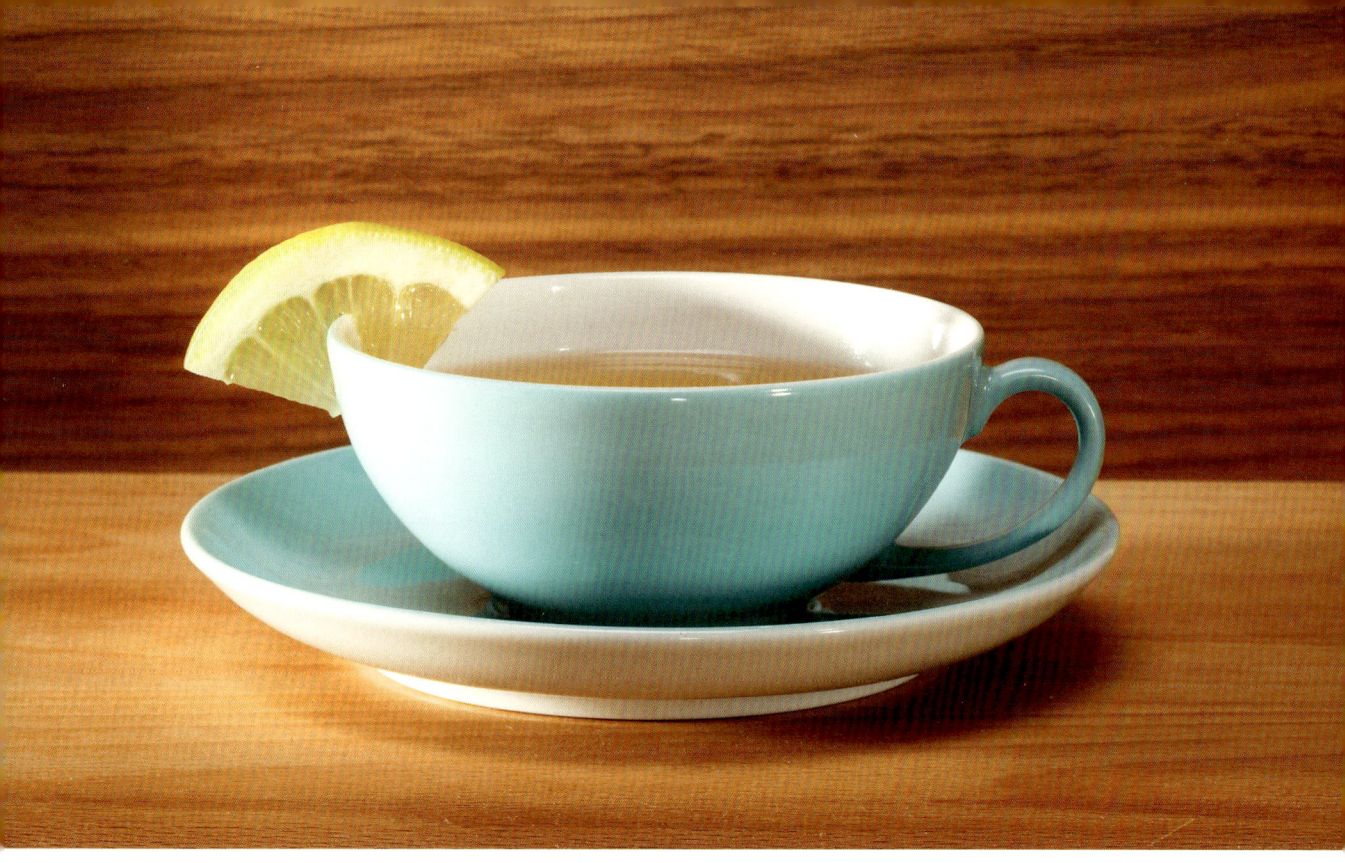

Gesundes Fasten

Fasten Sie präventiv, sind je nach Körpergewicht ein bis zwei Fastenwochen pro Jahr ausreichend. Absolute Fastenneulinge halten sich genau an das Programm der Fastenwoche (siehe Seite 79 ff.); sie sollten eine Fastendauer von acht Tagen (inklusive des Entlastungstags und der Aufbautage) nicht überschreiten. Bereits diese eine Woche bringt wissenschaftlich erwiesen alle gesundheitlichen Vorteile mit sich.

Fasten Sie mit dem Ziel der Gewichtskontrolle, so können Sie ohne Bedenken im Zwei-Monats-Rhythmus eine Fastenwoche einlegen (sieben Wochen essen, eine Woche fasten). Übersehen Sie dabei jedoch nicht, dass eine Fastenwoche nur dann grundlegend erfolgreich war, wenn Sie zu einer Änderung des Lebensstils geführt hat. Je länger Sie auch danach an den Empfehlungen für einen gesunden Lebensstil festhalten (vitale Vollwertkost, Bewegung, Ruhepausen, sinnstiftende Betätigung), desto größer ist auch der Erfolg. Nehmen Sie aus jeder Fastenwoche einen neuen Impuls zur Veränderung mit.

Das Limit für ein unbetreutes Fasten sind zwei Wochen am Stück; und auch ein Fasten-Coach darf Sie rechtlich nur maximal 14 Tage beim Fasten begleiten. Im Rahmen einer Heilfastenkur bestimmt der betreuende Arzt gemeinsam mit Ihnen die optimale Dauer.

Fasten ist flüssige Nahrung

Während der fünf strengen Fastentage nehmen Sie nur flüssige Nahrung zu sich. Die Flüssigkeitszufuhr sollte dabei über den Tag verteilt drei Liter betragen und setzt sich zusammen aus: je einem Viertelliter Gemüsebrühe und mit Wasser verdünntem Obst- oder Gemüsesaft sowie reichlich Kräutertee, Leitungswasser oder stillem Mineralwasser in der von Ihnen bevorzugten mengenmäßigen Verteilung. Achten Sie neben der Qualität der Lebensmittel insbesondere auch auf die des Wassers; es stellt prozentual den größten Anteil Ihrer Flüssigkeitsmenge dar. Ein für den Fastenprozess gut verträgliches und optimal ausleitendes Mineralwasser sollte möglichst arm an Mineralien sein. Verzichten Sie wegen seines Säureanteils vor allem auf kohlensäurehaltiges Mineralwasser und auf Schwarztee, außerdem auf jegliche Art von aufbereiteten und gezuckerten Getränken – eine Empfehlung, die auch nach dem Fasten Sinn macht.

Nur vom Feinsten

Sie benötigen für Ihre Fastenwoche nur das Allerwenigste. Gönnen Sie sich dies jedoch in der allerbesten Qualität. Da eines der Ziele die Entgiftung des Organismus, also der Abtransport von Pestiziden, Medikamenten- und Lebensmittelrückständen, Konservierungs- und Farbstoffen darstellt, sollten alle beim Fasten verwendeten Lebensmittel aus biologischem Anbau stammen. Dies garantiert, dass die ausgeschiedenen Stoffe nicht schleichend

wieder zugeführt werden. »Luxus des Einfachen« bedeutet neben der Qualität aber auch, sich bewusst Zeit zum Genießen zu nehmen. Das erlaubt dem Gaumen, jede Geschmacksknospe zu aktivieren, die er für das Sinneserlebnis Essen braucht.

Vitaminmangel durch Fasten?

Fasten dauert nur eine begrenzte Zeit und normalerweise verfügt der Körper über ausreichende Vitaminreserven; er leidet also keinen Mangel. Durch Kräutertees, Gemüsebrühe, Fruchtsäfte und Zitrone führen Sie ihm außerdem zusätzlich Vitamine, Spurenelemente, Mineral- und Basenstoffe zu. Versuchen Sie, so wenig wie möglich in die Reparaturarbeit des Körpers einzugreifen, und verzichten Sie auf jede Art von Nahrungsergänzungsmitteln.

Wer hungert, fastet falsch!

Eine Frage, die jeder Fasten-Coach kennt: Was kann ich tun, wenn ich Hunger verspüre? Keine Sorge, im Normalfall handelt es sich bei diesem Gefühl eher um Appetit – und dagegen hilft schon ein großes Glas Wasser. Solange Sie beim Fasten nur Flüssiges zu sich nehmen, produziert der Körper nämlich keine Verdauungssäfte. Daher verspürt man auch keinen Hunger. Tritt beim Fasten ein Hungergefühl auf, ist dies ein Hinweis, dass der Darm nicht völlig leer ist. Die Empfehlung lautet: Trinken Sie noch mehr und schaffen Sie so schnell wie möglich mit einem Einlauf Abhilfe. Schon kurze Zeit danach ist das Hungergefühl vollkommen erloschen.

Trinktraining

Unser Körper besteht zum überwiegenden Teil aus Wasser. Um die Körperfunktionen gut zu unterstützen und alle Körpersäfte am Fließen zu halten, ist eine regelmäßige Flüssigkeitszufuhr lebensnotwendig. Im Alltag wird man allerdings oft abgelenkt und vergisst dadurch, regelmäßig zu trinken.

Nichts essen, nur trinken – so einfach lässt sich Fasten jedoch nicht auf einen Nenner bringen. Fasten stellt – neben anderen vorteilhaften Inhalten – vielmehr eine perfekt ausgeklügelte Trinkübung dar. Das Gefühl der neuen Frische, das Sie beim Fasten erfahren, lässt sich zum großen Teil auch auf das richtige Trinken zurückführen. Der positive Effekt des neu erlernten Trinkverhaltens kann auch im Alltag durch folgende Trinkempfehlungen bewahrt werden:

> Trinken Sie bereits beim Aufstehen ein großes Glas frisches Wasser; es wirkt wie eine Dusche von innen.
> Schaffen Sie in den eigenen vier Wänden einen Ort, der zum Trinken animiert; stellen Sie zum Beispiel einen plätschernden Zimmerbrunnen auf.
> Überlegen Sie, wann sich im Rahmen Ihrer Arbeitsabläufe am besten eine Trinkpause im Alltag einbauen lässt.
> Machen Sie es sich zur Angewohnheit, gleich morgens einen großen Krug Wasser auf den Schreibtisch zu stellen.
> Stellen Sie auf einem kleinen Tisch Wasserkrüge, -flaschen und Gläser bereit, an dem sich jeder bedienen kann – das hat sich zu Hause ebenso bewährt wie in der Firma.
> Nehmen Sie für unterwegs immer eine Flasche stilles Mineralwasser mit.
> Trinken Sie nach jeder Tasse Kaffee oder Schwarztee sowie nach jedem Softdrink ein Glas Wasser zum Ausgleich.

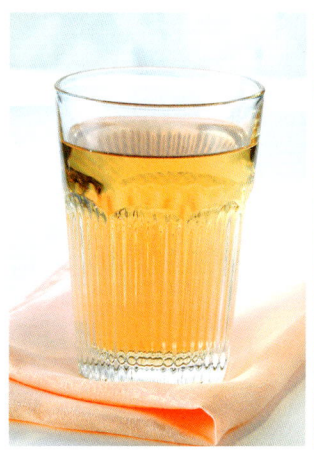 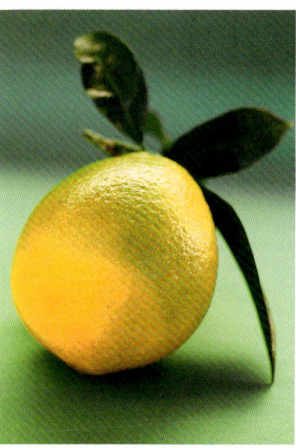 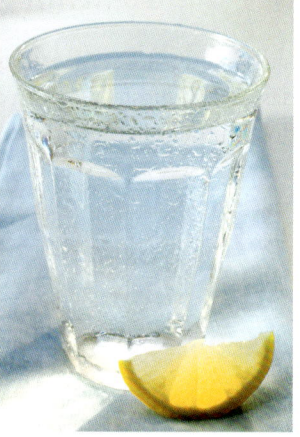

Special

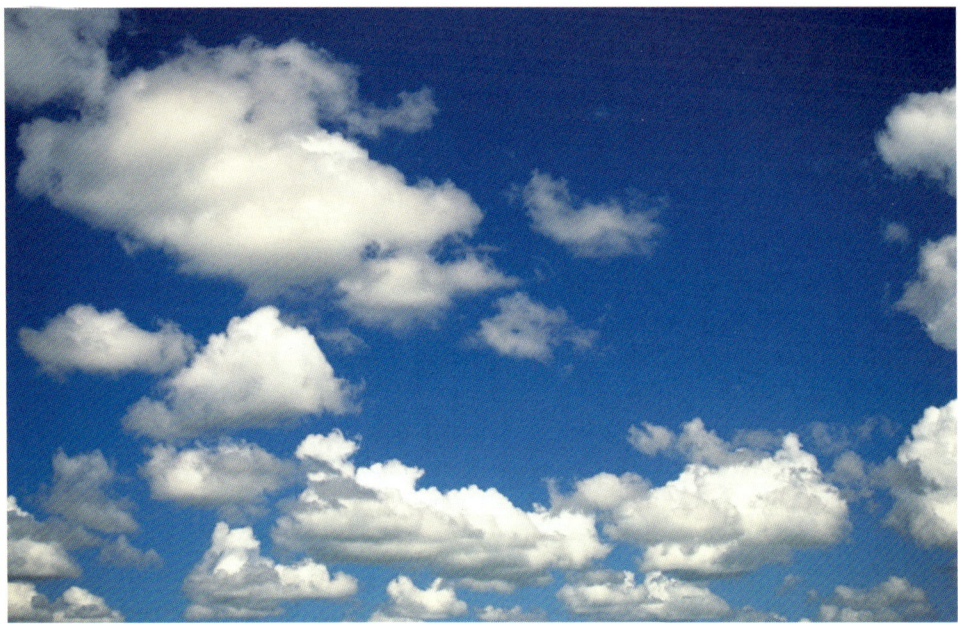

Tiefes Atmen befreit von Stoffwechselgiften, die sich in der Lunge gesammelt haben. Es schenkt zugleich auch innere Ruhe und fördert die Entspannnung.

Die Ausscheidung während des Fastens

Nicht alle Stoffe, die dem Körper durch die Nahrung oder die Luft zugeführt werden, kann er auch verwerten. Was er nicht nutzt, wird zunächst an verschiedene Stellen des Körpers abtransportiert, um später ausgeschieden zu werden. Neben den Nieren sind vor allem Lunge, Leber, Haut und Darm für den Ausscheidungsprozess verantwortlich. Sie sollten dabei, so gut es geht, unterstützt werden.

Die Lunge

Der durch die Entgiftung beim Fasten hervorgerufene Säureanstieg wird vornehmlich über die Nieren, in geringerem Ausmaß auch über die Lunge und die Haut kompensiert. Durch gezieltes Abatmen können Sie die Entgiftungsleistung der Lunge verbessern. Wann immer Sie sich in der Fastenwoche an der frischen Luft befinden, denken Sie deshalb daran, tief ein- und noch tiefer auszuatmen.

> *»Es ist gut, wenn uns **die verrinnende Zeit** nicht als etwas erscheint, das uns verbraucht oder zerstört, sondern als **etwas, das uns vollendet.**«*
>
> *Antoine de Saint-Exupéry*

Mundreinigung

Das intensive Abatmen bringt es mit sich, dass der beim Fasten typische Mundgeruch deutlicher wahrgenommen wird. Um Unwohlsein vorzubeugen, sollten Sie der Mundpflege daher besondere Aufmerksamkeit schenken. Verwenden Sie jedoch ausschließlich tensidfreie Zahnpasta und natürliche Mundspülungen. Reinigen Sie zudem täglich Ihre Zunge mit einem sogenannten Zungenschaber. Wer dazu noch regelmäßig an Zitronenspalten lutscht, sorgt für eine optimale Mundhygiene in der Fastenwoche.

Die Leber

Die Leber ist das größte und wichtigste Organ im menschlichen Stoffwechselprozess; auch im Rahmen des Fastens kommt ihrer Entgiftungsleistung daher eine zentrale Rolle zu. Eine Maßnahme zur Förderung der Entgiftungsvorgänge der Leber mit besonders intensiver Wirkung stellt der sogenannte Leberwickel dar. Er ist daher fester Bestandteil jedes Fastens.

Leberwickel

Da die Leber am besten bei einer Temperatur von 37 °C arbeitet, versucht man, ihre Entgiftungsleistung durch heiße Auflagen zu intensivieren. In der Fastenwoche wird daher täglich um die Mittagszeit ein Leberwickel gemacht; am besten legen Sie sich dabei ins Bett und genießen die Tiefenentspannnung. Verzichten Sie auf Lektüre oder Musik. Gönnen Sie sich stattdessen eine Runde Schlaf oder hängen Sie einfach Ihren Gedanken nach. Wie der Leberwickel genau funktioniert, erfahren Sie auf Seite 91 f.

Die Haut

Wie erfolgreich eine Fastenwoche war, lässt sich sehr gut am verbesserten Hautbild ablesen. Schließlich ist die Haut nach außen hin sichtbar, wodurch sich die Ausscheidungsleistung des Körpers hier sehr augenscheinlich beobachten lässt.
Um die Hautfunktionen während des Fastens zu unterstützen, bürsten Sie Ihren Körper täglich von Kopf bis Fuß mit einer

info

Fasten und Kosmetik

Viele Frauen fragen sich, welche Kosmetikprodukte sie beim Fasten verwenden sollten. Die Antwort ist sehr einfach: keine. Versuchen Sie, zumindest während der strengen Fastentage vollkommen auf Kosmetika, insbesondere auf dekorative Kosmetik zu verzichten. Lediglich nach den Körperbürstungen sind zur Pflege der Haut hochwertige Körperöle erlaubt. Vergewissern Sie sich dabei jedoch immer, ob es sich tatsächlich um ökologisch-biologische Naturprodukte handelt. Der Grund für den Verzicht: Als eines der wichtigen Entgiftungsorgane ist die Haut intensiv in den Ausscheidungsprozess eingebunden. Kosmetische Produkte greifen von außen ein und stören diese Selbstregulierung. Darüber hinaus ist ein Beitrag zum Loslassen schon dann geschafft, wenn Sie sich bei einem Blick in den Spiegel auch ohne Kosmetik gefallen.

Sisalbürste oder einem Luffahandschuh ab – am besten morgens beim Duschen. So entfernen Sie alte, abgestorbene Hautpartikel, die Haut wird gut durchblutet.

Wenn Sie zu denjenigen Menschen zählen, die beim Fasten verstärkt schwitzen, hilft es, mehrmals am Tag kurz zu duschen und bevorzugt Kleidung aus Naturfasern zu tragen und diese öfter zu wechseln.

Der Darm

Das bekannteste Ausscheidungsorgan ist der Darm; seine gesamte Fläche (Wände, Falten und Zotten) entspricht der eines Fußballfeldes. Um die Arbeit des Darms während des Fastens zu unterstützen, haben sich Einläufe bestens bewährt.

Der Einlauf

Bei einem Einlauf wird der Dickdarm mithilfe eines speziellen Geräts, des Irrigators (erhältlich in Apotheke oder Sanitätshaus),

mit lauwarmem Wasser gespült; dabei werden Stoffwechselendprodukte sehr sanft aus dem Darm hinaustransportiert. Auch wenn das zunächst etwas kompliziert klingt: Die Behandlung können Sie problemlos selbst durchführen; sie sollte während der strengen Fastentage sogar täglich praktiziert werden. Wenn Sie auf die unterstützende Darmreinigung verzichten, kommt es mit großer Wahrscheinlichkeit zu einer Rückvergiftung. Die typischen Anzeichen dafür sind Kopfschmerzen, Übelkeit und Rastlosigkeit. Ein weiterer Vorteil des Einlaufs: Hungergefühle lassen sich damit schnell und effektiv beseitigen (siehe Seite 58).

Wie Sie genau vorgehen, wenn Sie einen Einlauf machen wollen, erfahren Sie auf Seite 103.

Das Glaubern

Zum Fastenbeginn leitet ein Trunk mit Glaubersalz (aus der Apotheke) die Ausscheidung ein. Die Salzlösung entzieht dem Darm Flüssigkeit und ruft auf diese Weise innerhalb kürzester Zeit einen künstlichen Durchfall hervor. Wie mit einem Paukenschlag leert sich der Darm innerhalb der nächsten Stunden mehrmals und wird somit frei für weitere Ausscheidungen während des sich anschließenden Fastens. Der Geschmack des Glaubersalzes ist zwar durchaus gewöhnungsbedürftig. Wenn Sie dazu aber ausreichend Pfefferminztee trinken und Zitronen auslutschen, fällt die Prozedur sehr viel leichter.

Was Sie bei der Einnahme von Glaubersalz darüber hinaus noch beachten müssen, erfahren Sie auf Seite 93.

wichtig

Fasten und Verhütung

Frauen, die mit der Antibabypille verhüten, müssen den Einnahmezeitpunkt am Tag des Glauberns eventuell verschieben; um die Aufnahme der Wirkstoffe sicherzustellen, dürfen Sie die Pille erst mindestens drei Stunden nach Einnahme des Glaubersalzes schlucken. Ganz auf Nummer sicher gehen Sie, wenn Sie in dem Monat, in dem Sie Ihre persönliche Fastenzeit angesetzt haben, neben dem hormonellen Verhütungsmittel eine weitere Form der Verhütung ergänzen.

Bewegung und Entspannung

Regelmäßige Bewegung ist im Rahmen des Fastengeschehens unverzichtbar, da sie die Stoffwechselaktivität fördert und den Kreislauf aktiviert. Die wirkungsvollsten Sportarten sind dabei jene, die körperliches und seelisches Erleben im ganzheitlichen Verbund fördern. Nicht geeignet dagegen ist Leistungssport, bei dem Sie an Ihre Grenzen gehen; doch auch hier kommt es auf die individuelle Konstitution an. Sind Sie es gewöhnt, täglich zu joggen, können Sie das auch in der Fastenwoche tun, sofern Sie wie bei allen Aktivitäten besonders in sich hineinspüren.

info

Niedriger Blutdruck

Auch wer unter einem niedrigen Blutdruck leidet und wem schnell schwindelig wird, wenn er wenig isst, darf fasten. Mittelfristig lässt sich der Blutdruck dadurch sogar ausgleichen. Trotzdem müssen Betroffene mit einem Blutdruck unter 100/60 mmHg während der ersten Fastenerfahrung mit Kreislaufschwäche oder Konzentrationsstörungen rechnen. Wichtig zur Stabilisierung sind dann folgende Maßnahmen: Verzichten Sie nie auf aktives Erwachen und Kneippen gleich am Morgen (siehe Seite 89 f. und 100 f.). Nehmen Sie in der Frühe und nach dem Leberwickel am Mittag je einen Teelöffel Honig und/oder eine Tasse milden Schwarztee zu sich. Auch körperliche Aktivität hilft; doch überfordern Sie Ihren Körper nicht.

Immer schön langsam

Unter normalen Bedingungen speichert der Körper den überschüssigen Blutzucker aus der Nahrung (Glykogen) in Leber und Muskeln. Diese Glykogendepots dienen als Energiereserven für spontane oder extreme körperliche und geistige Leistungen. Da die Speicher jedoch nur eine beschränkte Kapazität haben, sind sie bereits 24 Stunden nach dem Fastenstart geleert; die Energiereserven für Sprints oder plötzliche Hochleistung sind verbraucht. Als fastenbegleitende Sportarten passen daher ruhige Bewegungsformen, die auf die Ausdauer setzen. Ein flotter Spaziergang an der frischen Luft pro Tag ist ein absolutes Muss. Darüber hinaus eignen sich sanfte Sportarten wie Schwimmen, Radfahren, Wandern, (Nordic) Walking, Golf, Langlaufen oder Schlittschuhfahren.

In der Ruhe liegt die Kraft

Aber nicht nur für Aktivität, auch für ausreichend Entspannung muss beim Fasten Platz sein. Da trifft es sich gut, dass zahlreiche sanfte Bewegungsarten wie Yoga, Qi Gong und Streching Erholung gleich miteinschließen. Die intensivsten Momente der Entspannung bieten sich jedoch durch den Morgenspaziergang, den Leberwickel (siehe Seite 91 f.), einen ruhigen Abend und ausreichend Schlaf. Ganz wichtig: Versuchen Sie, nicht nur körperlich zu entspannen, sondern machen Sie auch Ihren Kopf frei und lassen Sie seelisch los.

Fastentagebuch oder Fastenprotokoll

Ab jetzt wird alles anders. Sie werden in der Fastenwoche zu einer neuen Natürlichkeit zurückfinden, die im Alltag vielleicht verloren gegangen ist. Wie geht es Ihnen mit diesem wiederentdeckten Erfahrungsschatz? Regt Sie das Kneippen am Morgen an? Können Sie zur Mittagszeit gut schlafen, während der Leberwickel wirkt? Wie sehr vermissen Sie ein ganzes Menü auf dem Fastenspeiseplan? Wie sehr fürchten Sie den Einlauf?

Seien Sie ehrlich zu sich. Möglicherweise dürfen Sie gegenüber Dritten, die nicht fasten, nicht alle Ihre Gefühle und Wahrnehmungen preisgeben. In Ihrem Fastenprotokoll oder Fastentagebuch dürfen Sie es. Es ist Ihre innere Stimme, die sich regt und die Zeichen für eine neue Entwicklung vorgibt.

Das Formular für ein Fastenprotokoll auf Seite 65 dient Ihnen als Vorlage. Es beinhaltet viele wichtige Parameter und regt zur Selbstbeobachtung an. Vielleicht möchten Sie Ihr Fastenerlebnis aber auch lieber in einem ganz persönlichen Fastentagebuch festhalten. Welche Form der Aufzeichnung Sie auch wählen: Es wird spannend sein, sich daraus auch für den Alltag danach Impulse zu holen.

Die eigene Entwicklung nachvollziehen

Ab dem Moment, in dem Sie sich entscheiden zu fasten, schlagen Sie eine neue Richtung ein. Vielleicht werden Sie in Zukunft mehr Sport treiben, gesünder essen und mehr Zeit für sich selbst finden? Um diesen positiven Prozess zu unterstützen hilft es, dann und wann auch nach dem Fasten in den eigenen Aufzeichnungen zu blättern und sich auf die innere Stimme rückzubesinnen.

Vergleichsmomente

Sie planen, regelmäßig zu fasten? Dann werden Sie beim Vergleich Ihrer Aufzeichnungen eine Entwicklung erkennen: Wie dringend ist Ihr Bedürfnis nach Honig beim nächsten oder übernächsten Mal? Wie sehr halten Sie nach wiederholtem Fasten noch an alten Gewohnheiten fest? Wie steht es um Ihre Neugier? Inwiefern lassen Sie neue Erfahrungen zu? Wie steht es um Ihre Gelassenheit? Schriftliche Notizen machen deutlich, wie sich Äußeres relativiert und sich Ihre Wahrnehmung immer stärker nach innen kehrt.

tipp

Befreite Gedanken

Noch ein kurzer Tipp zum Tagebuchschreiben: Wann immer Sie negative Gedanken, Ängste und Sorgen – mit einem Wort: alles, was Sie sehr bewegt – auf Papier festhalten, lassen Sie es los. Sie befreien sich zumindest für den Moment davon und können Ihre Energie auf Neues richten. Oft ist die schriftliche Beschäftigung mit einem Problem bereits der erste Lösungsansatz. In jedem Fall aber führt sie zu einem Gefühl der inneren Ruhe und Harmonie.

Vorlage für das Fastenprotokoll

	Datum	Gewicht	Stimmung und Befinden	Bewegung und Entspannung: aktives Erwachen, Kneippen, Bürsten, Leberwickel, Sport, Massage	Beschwerden	Träume	Aha-Erlebnisse / neue Erkenntnisse	Ausscheidung: Glaubern Einlauf Stuhl/Urin
Entlastungstag								
1. Fastentag								
2. Fastentag								
3. Fastentag								
4. Fastentag								
5. Fastentag								
1. Aufbautag								
2. Aufbautag								

Fastenkrisen und Fastenflauten

JEDES FASTEN ist mit körperlichen und seelischen Umstellungen verbunden. Denn da Sie Ihrem Körper keine Nahrung mehr zuführen, muss er die nötige Energie aus seinen inneren Depots beziehen. Dabei kommt es zu intensiven Reinigungsvorgängen, bei denen eine Vielzahl von Giften ausgeschieden werden. Hinzu kommt, dass der gewohnte, psychische Halt durch Lebens- und Genussmittel fehlt. Typische Symptome für die daraus resultierenden Fastenkrisen sind Kopf- und Gliederschmerzen, das Wiederauftreten alter Leiden (durch kreisende Ausscheidungsprodukte), psychische Abgeschlagenheit und Leistungstiefs. Doch was auch immer Sie erleben, denken Sie daran: Fastenkrisen haben einen tieferen Sinn. Der bekannte Fastenarzt Dr. Hellmut Lützner beschreibt sie gar als »Heilkrisen«. Haben die im Organismus kreisenden Giftstoffe den Körper nämlich endgültig verlassen, ist die Fastenkrise im Nu vorüber. Haben weder Körper noch Seele eine »Heilung« nötig, werden Sie auch in keine Krise fallen. Wenn doch, deuten Sie es als höchst positives Alarmzeichen.

Sollten die Symptome einer Fastenkrise trotz aller Maßnahmen andauern, helfen:

> Trinken, trinken, trinken
> Förderung der Ausscheidung durch einen Einlauf
> Bewegung an der frischen Luft

Fast immer lässt sich dadurch eine Linderung der Beschwerden erreichen. Halten Sie sich nochmals vor Augen: Fastenkrisen sind Zeichen des Aufbruchs, der Regeneration, des Wiederheilwerdens.

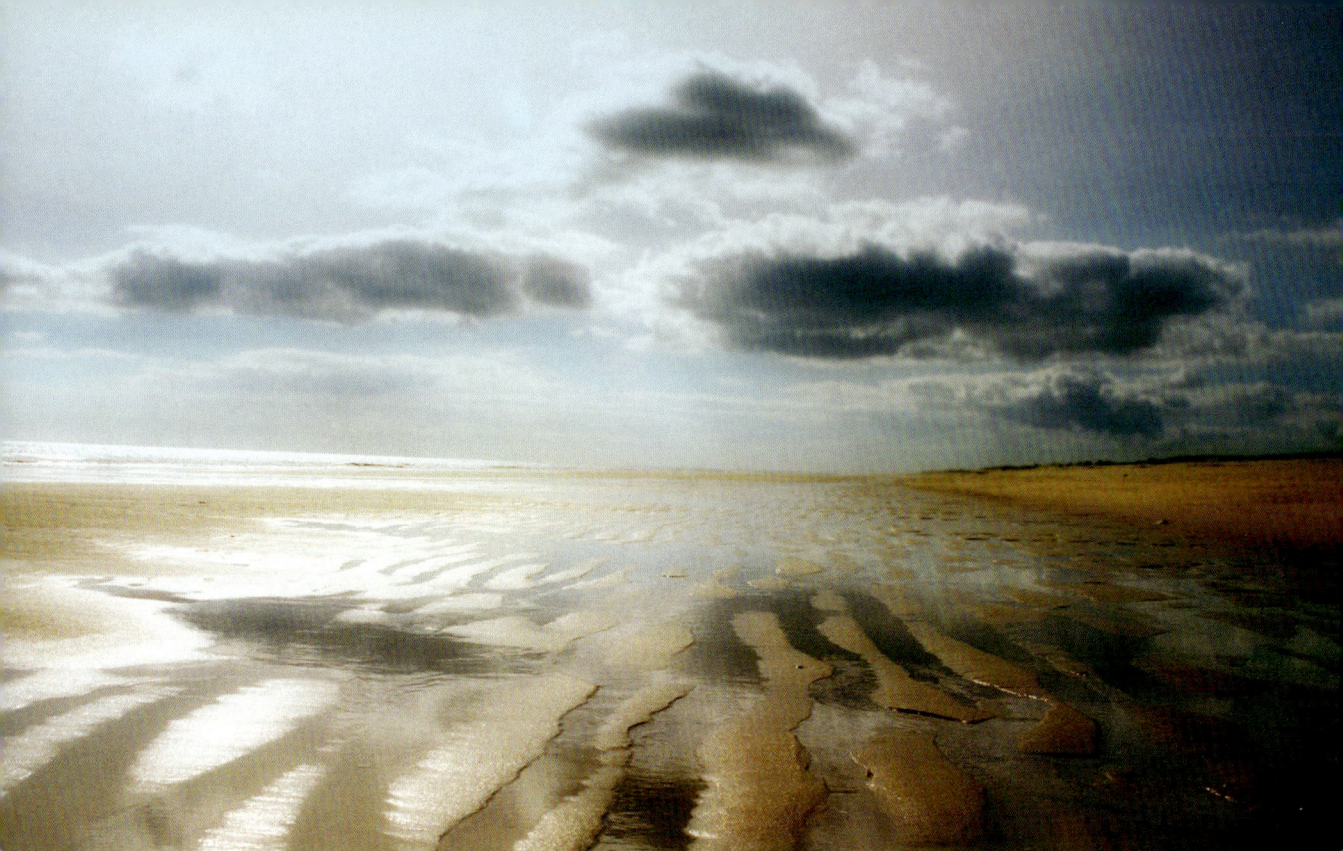

Hilfen fürs Durchhalten

Wenn Sie schon einmal gefastet haben, wissen Sie, dass immer wieder einmal auch kleinere Flauten auftreten: Die einen fühlen sich schlapp und haben einen schwachen Kreislauf, andere sind rastlos und gereizt. Wieder andere hegen Zweifel und brauchen Bestärkung, damit sie das Fasten bis zum Ende durchhalten. Im Idealfall können Sie sich bei solchen Fastenflauten an Ihren Fasten-Coach wenden.

Darüber hinaus ist es in solchen Momenten auf jeden Fall hilfreich, sich erst einmal viel Ruhe zu gönnen und die Entgiftungswirkung als Prozess des Loslassens durch einen Leberwickel und/oder einen Einlauf zu unterstützen (siehe Seite 91 f.)

und 102 f.). Nützen Sie die Zeit auch, um sich geistige Klarheit zu verschaffen. Werfen Sie nochmals einen Blick auf Ihre Notizen: Was sind Ihre persönlichen Ziele, Wünsche, Erwartungen? Lassen Sie sich davon motivieren. Sie können zudem schon im Vorfeld einiges tun, um Stolpersteine in der Fastenwoche zu umgehen:

> Legen Sie besonderes Augenmerk auf einen schonenden, langsamen Übergang zum Fasten. Ein üppiges letztes Mahl erschwert den Fastenbeginn sehr.

> Machen Sie sich frei von Terminen und Verpflichtungen, schaffen Sie Zeit für sich selbst. Lassen Sie los und gehen Sie entspannt und freudig ans Fasten.

Stimmungen als Spiegelbilder im Fastenerleben

Wie körperliche Altlasten können beim Fasten auch alte, schon lang überwunden geglaubte Gefühle plötzlich wieder an die Oberfläche kommen. Im Alltag werden sie verdrängt und man findet nicht die nötige Zeit oder Kraft, sich ihnen zu stellen. Sie verbergen sich dann im Unterbewussten, bis man sich irgendwann erlaubt, sich daran zu erinnern.

Es ist von höchstem Wert für Ihr seelisches Gleichgewicht, diesen Emotionen, die durch Fasten an die Oberfläche kommen, freien Lauf zu lassen: Lassen Sie Trauer und Tränen zu, sie sind Teil des Heilungs- und Reinigungsprozesses. Gestatten Sie sich jedoch im gleichen Maße auch Höhenflüge und Freudensprünge, wenn Ihnen danach ist, zum Beispiel während der täglichen Spaziergänge. Schließlich müssen auch positive Emotionen im Alltag viel zu oft unter dem Deckmantel der Seriosität versteckt werden.

Schlaflosigkeit und Träume

Schlafstörungen können ein Zeichen dafür sein, dass Sie innerlich bewegt und aufgerührt sind – und deshalb nicht zur Ruhe kommen. Bevor Sie zu den sanften Mitteln der Fastenapotheke greifen (siehe Seite 69 ff.), beschäftigen Sie sich erst einmal bewusst mit den Gedanken, die Ihnen im Kopf herumschwirren. Legen Sie sich vor dem Ruhen immer ein Blatt Papier und einen Stift zurecht; schreiben Sie Ihre Gedanken nieder, wenn die Stimmen im Kopf keine Ruhe geben wollen. Was zu Papier gebracht wurde, hat seinen neuen Platz gefunden und quält Sie nicht mehr. Und unter Umständen finden Sie schon beim Aufschreiben ganz neue Einsichten und Lösungen für die Probleme. Probieren Sie es aus!

Auch Träume sind während des Fastenprozesses oft sehr intensiv. Lassen Sie sich davon weder erschrecken noch beirren; die nächtlichen Bilder deuten häufig auf besonders gut verdrängte Gefühle und tief verborgene Wünsche hin, die aufgrund sozial-gesellschaftlicher Zwänge oder eigener strenger Reglementierung nicht ausgelebt werden dürfen.

Ganz wichtig: Gönnen Sie sich in der Fastenwoche ausreichend Muße, Ihren Tagträumen nachzuhängen. Wann haben Sie sonst so viel Zeit dazu?

»Warte, bis du in dich selber blickst –
Erkenne, was dort wächst. O Suchender.
Ein Blatt in diesem Garten
bedeutet mehr als alle Blätter,
die im Paradies du findest!«

Dschalal ad-Din Muhammad Rumi

Griff in die Fasten-Notfallapotheke

Wenn Sie eine Fastenwoche für Gesunde (präventives Fasten) planen, benötigen Sie dazu üblicherweise keine Medikamente. Schließlich stärkt und heilt die einsetzende körperliche und psychische Regeneration sowohl Ihren Körper als auch Ihre Seele. Sollten dennoch wider Erwarten fastenbegleitende Beschwerden auftreten, können die folgenden einfachen Maßnahmen und Mittel meist rasch helfen.

Hilfe aus der Natur und der Homöopathie

Die Naturheilkunde bietet ein Spektrum an Heilpflanzen und anderen Mitteln, mit denen Sie Ihr persönliches Wohlbefinden auf sanfte Art wiederherstellen können.

Das hilft bei Blähungen

> Kümmel-, Fenchel-, Anis-, Wermuttee
> Prießnitz-Leibauflage; einen Waschlappen in kaltes Wasser tauchen und auswringen. Auf die schmerzende Stelle (Bauch oder Magen) legen, ein trockenes Handtuch darüber geben. Anschließend noch einmal ein großes Handtuch um den Leib wickeln und ruhen. Nach kurzer Zeit wird die Auflage wohlig warm.

Linderung bei Kopf-, Rücken- oder Gliederschmerzen

> Darmentleerung mittels Einlauf
> Viel trinken (ist der Urin hell?)
> Maisgriffel-, Zinnkraut-, Melissen- oder Pfefferminztee

> Bewegung im Freien; tief einatmen in der frischen Luft
> Warme oder kalte Kompressen (testen Sie aus, was Sie selbst eher als schmerzlindernd empfinden)
> Minzöl einatmen oder ein MSM-haltiges Gelenkgel (aus der Apotheke) auf die schmerzhaften Stellen auftragen
> Ansteigendes, heißes Fußbad: Lassen Sie dazu warmes Wasser in eine Wanne laufen; setzen Sie sich bequem hin und stellen Sie die Füße ins Wasser. Gießen Sie dann im Minutentakt insgesamt etwa fünf Minuten lang immer wieder heißes Wasser zu – so heiß, dass Sie es gerade noch aushalten. Dann die Füße kurz kalt abbrausen, abtrocknen, dicke Wollsocken überstreifen und ab ins Bett.

Gegen Krämpfe

> Kalzium-Brausetabletten
> Magnesium-Brausetabletten
> Cuprum aceticum D4 (alle zwei Stunden eine Tablette)
> Einige Teelöffel Buttermilch oder Molke

Kribbeln in den Lippen und Fingerspitzen, Krampfneigung

> Kalzium-Brausetabletten
> Magnesium-Brausetabletten
> Einige Teelöffel Buttermilch oder Molke

Bei Magenschmerzen

> Zwei- bis dreimal täglich einen Teelöffel feine Heilerde in einem halben Glas Wasser oder Tee verrühren und schluckweise trinken.

- Kamillen-, Wermut- oder Melissentee
- Zwei Esslöffel mit Wasser verdünnter Kartoffelsaft
- Prüfen Sie die Verträglichkeit der Säfte; die Zugabe von etwas Leinsamen dämpft Fruchtsäure; notfalls auf weniger säurehaltige Gemüsesäfte umsteigen
- Prießnitz-Leibauflage (siehe Seite 69, Stichwort »Blähungen«)

Gegen Mundgeruch

- Zunge abbürsten, Mund ausspülen
- Zitrone lutschen
- Einen Teelöffel feine Heilerde im Mund schwenken, ausspülen

Bei Muskelschwäche, Kraftlosigkeit

- Kalium-Brausetablette
- Aprikosensaft

Bei Schlafstörungen

- Baldrian-, Wermut-, Zitronenmelissen-, Kamillen- oder Lavendeltee
- Kalte Teilwaschungen mit dem Waschlappen (nicht duschen!); nach dem Ab-

trocknen sofort ins Bett und mit einer warmen Decke zudecken
- Warme Füße

Stärkend bei Schwächezuständen, Flauheit und Schwindel

- Ginseng-, Wermut- oder Enziantee
- Ein Teelöffel Honig
- Veratrum album D3 – einmalig fünf Tropfen
- Füße hochlagern
- Frische Luft

Schüßler-Salze gegen Fasten-Wehwehchen

Bereits vor mehr als 100 Jahren entdeckte der Oldenburger Arzt Dr. Wilhelm Heinrich Schüßler (1821–1898), dass nahezu jede Krankheit auf einer Störung im Mineralstoffhaushalt der Zellen beruht. Im Lauf seiner Studien stieß er auf die starke Heilkraft der Mineralsalze und entwickelte so die nach ihm benannten zwölf heilenden Schüßler-Salze. Seine Nachfolger er-

wichtig

Plötzlich auftretende Krankheiten

Sie leiden kurz vor oder genau zum Fastenbeginn plötzlich unter einer Erkältung, unter Kopfschmerzen, Fieber oder Ähnlichem? Bleiben Sie Ihrem Vorsatz treu und setzen Sie Ihr Fastenvorhaben trotzdem um. Da der Start einer Krankheit oft mit Appetitlosigkeit einhergeht, ist Fasten geradezu die logische Konsequenz, um den Gesundungsprozess des Körpers zu unterstützen. Der beim Fasten sofort einsetzende Ausleitungsprozess wird den Heilungsprozess zusätzlich beschleunigen. Nutzen Sie zudem das plötzliche Auftreten einer Krankheit zur Innenschau: Wollen Sie der Konfrontation mit sich selbst ausweichen, indem Sie krank werden?

Wenn Sie während des Fastens krank werden und einer begleitenden medikamentösen Behandlung bedürfen, wenden Sie sich umgehend an einen fastenerfahrenen Arzt. Er kann entscheiden, wie Sie weiter vorgehen sollten.

gänzten diese später um zwölf weitere Mineralsalze (»Ergänzungsmittel«).

Dr. Schüßler fand heraus, dass die Verteilung wie auch die Verwertung bestimmter Mineralsalze im Körper bei verschiedenen Erkrankungen verändert ist. Er hatte zudem erforscht, dass in den verschiedenen Organen und Geweben des Körpers jeweils eine unterschiedliche Zusammensetzung der Mineralsalze vorherrscht. Eine Verteilungsstörung der Stoffe im Gewebe liefert einen guten Nährboden für Krankheiten und Beschwerden. Dabei liegt diesen Verteilungsstörungen meist gar kein Mangel bei der Ernährung zugrunde; vielmehr ist die Ursache dafür die Nichtverwertbarkeit der jeweiligen Mineralsalze.

Bei der Behandlung mit Schüßler-Salzen handelt es sich keineswegs um eine reine Substitutionstherapie, die fehlende Stoffe ersetzt; der tägliche Bedarf an Mineralstoffen lässt sich mit Schüßler-Salzen auch gar nicht decken. Vielmehr stellen diese Mineralsalze einen Reiz (Information) für den Organismus dar. Sie regulieren den Mineralstoffhaushalt der Zellen und stellen so wieder ein gesundes Gleichgewicht her. Auf diese Weise können verschiedene Beschwerden wirkungsvoll und weitgehend risikofrei behandelt werden.

Auch bei mancher Beschwerde während des Fastens kann die Behandlung mit Schüßler-Salzen hilfreich sein. Greifen Sie jedoch nur im äußersten Notfall zu Hilfsmitteln von außen und lassen Sie Ihrem Körper zunächst Zeit, selbst regulierend aktiv zu werden. Versuchen Sie es also zunächst mit den Empfehlungen von Seite 66: Trinken Sie viel, machen Sie einen Einlauf und bewegen Sie sich.

Wenn all das nichts hilft, unterstützen Schüßler-Salze die Selbstheilungskräfte des Körpers auf sanfte Art.

Hilfe bei Erkältung

> Ferrum phosphoricum D12 oder
> Manganum sulfuricum D6 zur Aktivierung des Immunsystems

Linderung bei Husten

> Ferrum phosphoricum D12 oder
> Silicea D12

Gegen Blähungen

> Natrium sulfuricum D6 und/oder
> Silicea D12

Bei Sodbrennen

> Magnesium phosphoricum D6 oder
> Natrium phosphoricum D6

Gegen Kopfschmerzen

> Calcium phosphoricum D6

wichtig

Dosierung der Schüßler-Salze

Die Dosierung und Einnahmeintervalle von Schüßler-Salzen richten sich nach der Schwere der Symptome:

> Akute Symptome: alle 1−2 Stunden je 1 Tablette; nach Besserung 3- bis 4-mal täglich 1 Tablette.
> Chronische Symptome: 3- bis 4-mal täglich 1 Tablette.

Die Wirkstoffaufnahme ist am schnellsten, wenn Sie die Tabletten auf oder unter der Zunge zergehen lassen. Mehrere Wirkstoffe in einem Abstand von 30 bis 60 Minuten einnehmen.

Rezepte für die Fastenküche

DAS REICHLICHE TRINKEN während des Fastens erzeugt einen stetigen Flüssigkeitsstrom vom Bauchraum zu den verschiedenen Ausscheidungsorganen, also vom Zentrum des Körpers zur Peripherie, wo die Flüssigkeit gemeinsam mit den Krankheitsstoffen ausgeschieden wird. Neben Wasser sollten Sie den Großteil an Flüssigkeit in Form von Kräutertees zu sich nehmen. Die Faustregel bei der Teezubereitung lautet dabei: ein Teelöffel Tee auf einen Viertelliter Wasser. Bei großen losen Blättern nehmen Sie auf eine Kanne die Menge Teeblätter, die Sie zwischen vier Fingern halten können.

Da jeder Tee eine spezifische Wirkung besitzt, ist es von Vorteil, sich während des Fastens nicht ausschließlich auf eine Sorte zu beschränken, sondern abzuwechseln.

Bei der Teezubereitung werden drei Formen unterschieden:

> Aufguss: Sie übergießen frische oder getrocknete Kräuter oder Blüten mit kochend heißem Wasser und lassen sie zugedeckt fünf bis zehn Minuten ziehen.

> Aufkochung: Diese Zubereitungsform eignet sich für härtere Pflanzenteile, etwa für getrocknete Schalen, Wurzeln und Samen (beispielsweise von Fenchel, Anis und Kümmel). Sie werden in kaltes Wasser gegeben und einmal aufgekocht.

> Kaltansatz: In diesem Fall setzen Sie die Teegabe zunächst über Nacht in einem Topf mit kaltem Wasser an und erwärmen das Ganze erst am nächsten Morgen. Die Zubereitung eignet sich für Wurzeln und frisch gestoßene Samen (zum Beispiel für Baldrianwurzel).

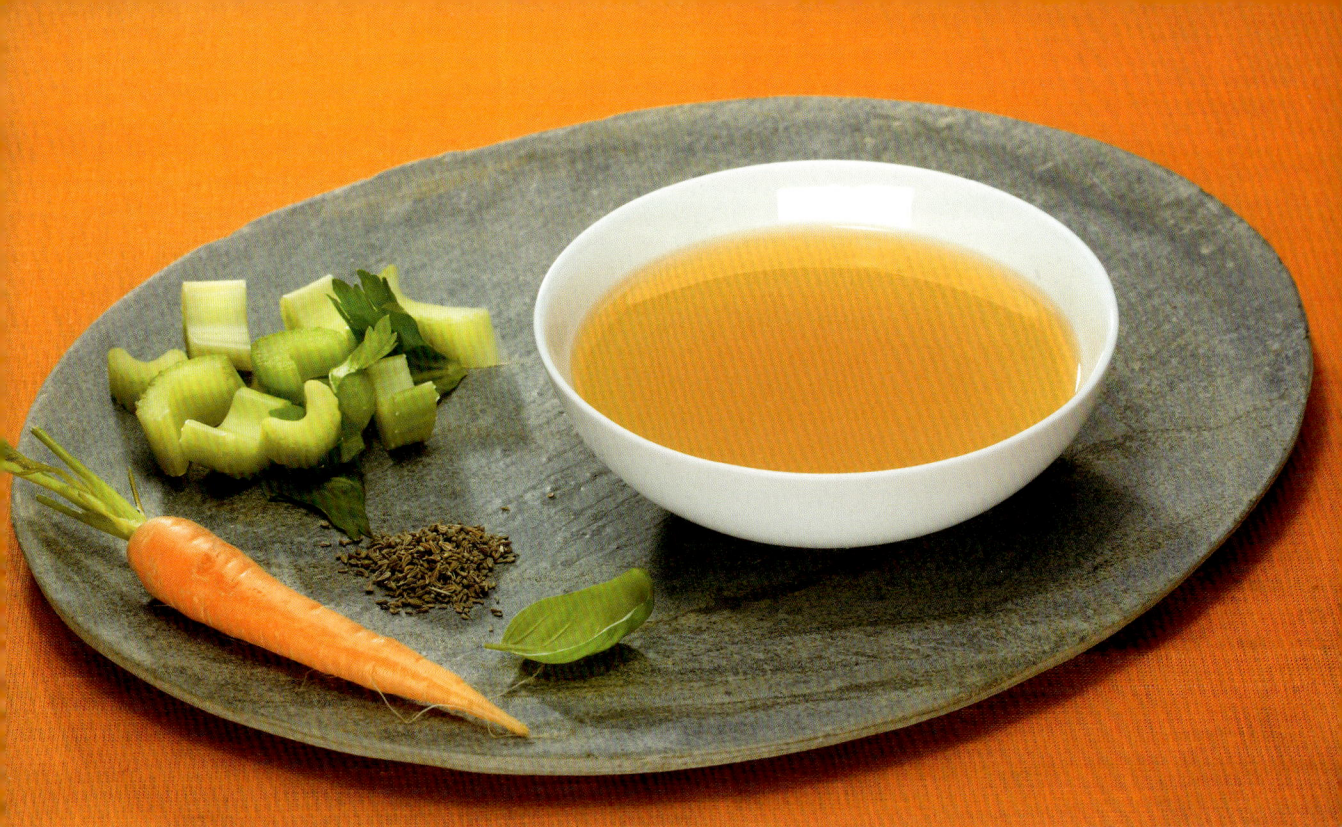

Teemischungen

Die folgenden Tees wirken unterstützend auf den Entschlackungsprozess; verwenden Sie bei Mischungen die Bestandteile je zu gleichen Teilen. Fastentees werden zudem immer ungesüßt eingenommen – eine Gewohnheit, die Sie beibehalten sollten.

> Kreislaufanregend (als Morgentee und beim Glaubern): Pfefferminze, Rosmarin
> Ruhe- und entspannungsfördernd (als Abendtee): Zitronenmelisse, Brombeerblätter, Lavendel, Baldrianwurzel
> Ausleitend und reinigend: Zinnkraut, Birkenblätter, Brennnessel, Brunnenkresse, Goldrute
> Leber und Galle anregend: Löwenzahn, Wermut, Schafgarbe, Mariendistelsamen

> Magen-Mischung (beruhigend): Pfefferminze-Melisse-Kamille
> Darm-Mischung (gegen Blähungen): Fenchel-Anis-Kümmel
> Stoffwechsel-Mischung (entschlackend): Lindenblüte-Hollunderblüte-Birkenblatt-Brennnessel-Löwenzahn-Minze
> Rheuma-Mischung: Maisgriffel-Zinnkraut
> Lady-Mischung (bei Regelbeschwerden): Kamille-Majoran
> Bunte Mischungen: Zitronengras-Verbena-Apfelschalen; Malve-Melisse-Apfelminze; Hagebutte-Orangenschalen-Anis
> Schwarztee ist in geringer Dosis nur bei Kreislaufschwäche erlaubt.

Lebenselixier Honig

Während des Fastens ist Honig ein wichtiger Energielieferant, da der Körper in dieser Zeit größere Mengen der Zuckerreserven aus der Leber (Glykogen) verliert. Honig ist in der Lage, den Glykogenvorrat der Leber besonders schnell wieder aufzubauen und auf diese Weise die kontinuierliche Zuckerversorgung der Körperzellen und vor allem des Gehirns sicherzustellen.

Gönnen Sie sich daher beim Fasten täglich einen gestrichenen Teelöffel Honig begleitend zum Morgentee – nicht als Süßungs-, sondern als therapeutisches Mittel. Lassen Sie den Honig dabei besser auf der Zunge zergehen, statt ihn in den heißen Tee einzurühren. Zu hohe Hitzeeinwirkung zerstört seine Inhaltsstoffe. Bei Kreislaufschwäche wird ein zweiter Teelöffel nach der Leberwickel-Siesta zum Nachmittagstee verabreicht.

Die erfrischenden Helfer: Zitronen

Die strahlend gelbe Zitrusfrucht wirkt desinfizierend und ist vor allem für ihren hohen Vitamin-C-Gehalt bekannt: 150 Gramm decken meist schon den Bedarf für einen Tag. Im Fastenprozess kommen der Zitrone gleich mehrere wertvolle Aufgaben zu:

❯ Beim Start ins Fasten wirkt sie als Stimmungsaufheller.

❯ Sie beugt der sogenannten Fastenazidose vor: Durch Zitronensaft verschiebt sich der pH-Wert im Organismus, was die Ausscheidung begünstigt. Gerade im Anfangsstadium einer Fastenwoche kommt es im Körper durch die vermehrte Ausschüttung von sauren Zwischenprodukten wie Ketonen, Fettsäuren oder Milchsäure zum Anstieg des Säurespiegels, der »Fastenazidose«. Die basischen Valenzen aus Obst und Gemüse, vor allem aber aus den Zitronenspalten beugen dem vor.

❯ Nicht zuletzt beugt Zitrone dem Mundgeruch vor, der während des Fastens auftritt. Schneiden Sie während des Fastens täglich ein bis zwei Früchte in Schnitze und lutschen Sie diese (beziehungsweise saugen sie aus) – zum Beispiel zum Morgen- oder Nachmittagstee.

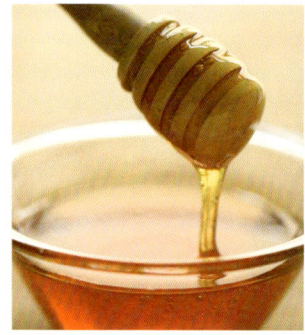 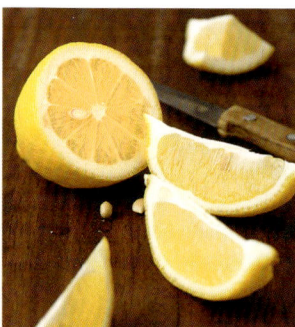 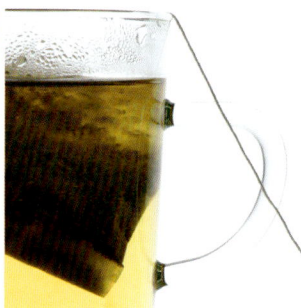

Rezepte für Fastencocktails

Obst- und Gemüsesäfte eignen sich gleichermaßen als Fastensäfte; vertragen Sie jedoch Fruchtsäure schlecht, geben Sie Gemüsesäften den Vorzug. Prinzipiell wird der Saft immer mit der gleichen Menge Wasser gemischt und langsam gelöffelt. Vertragen Sie Rohkost abends schlecht – was sich während des Fastens ändern kann –, verdünnen Sie den Saft mit heißem Wasser.

Frühlings-Fastencocktail

Exotisch-tropisch aus:
$\frac{1}{8}$ l frisch gepresster Saft aus Grapefruit und Orange | $\frac{1}{8}$ l Wasser | 1 Spritzer Limette
(im Foto 2. von rechts)

Sommer-Fastencocktails

Schön fruchtig aus:
$\frac{1}{8}$ l frisch gepresster Saft aus Erdbeeren und Aprikosen | $\frac{1}{8}$ l Wasser | 1 Spritzer Zitrone

Schön herzhaft aus:
$\frac{1}{8}$ l frisch gepresster Tomatensaft | $\frac{1}{8}$ l Wasser | 1–2 zerstoßene Minzblättchen
(im Foto links)

Herbst-Fastencocktail

Spritzig-süß aus:
je $\frac{1}{16}$ l frisch gepresster Birnen- oder Apfelsaft und Hollundersaft | $\frac{1}{8}$ l Wasser | 1 Spritzer Zitrone

Frisch-herb aus:
je $\frac{1}{16}$ l frisch gepresster Traubensaft und Sellerie- oder Sauerkrautsaft | $\frac{1}{8}$ l Wasser
(im Foto 2. von links)

Winter-Fastencocktail

Bunter Vitaminstoß aus:
je $\frac{1}{16}$ l Rote-Bete-Saft und Möhrensaft | $\frac{1}{8}$ l Wasser | 1 Msp. Zimt
(im Foto rechts)

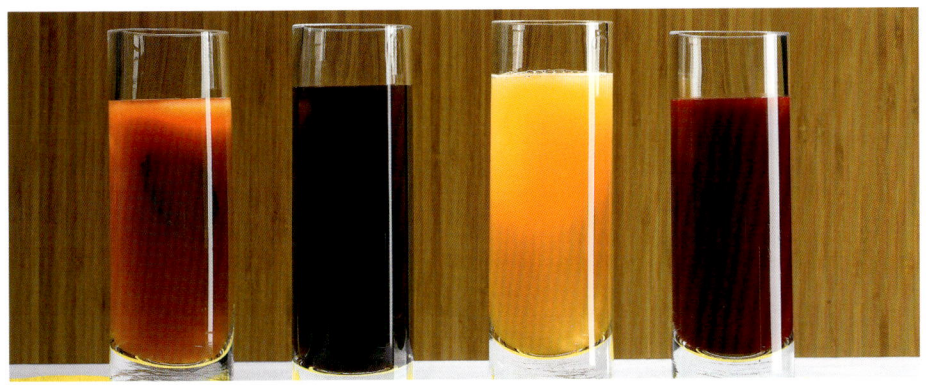

Rezepte

Rezepte für Fastensuppen

Fastensuppen sind Gemüsebrühen, die aufgrund ihres hohen basischen Anteils einen bedeutsamen Ausgleich zur erhöhten Säureausschüttung während des Fastenprozesses darstellen. Das klein geschnittene Gemüse wird in einem halben Liter Wasser mindestens eine halbe Stunde lang sehr weich gekocht, ehe Sie die Suppe durch ein feines Sieb abseihen, so dass nur noch die klare Brühe zurückbleibt.

Wichtig: Verzichten Sie bei der Zubereitung völlig auf Salz. Verwenden Sie stattdessen reichlich frische Kräuter der Saison oder Gewürze.

Fastensuppe im Frühling

Zutaten für 1 Portion
1 Möhre | 2 Kartoffeln | ½ kleiner Poree oder 1 kleiner Bund Frühlingszwiebeln | 1 TL Kümmel und/oder Majoran nach Geschmack | 1 EL Schnittlauchröllchen

So geht's:

1 Gemüse waschen und mit Schale klein schneiden. Mit ½ l Wasser aufsetzen; Kümmel und/oder Majoran zufügen und alles mindestens 30 Minuten auf kleiner Flamme kochen lassen.

2 Die Suppe durch ein Sieb abgießen, dabei die klare Brühe auffangen. Das weiche Gemüse gründlich ausdrücken, damit sich alle Geschmacksstoffe lösen.

3 Die klare Brühe mit Schnittlauchröllchen bestreuen.

Fastensuppe im Sommer

Zutaten für 1 Portion
2 Möhren | ½ Stangensellerie | 1 Tomate | 1 TL Anis | 1 Msp. Kurkuma | 1 Blättchen Basilikum

So geht's:

1 Möhren und Stangensellerie waschen und in Würfel schneiden. Tomate waschen und vierteln. Gemüse mit Anis, Kurkuma und ½ l Wasser aufsetzen; mindestens 30 Minuten auf kleiner Flamme kochen lassen.

2 Suppe durch ein Sieb abgießen, dabei die Brühe auffangen und das weiche Gemüse gründlich ausdrücken, damit sich alle Geschmacksstoffe lösen.

3 Basilikum in feine Streifen schneiden und die klare Brühe damit dekorieren.

Fastensuppe im Herbst

Zutaten für 1 Portion
⅛ Kopf Rotkohl | 1 Scheibe Hokkaido-Kürbis | 1 Tomate | 1 TL Fenchelsamen | geriebener Ingwer nach Geschmack

So geht's:

1 Gemüse waschen. Rotkohl klein schneiden, Kürbis würfeln und Tomate vierteln. Alles mit den Fenchelsamen und ½ l Wasser aufsetzen; mindestens 30 Minuten auf kleiner Flamme kochen lassen.

2 Die Suppe durch ein feines Sieb abgießen, dabei die klare Brühe auffangen und das weiche Gemüse gründlich mit dem Löffel ausdrücken, damit sich alle Geschmacksstoffe lösen.

3 Die klare Brühe mit geriebenem Ingwer abschmecken (Vorsicht, scharf!).

Fastensuppe im Winter

Zutaten für 1 Portion
2 EL Hafer (grob geschrotet) |
1 EL frisch gehackte Petersilie |
Nach Belieben: 1 große Zwiebel |
1 Petersilienwurzel

So geht's:

1 Hafer schroten (durch die Flockenquetsche drehen oder die gröbste Einstellung der Getreidemühle verwenden); mit ¼ l kalten Wasser vermengen und unter Rühren einmal aufkochen.

2 Topf vom Herd ziehen, Deckel aufsetzen und die Hafersuppe nochmals etwa 10 Minuten ziehen lassen.

3 Suppe durch ein feines Sieb passieren. Mit gehackter Petersilie bestreuen.

Variante für Genießer

Zwiebel schälen, Petersilienwurzel waschen und grob hacken. Beides mit ¼ l Wasser 30 Minuten kochen. Abgeseihte Brühe mit der Hälfte der Haferbrühe vermischen.

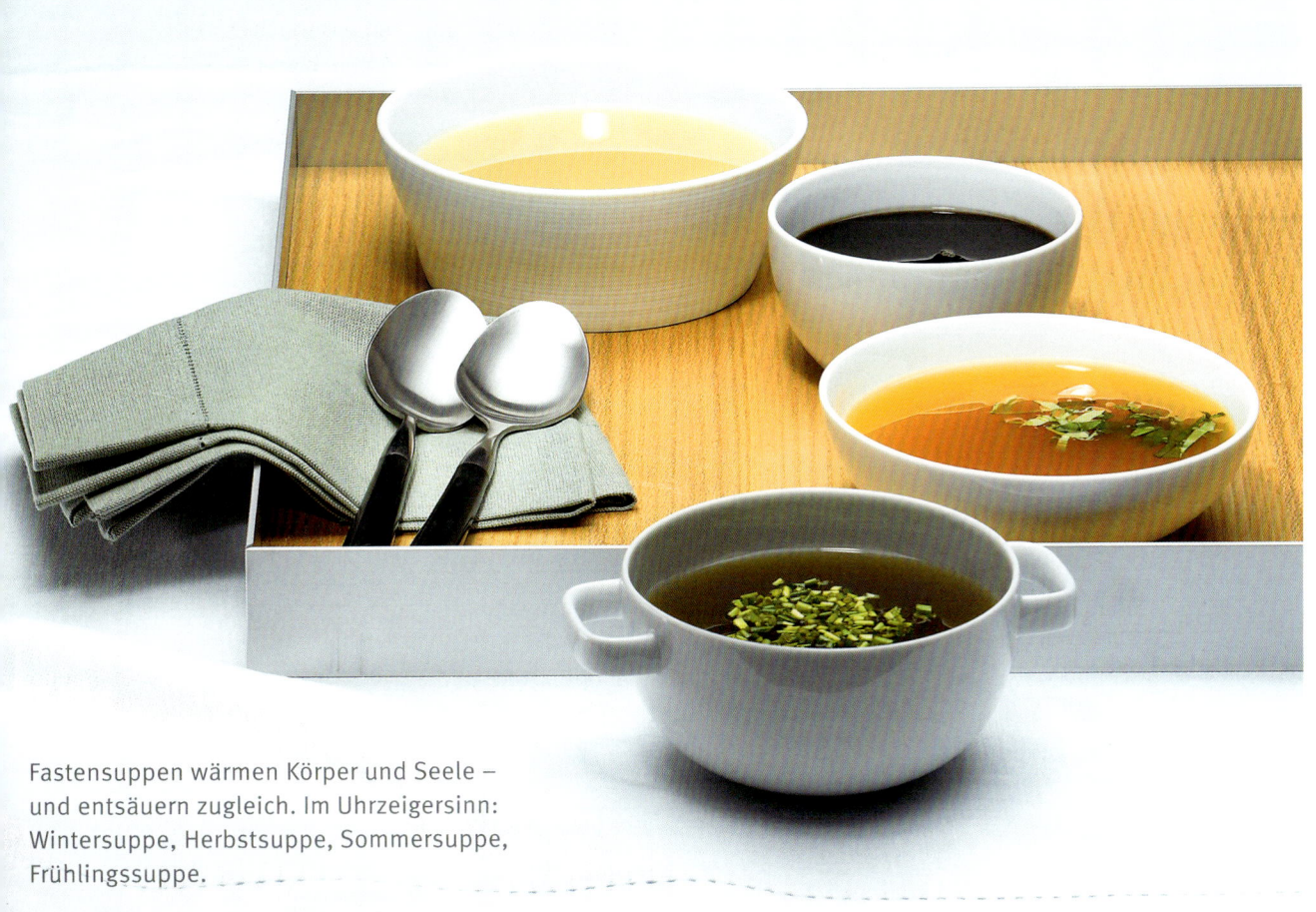

Fastensuppen wärmen Körper und Seele – und entsäuern zugleich. Im Uhrzeigersinn: Wintersuppe, Herbstsuppe, Sommersuppe, Frühlingssuppe.

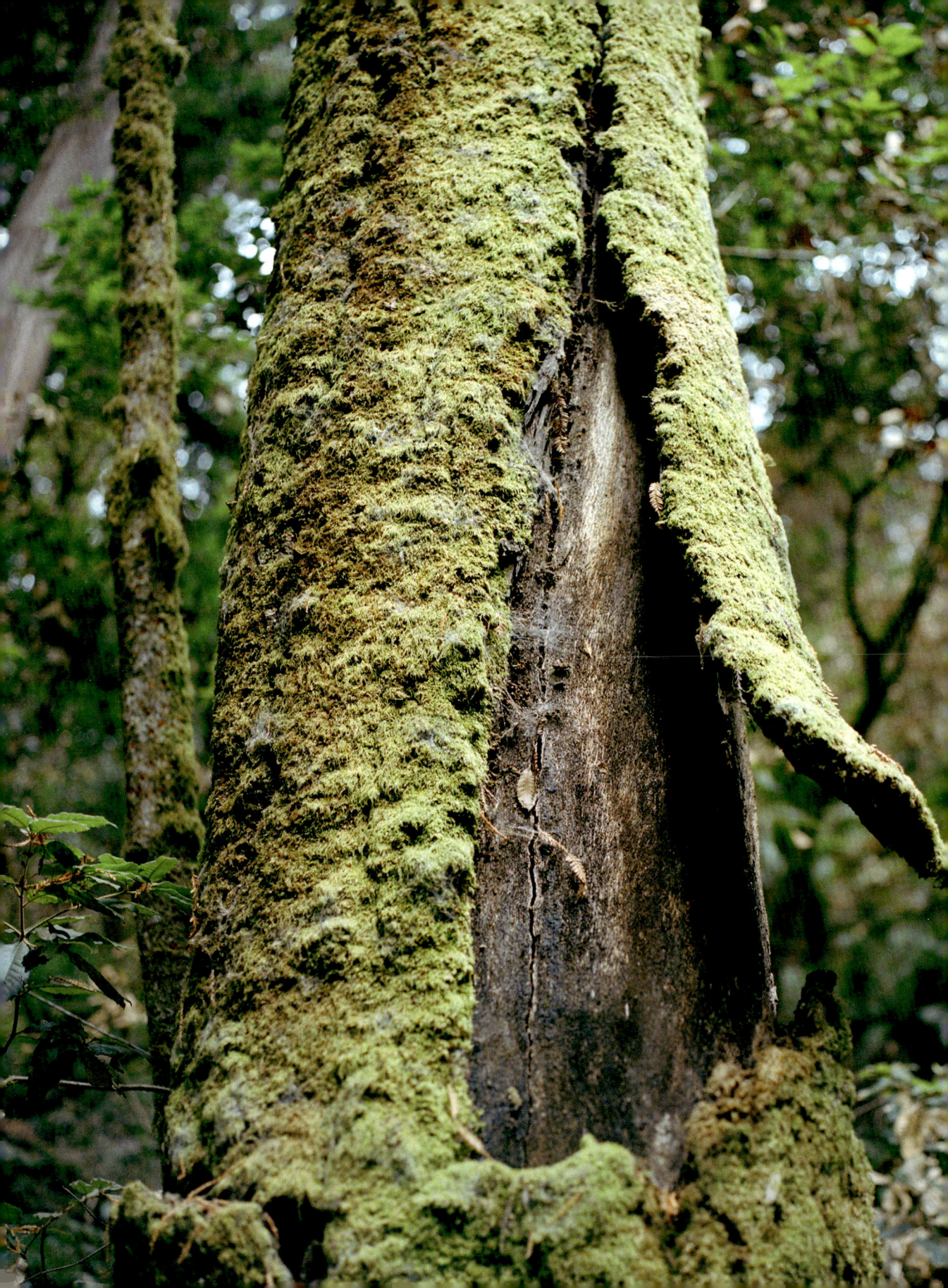

Ihre
Fastenwoche

Sie haben den Entschluss gefasst, sich eine Woche lang selbst zu genügen. Dieses Kapitel leitet Sie Tag für Tag durch Ihre Fastenwoche. Erleben Sie Bedürfnislosigkeit, kommen Sie mehr und mehr zu sich.

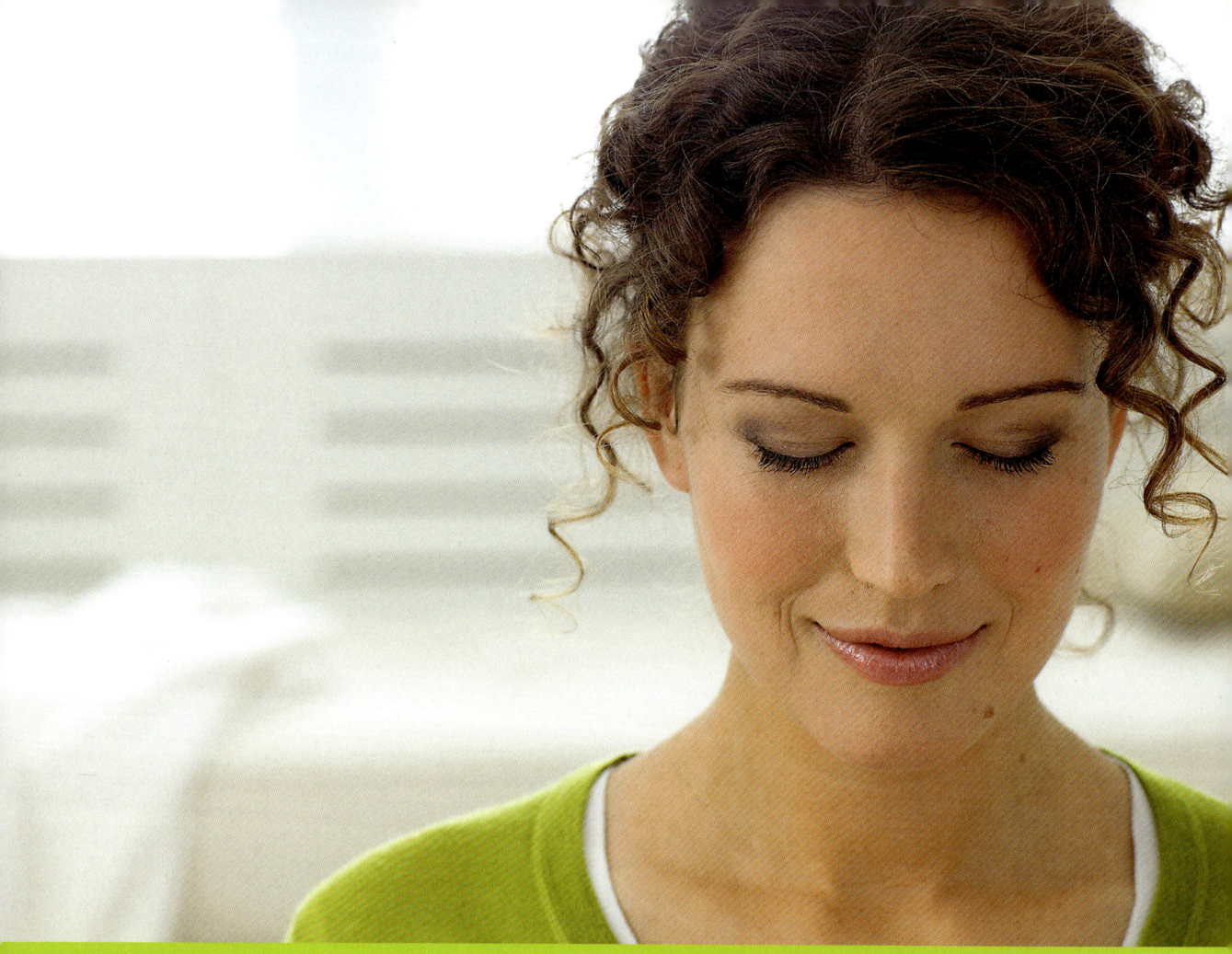

Der Entlastungstag
Die Reise beginnt ...

Rückzug aus dem Alltag

In den kommenden Fastentagen werden Sie zur Essenz Ihres Wesens vordringen und Ihr Innerstes kennenlernen. Vieles wird anders sein als in Ihrem normalen Alltag: Können Sie es annehmen, dass sich die altbekannte Routine ändert? Wie reagieren Sie, wenn sich die Welt um Sie weiter in Windeseile dreht? Wie fühlt sich der Gedanke an, den Verlockungen durch äußere Reize zu widerstehen? Wie gelassen reagieren Sie, wenn es heißt, sich vorübergehend auszuklinken und nach außen hin weniger wichtig zu sein? Welche anderen Werte gewinnen dann an Bedeutung? Und wie sehr fürchten oder genießen Sie Ihre eigene Gesellschaft?

Heute an der Tagesordnung: Das Fasten vorbereiten

Wenn Sie fürchten, dass die Küche Sie in den kommenden Tagen wie magisch anziehen könnte, räumen Sie heute den Kühlschrank und das Vorratsregal leer.

Verschenken Sie alles, was sich nicht hält, und packen Sie den Rest in eine große Kiste, die Sie fest verschlossen im hintersten Winkel Ihrer Wohnung aufbewahren. Wenn Ihnen auch das nicht sicher erscheint, können Sie eine Freundin bitten, die Sachen für Sie aufzuheben.

Kaufen Sie dagegen schon heute alles ein, was Sie in den nächsten fünf Tagen benötigen; dann müssen Sie während des Fastens keiner Versuchung im Supermarkt oder Bioladen widerstehen. Aus genanntem Grunde ist es natürlich auch ratsam, den Einkauf für die Aufbautage (siehe Seite 130 ff.) erst auf diesen späteren Zeitpunkt zu verschieben.

Entscheiden Sie sich bei allen Lebensmitteln und Tees für die Fastenwoche für Produkte aus kontrolliert ökologischem Anbau. Sie sind weniger schadstoffbelastet als handelsübliche Ware – und das kommt dem Entgiftungsprozess entgegen (siehe auch Seite 58).

»*Alle Geburt ist Geburt aus Dunkel ans Licht; das Samenkorn muss in die Erde versenkt werden und in der Finsternis sterben, damit* **die schönere Lichtgestalt** *sich erhebe und am Sonnenstrahl sich entfalte.*«

Friedrich Wilhelm Joseph von Schelling

Das brauchen Sie für jeden der fünf Fastentage

> Reichlich Kräutertee (die besten Mischungen erfahren Sie auf Seite 73),

> 1–2 Liter stilles Mineralwasser (wenn die Qualität gut ist, können Sie auch Leitungswasser trinken),

> 2 Zitronen,

> 1 TL Honig,

> Obst oder Gemüse für ¼ Liter frisch gepressten Saft (Rezepte siehe Seite 75),

> frisches Gemüse für ¼ Liter Gemüsebrühe (Rezepte siehe Seite 76 f.).

Das brauchen Sie für die beiden Aufbautage

> 2 besonders schöne Äpfel,

> 2 große Kartoffeln,

> 2 Möhren,

> 4 Tomaten,

> 1 Grapefruit,

> 1 Zitrone,

> 2 getrocknete Pflaumen, Feigen oder Aprikosen,

> Majoran, Schnittlauch, Rosmarin, Salbei, Schnittlauch, Kerbel, Kümmel, Muskat,

> einige Haselnüsse,

> ⅛ l Sahne,

> ¼ l Buttermilch,

> 2 EL Quark,

> 1 EL Butter oder Sauerrahm,

> kalt gepresstes Öl,

> 250 g Vollkornmehl (Dinkel-Weizen-Mischung),

> 2 EL Hirse,

> 1 EL frisch geschrotetes Getreide (Hafer und Dinkel),

> 2 EL Leinsamen (geschrotet),

> je 1 EL Sesamsamen, Sonnenblumen- und Kürbiskerne,

> Kräutersalz.

Heute auf dem Speiseplan: Vitalstoffreiche Kost

Geben Sie Ihrem Körper zumindest 24 Stunden Zeit, sanft in den Fastenprozess hinüberzugleiten. Ein abrupter Einstieg würde Sie sowohl körperlich als auch seelisch überfordern. Indem Sie sich zumindest einen Entlastungstag gönnen, kann Ihr Körper seine Arbeitskraft (etwa die Verdauung) Schritt für Schritt herunterfahren.

Weniger ist mehr

Nehmen Sie am Entlastungstag bewusst wenig zu sich und essen Sie vor allem von stark eiweißhaltiger Kost (Fleisch, Fisch, Eier, Käse) nur möglichst kleine Portionen. Vermeiden Sie außerdem alle industriell verarbeiteten Nahrungsmittel und Fastfood. Reduzieren Sie auch Ihren Konsum an Süßigkeiten und achten Sie ab heute darauf, ausreichend zu trinken (zwei bis drei Liter am Tag). Den besten Einstieg in eine Fastenwoche bieten Vollkornprodukte sowie frisches Obst und Gemüse (roh oder schonend gegart). Um den Regenerationsprozess anzutreiben, empfiehlt es sich, bereits in der gesamten Entlastungswoche vor dem Fasten – auf jeden Fall jedoch am Entlastungstag – auf Kaffee, Alkohol und Nikotin zu verzichten.

Und so könnte Ihr Einstiegsmenü am Entlastungstag aussehen:

> Zum Frühstück gibt es so viel frisches Obst, wie Sie wollen, außerdem eine Scheibe Vollkornbrot oder Müsli und ungesüßten Kräutertee.

> Mittags genießen Sie eine Rohkostplatte oder ein leichtes vegetarisches Gericht.

> Abends wählen Sie zwischen einem Obstteller mit Naturjoghurt oder einem Salatteller mit kalt gepresstem Öl, Zitronensaft und Kräutern. Verzichten Sie auf Salz, das Wasser im Körper bindet.

> Wenn Sie vormittags und nachmittags hungrig sind, hilft je ein Stück Obst.

Heute speziell: Ihr persönlicher Luxus-Zeitplan

Planen Sie schon heute die kommenden Tage ganz bewusst. Wählen Sie aus, welche Bücher und welche Musik Sie durch die Fastenwoche begleiten sollen. Bestellen Sie die Zeitung ab, schalten Sie das TV-Gerät, das Radio und den Wecker ab.

Wenn Sie zu Hause fasten und es Ihr Budget erlaubt, planen Sie für die nächste Tage Aktivitäten, die Ihnen besondere Freude bereiten und die Sie sich schon lange einmal gönnen wollten: Machen Sie einen Termin bei der Masseurin, tragen Sie sich bei einer Qi-Gong-Gruppe ein oder kaufen Sie sich eine Konzert- oder Theaterkarte. Planen Sie zudem regelmäßig wiederkehrende Tageszeiten für Ihre Fastenanwendungen ein. Notieren Sie alle »Fastentermine« im Kalender.

Übung: Mein Äpfelbäumchen pflanzen

Haben Sie Ihre Erwartungen ans und Ziele für das Fasten bereits aufgeschrieben (siehe Seite 34)? Wenn nicht, ist heute der richtige Zeitpunkt. Konzentrieren Sie sich dabei auf folgende Fragen und legen Sie eine Prioritätenliste fest:

> Warum habe ich mich für das Fasten entschieden?

> Was möchte ich damit erreichen?

> Was soll sich unbedingt ändern?

> Worauf wäre ich darüber hinaus besonders stolz?

Übung: Zurückschauen, nach vorne orientieren

Machen Sie es sich mit einem alten Fotoalbum auf dem Sofa gemütlich und lassen

Sie die Zeit Revue passieren. Versuchen Sie bei jedem Bild, die Gefühle von damals nachzuvollziehen. Wie reichhaltig Ihr Leben bisher doch war: Welche Menschen sind Ihnen bis heute begegnet, für deren Begegnung Sie besonders dankbar sind? An welche Ereignisse können Sie sich besonders lebhaft erinnern? Welche haben Sie schon (fast) vergessen? Lehnen Sie sich einen Moment zurück und spüren Sie das Gefühl der Dankbarkeit für Ihr prall gefülltes Leben. Welche Erfahrung möchten Sie in die nächste Lebensphase mitnehmen? Was soll an Neuem dazukommen?

Zum Entspannen: Ziehen Sie sich zurück

Am Entlastungstag können Sie Ihrem gewohnten Fitnessprogramm nachgehen. Wenn Sie bisher keinen Sport getrieben haben, nehmen Sie sich ab heute zumindest eine Stunde Zeit für einen flotten Spaziergang.

Ebenso wichtig wie die Bewegung: Der Entlastungstag ist der richtige Moment, sich mental auf das Fastenerlebnis einzustellen und zur Ruhe zu kommen. Nehmen Sie schon heute Abstand von der Hektik des Alltags. Ziehen Sie sich für mindestens 30 Minuten an einen ruhigen Ort zurück (zum Beispiel in den Wald, Park oder eine Kirche) und erlauben Sie sich, Ihren Gedanken nachzuhängen. Überlegen Sie, welche Erledigungen Sie in den kommenden Tagen auf die nächste Woche verschieben können.

Gestern Mittagsschläfchen, heute Power-Napping

Einfach Ruhe, abschalten, aus: Wenn Sie ab heute weitgehend auf Radio, TV, PC, Handy und Zeitung verzichten, wird sich ganz automatisch auch Ihr Tagesrhythmus verlangsamen. Sie werden schnell sehen, wie angenehm es ist, alle Erledigungen im eigenen Tempo durchführen zu dürfen – ohne Druck von außen. Ermitteln Sie deshalb im Vorfeld auch, was Ihnen besonders viel Stress bereitet – und klinken Sie sich davon aus.

Sehr wohltuend ist es, parallel dazu dem Bedürfnis nach ausgiebiger Ruhe nachgeben zu dürfen. Dazu gehört neben regelmäßigen Pausen auch ausreichend Schlaf. Überlegen Sie, wie und wann Sie im üblichen Tagesgeschehen ein Nickerchen unterbringen können. Die kurze Ruhephase erlaubt es dem Körper, neue Kräfte zu sammeln und voller Energie an die nächste Aufgabe heranzugehen. Verbessern Sie daher Ihre Lebensqualität ab heute mit der für Sie ausreichenden Menge an Schlaf. Ab dem morgigen ersten Fastentag wird der Leberwickel zu Mittag Sie dabei gezielt unterstützen (siehe Seite 91 f.).

tipp

Die gewonnene Zeit nutzen

Wenn Sie während des Fastens nicht schlafen können, lesen Sie sich auf Seite 68 noch einmal den Absatz »Schlaflosigkeit und Träume« durch. Das Wichtigste aber: Ärgern Sie sich nicht über die vermeintlich verlorene Erholung, sondern nützen Sie die gewonnene Wachzeit für Dinge, die im Alltag oft zu kurz kommen, wie Spazierengehen, Lesen oder kreatives Gestalten.

Yoga: Entspannungsübungen

Planen Sie am Abend des Entlastungstags eine Phase der Ruhe und des Bei-sich-An-kommens ein – zum Beispiel mit den zwei folgenden klassischen Übungen aus dem Yoga.

Das Leuchten des Kopfes

Eine tiefe, entspannte Atmung versorgt den Körper mit ausreichend Sauerstoff. Die schnelle Atmung der folgenden Übung hilft zudem dabei, große Mengen an Kohlendioxid auszuscheiden – ein beim Fasten sehr erwünschter Effekt.

1 Setzen Sie sich aufrecht hin und atmen Sie einige Male tief aus und ein.

2 Legen Sie die Hände auf den Bauch: Mit dem nächsten Einatmen heben Sie den Brustkorb. Beim Ausatmen ziehen Sie die Bauchdecke mit Kraft nach hinten-unten ein. Die Spannung mit dem nächsten Einatmen wieder lösen.

3 Üben Sie fürs Erste 20, später dann 30 bis 40 solche schnellen Atemzüge. Achten Sie dabei vor allem auf das Ausatmen und beenden Sie die Übung mit einer Ausatmung.

4 Spüren Sie auch im nun freieren Stirnraum nach.

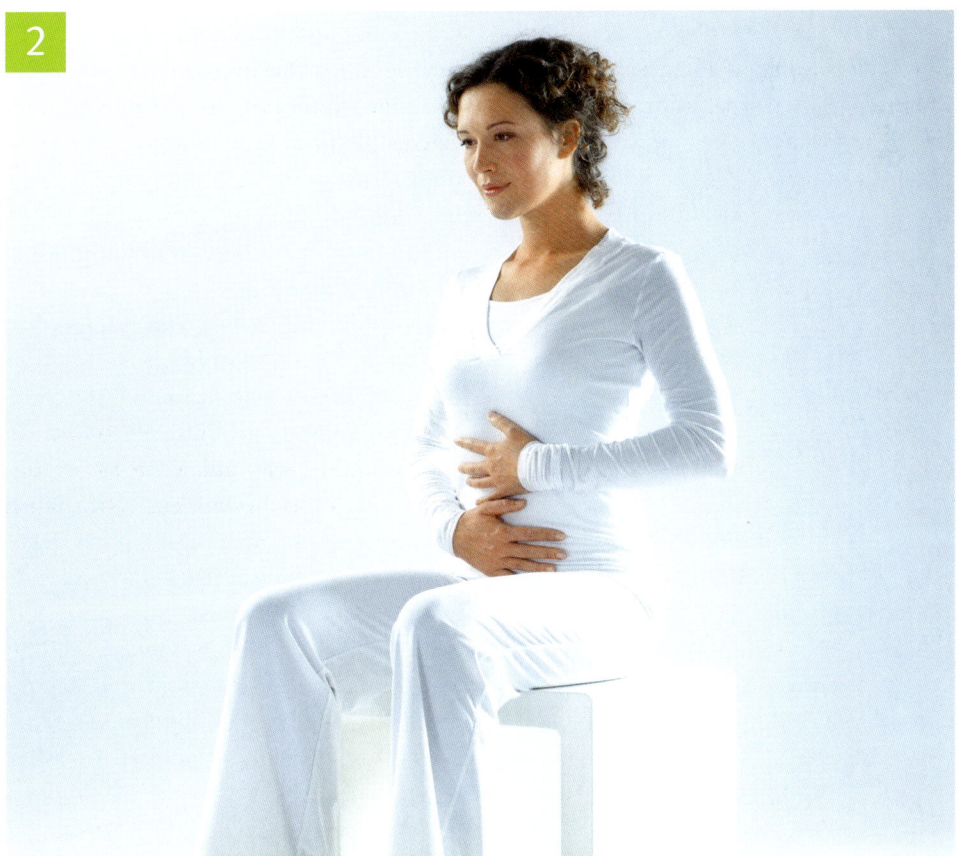

Die Hände auf dem Bauch helfen Ihnen, den Prozess des tiefen Ein- und Ausatmens noch bewusster wahrzunehmen.

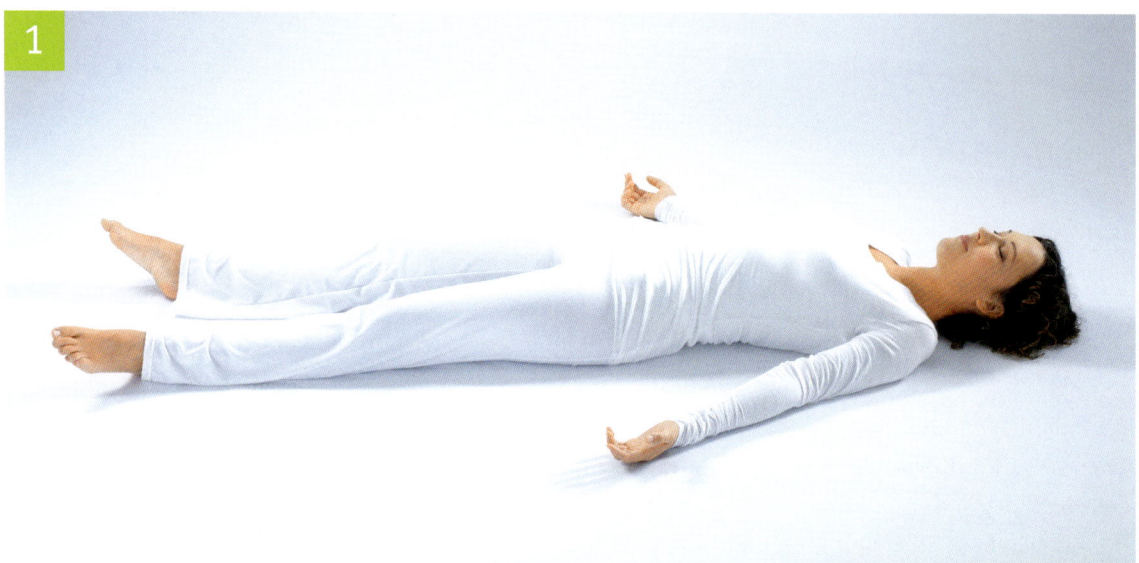

Die Totenhaltung hilft Ihnen dabei, Stress abzubauen und innere Unruhe aufzulösen.

Die Totenhaltung

Bei dieser Übung spüren Sie intensiv die Schwerkraft Ihres Körpers am Boden – von Kopf bis Fuß; es ist die traditionelle Entspannungsübung im Yoga.

1 Legen Sie sich auf den Rücken; die Arme liegen neben dem Körper, die Handflächen zeigen nach oben. Um guten Bodenkontakt zu erreichen, schieben Sie die Schultern und die Füße nach unten und außen. Wenn Sie durch längeres Liegen Rückenschmerzen bekommen, hilft ein Polster unter den Knien.

2 Schließen Sie die Augen und genießen Sie die Ruhe, die sich in Ihnen ausbreitet. Konzentrieren Sie sich ganz auf Ihr Inneres: Wachen Sie über Ihre Atmung, hören Sie Ihren Herzschlag und das Glucksen Ihrer Verdauung, spüren Sie die Wärme, die Ihren Bauchraum erfüllt.

3 Entspannen Sie sich mit jedem Atemzug ein bisschen mehr und genießen Sie einige Minuten lang die wohlige Schwere, die sich in Ihnen ausbreitet.

4 Zum Abschluss der Totenhaltung räkeln und strecken Sie sich. Öffnen Sie die Augen und stehen Sie sehr langsam auf, um den Kreislauf nicht unnötig zu belasten.

info

Für Fortgeschrittene

Wenn Sie schon Yoga-Erfahrung haben, können Sie beide Übungen mit denen der folgenden Fastentage zu einem Zyklus von 30 bis 40 Minuten kombinieren. Beginnen Sie mit der tiefen Bauchatmung und sammeln Sie dann durch das »Kopfleuchten« (Seite 85) Ihre Konzentration, ehe die anderen Übungen folgen. Den Abschluss bildet stets die Tiefenentspannung in der »Totenhaltung«.

Im Reich der Sinne: Die Do-In-Übung

Do In ist eine noch relativ unbekannte asiatische Körperarbeit: Regelmäßiges Üben reguliert die Atmung, schult die Körperwahrnehmung fördert die Durchblutung und regt den Stoffwechsel an. Do In löst Blockaden im Körper und aktiviert die Selbstheilungskräfte.

Indem Sie die Meridiane (Energiebahnen) im Körper abklopfen, können Sie den Energiefluss in gerade einmal fünf Minuten auf Hochtouren bringen. Wann immer Sie sich in der Fastenwoche (und natürlich auch darüber hinaus) müde und schlapp fühlen, nehmen Sie sich kurz Zeit für Do In. Besonders wirksam ist die Abklopfübung auch während des morgendlichen Luftbads oder beim Morgengang.

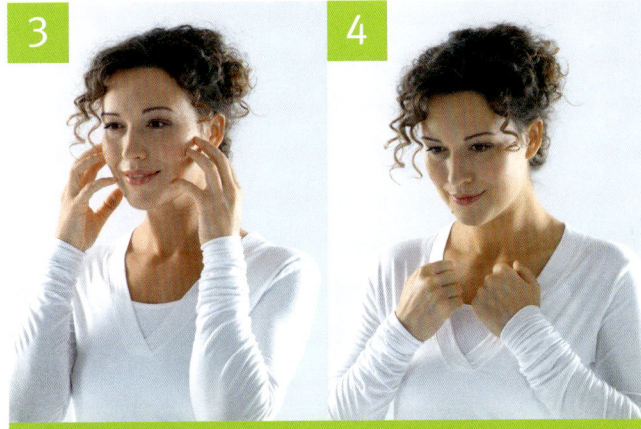

Die Klopfmassage mit den Fingerspitzen verläuft vom Scheitel über die Wangenpartie …

… bevor dann mit den beiden Fäusten die Thymusdrüse aktiviert wird.

1 Reiben Sie zunächst die Handflächen kräftig aneinander, um Wärme zu erzeugen und sich gleichzeitig auf die Körperarbeit vorzubereiten.

2 Anschließend klopfen Sie mit den Knöcheln, Fingerkuppen oder der flachen Hand jede Körperpartie etwa fünfmal, bis sich ein angenehmes Kribbeln einstellt. Gehen Sie dabei nicht zu sanft vor, Sie dürfen ruhig etwas spüren. Starten Sie am Kopf: Klopfen Sie den Scheitel entlang – von der Stirn bis zum Nacken und über die Schultern.

3 Dann klopfen Sie den Rest des Kopfes aus und wandern langsam zum Gesicht. Klopfen Sie Stirn, Schläfen und Backenknochen ab. Öffnen Sie dann leicht den Mund und behandeln Sie Ihren Kiefer.

4 Schließlich aktivieren Sie die Thymusdrüse über dem Brustkorb, indem Sie diesen Bereich mit beiden Fäusten etwas kräftiger abklopfen.

5 Die Schulterpartie behandeln Sie mit flachen Händen, ebenso Arme und Beine. Klopfen Sie bei den Extremitäten gemäß dem Meridianverlauf auf der Außenseite nach oben und auf der Innenseite nach unten.

6 Zum Abschluss bearbeiten Sie mit geballten Fäusten das Gesäß (vor allem im oberen Bereich). Neigen Sie sich dann etwas nach vorn, um noch möglichst viel vom Rücken rechts und links der Wirbelsäule behandeln zu können (nicht auf die Wirbelsäule klopfen). Wenn Sie zu zweit fasten, können Sie sich bei diesem letzten Teil der Do-In-Übung gegenseitig helfen.

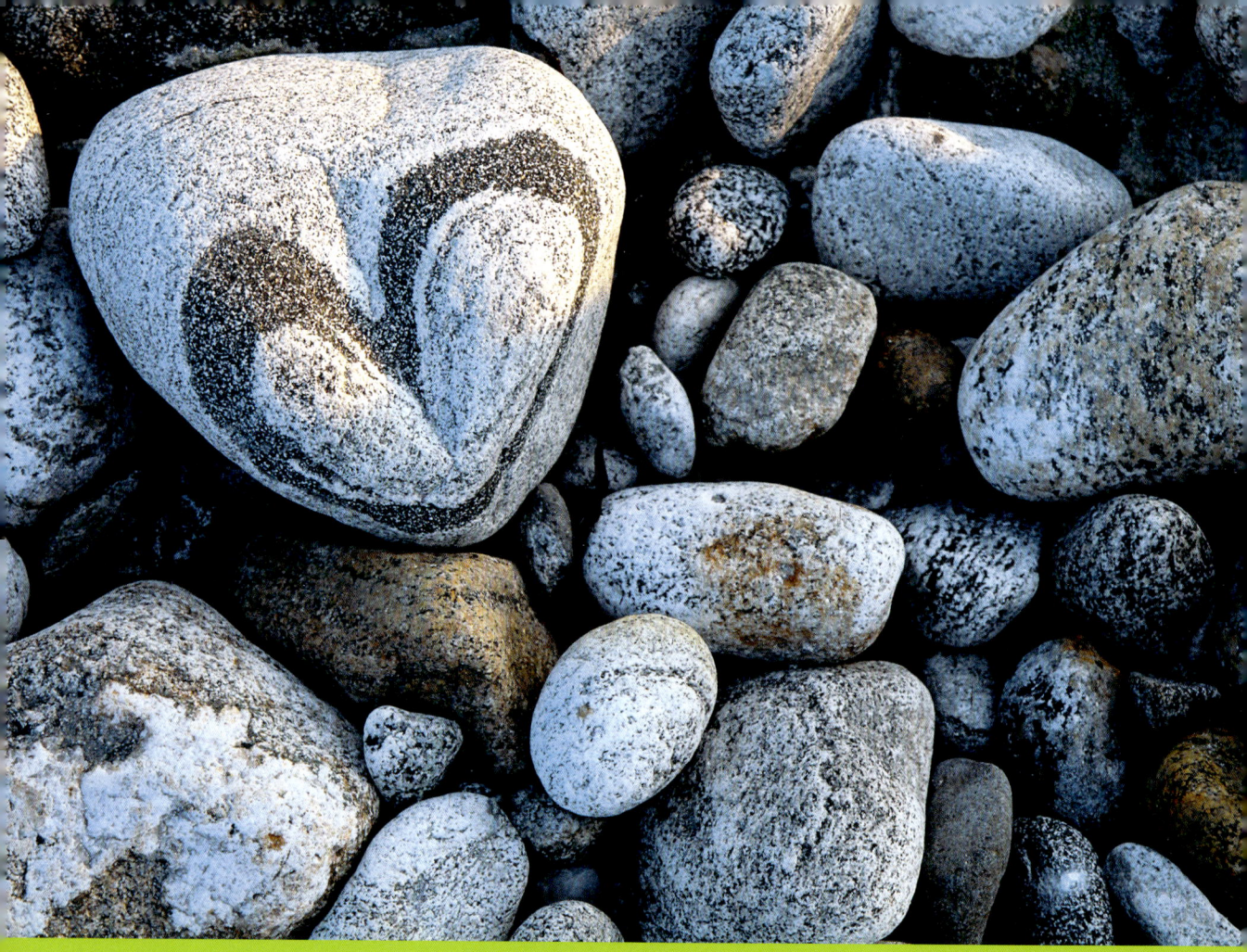

Erster Fastentag
Jetzt geht's los

Das Herz öffnen

Es ist so weit: Heute beginnen Sie mit dem Fasten. Sie brauchen dazu nicht viel: ein paar Kräuter, Früchte, etwas Gemüse und reichlich Wasser. Außerdem einen Ort, an den Sie sich zurückziehen können, und die Natur – als Erlebniswelt der Sinne. Wie einfach das Leben doch sein kann. Und wie reich an Schätzen, wenn Sie die Augen öffnen und alle Eindrücke in Ihr Herz lassen. Mit etwas Glück sind Sie von Menschen umgeben, die es gut mit Ihnen meinen: die Sie machen lassen, ohne zu urteilen; die Sie beobachten und ihre eigenen Erfahrungen mit Ihnen teilen.

> *»Still sitzend, nichts tuend, kommt der Frühling und das Gras wächst von allein.«*
>
> *Zen-Weisheit*

Heute an der Tagesordnung: Routine gewinnen

Heute machen Sie sich mit dem üblichen Ablauf eines Fastentages vertraut. Der immer wiederkehrende Rhythmus verbunden mit den Fastenanwendungen unterstützt den Körper in seiner Arbeit des Entspeicherns und Ausleitens. Das Wechselspiel von Aktivität und Entspannung ist die Grundlage für die Erholung.

Das aktive Erwachen

Schlaf fördert die Regeneration, im Fastenprozess noch intensiver als im normalen Alltag; Sie sinken in eine Tiefenentspannung. Wann immer Sie sich während des Fastens vom Schlaf lösen und aufstehen (in der Früh ebenso wie nach der Leberwickel-Siesta), sollten Sie es ganz langsam angehen. Vor allem wenn Sie einen schwachen Kreislauf haben, kann abruptes Aufstehen zu Schwindel führen.

Und so funktioniert das »aktive Erwachen«: Hängen Sie, nachdem Sie die Augen geöffnet haben, noch eine Weile Ihren Gedanken nach. Nehmen Sie Raum und Zeit mit allen Sinnen wahr. Räkeln Sie sich dann allmählich im Bett. Beginnen Sie, Finger und Zehen kräftig zu bewegen und setzen Sie sich langsam auf. Trinken Sie etwas Tee (eine Thermoskanne sollte für die Nacht immer auf dem Nachttisch stehen).

Jetzt heißt es raus aus den Federn: Nehmen Sie ein Luftbad am geöffneten Fenster oder auf dem Balkon. Entkleiden Sie sich dabei, soweit es geht, um möglichst viel Sauerstoff an die Haut zu lassen. Anstatt des Luftbads können Sie auch einen Kneippguss in der Dusche machen (siehe Seite 100 f.). In diesem Fall schlüpfen Sie dann, ohne sich abzutrocknen, sofort wieder unter die warme Bettdecke. Der Wechsel von Warm, Kalt und Warm wird alle Lebensgeister in Ihnen wecken.

Haben Sie sich wieder aufgewärmt, kleiden Sie sich für den Morgenspaziergang an oder begrüßen den Tag mit Yoga, Do In oder Ihrer üblichen Morgengymnastik. Außerdem nicht vergessen: Blicken Sie in den Spiegel und warten Sie, bis Sie jemand anlächelt. Dann werden positive Gedanken auch Ihre Seele beflügeln.

Atemübungen

Ein äußerst wichtiger Bestandteil der therapeutischen Wirkung des Fastens ist die Säureentlastung. Um den Säureanstieg (stoffwechselbedingte Azidose) zu kompensieren, leisten die Nieren – in geringerem Ausmaß auch die Haut und die Lunge – tagtäglich Höchstarbeit. Sie helfen Ihren Nieren bei dieser wichtigen Arbeit, indem Sie reichlich trinken. Körperbürstungen unterstützen die Ausscheidung über die Haut (siehe Seite 91), bewusstes Abatmen jene über die Lungen. Rufen Sie sich die richtige Atmung vor allem in drei Phasen des Fastentags ins Bewusstsein:

❭ Atmen Sie am Morgen am geöffneten Fenster, auf dem Balkon oder im Gar-

info

So könnte Ihr heutiger Tag aussehen

Morgens
❭ Aktives Erwachen mit Luftbad oder Kneippguss, Atemübungen (siehe Seite 91) und Yoga oder Do In (siehe Seite 87)
❭ Morgenspaziergang
❭ Glaubern (siehe Seite 93)
❭ Duschen mit anschließenden Körperbürstungen und Einölen

Vormittags
❭ Bleiben Sie in Bewegung, um die Darmentleerung gezielt zu fördern – zum Beispiel durch Dehnungsübungen, Spazierengehen oder Radfahren.

Mittags
❭ Fastensuppe zubereiten
❭ Mittagessen
❭ Anschließend Leberwickel-Siesta (siehe Seite 91 f.)

Nachmittags
❭ Nachmittagstee
❭ Machen Sie einen flotten Spaziergang im Wald oder Park; genießen Sie dabei bewusst die Schönheit der Natur.

Abends
❭ Fastencocktail
❭ Kreatives oder meditatives Abendprogramm (beispielsweise Malen, Töpfern, Lesen, Musik hören)
❭ Abendspaziergang, Yoga-Übung, Meditation oder Sauna
❭ Bei geöffnetem Fenster sanft einschlummern

ten ein paar Minuten tief ein und aus. Spüren Sie, wie sich Ihr ganzer Körper mit Sauerstoff füllt.

> Achten Sie beim Morgenspaziergang und bei der Wanderung am Nachmittag darauf, tief in den Bauch zu atmen.

> Jede Art des Sports beziehungsweise der intensiveren Bewegung vertieft Ihre Atmung und fördert die Abatmung der vermehrt auftretenden Säure. Gehen Sie deshalb jeden Tag mindestens einmal raus in die Natur.

Körperbürstungen

Diese natürliche Form des Peelings entfernt abgestorbene Hautpartikel und regt die Durchblutung an. Durch das ausgiebige Bürsten gönnen Sie jedoch nicht nur dem Körper, sondern auch der Psyche und dem vegetativen Nervensystem extra Streicheleinheiten: Für sie ist das Bürsten ein Moment der intensiven persönlichen Zuwendung. Genießen Sie die Zeit, die Sie sich selbst schenken.

Das brauchen Sie
Körperbürste aus Sisal oder mit sanften Naturborsten (alternativ ein Luffahandschuh) | hochwertiges Massageöl (Naturkosmetik)

So geht's:
Beginnen Sie Ihre sanfte Körperbürstung gleich nach dem Duschen, wenn die Haut noch leicht feucht ist. Bürsten Sie jeden Körperteil so lange, bis er rosig und gut durchblutet ist und sich deshalb wunderbar warm anfühlt.

Starten Sie dabei am rechten Arm und bürsten Sie einge Male die Armaußenseite hinauf, dann die Innenseite des Arms hinunter; so folgen Sie dem natürlichen Verlauf der Energiebahnen (Meridiane) im Körper. Wiederholen Sie das Gleiche am linken Arm.

Bürsten Sie beide Schultern kreisförmig und ziehen Sie anschließend eine Acht über der Brust.

Nun bürsten Sie den Bauch im Uhrzeigersinn, schließlich beide Pobacken und die Beine. Streichen Sie dabei vom Knöchel entlang der Beinaußenseite hinauf und auf der Innenseite des Beins wieder hinunter – erst rechts, dann links.

Beenden Sie die Körperbürstung mit einer ausgiebigen Ölmassage. Um deren Wirkung noch zu verstärken, können Sie einige Tropfen ätherisches Duftöl in das Basisöl geben; eine kleine Auswahl ganz besonderer Düfte finden Sie im Kasten auf Seite 164. So gut es auch riecht: Tragen Sie ätherisches Öl nicht pur auf die Haut auf, da dies zu Rötungen und anderen unerwünschten Hautreaktionen führen kann.

Der Leberwickel

Die Leber ist das größte und wichtigste Organ im menschlichen Stoffwechselprozess. Da für die Entgiftungsleistung eine Temperatur von rund 37 °C besonders förderlich ist, unterstützen Sie Ihre Leber durch eine heiße Auflage, den sogenannten Leberwickel, sehr.

Der Leberwickel und die dazugehörige Siesta sind aber auch im Hinblick auf Psyche und Seele ein absolutes Muss beim Fasten, weil sie immens zur Tiefenentspannung beitragen.

Das brauchen Sie
Waschlappen oder kleines Handtuch (eventuell auch einen Heublumensack aus der Apotheke) | Wärmflasche | Badetuch | Wolldecke | Wollsocken | heißes Wasser

So geht's:

Bevor Sie mit dem Leberwickel beginnen, gehen Sie auf die Toilette und ziehen ein Pyjama-Oberteil und warme Wollsocken an; eine volle Blase wirkt ebenso kontraproduktiv auf die Entspannung wie kalte Füße. Füllen Sie dann eine Wärmflasche mit heißem Wasser und legen Sie eine Wolldecke quer ins Bett.

Für den Wickel selbst tauchen Sie nun einen Waschlappen (ersatzweise ein kleines Handtuch) in heißes Wasser und wringen ihn gleich wieder aus.

Drücken Sie den Waschlappen sofort in Höhe der Leber auf den Bauch (rechte Bauchseite, unterer Rippenansatz), halten Sie die Wärmflasche darauf und wickeln Sie sich in ein Badetuch ein.

Nun legen Sie sich ins Bett und schlagen die Wolldecke um sich. Sie hält den Wickel schön zusammen.

Anstelle des Waschlappens können Sie auch einen Heublumensack verwenden, den Sie im Kochtopf unter Dampf erwärmen. Er soll gut durchwärmt, aber nicht zu heiß sein. Heublumen wirken krampflösend, stoffwechselfördernd und zusätzlich entspannend.

Genießen Sie jetzt mindestens eine Stunde gemütliche Bettruhe. Lassen Sie sich dabei weder durch Lektüre noch durch Musik oder den Fernseher ablenken. Hängen Sie einfach Ihren Gedanken nach, bis Sie wohlig einschlummern.

❯ Vorsicht: Wenn Sie gerade Ihre Menstruation haben, verstärkt die Hitzeeinwirkung am Bauch Ihre Blutung. Legen Sie in diesem Fall Waschlappen und Wärmflasche besser am Rücken in Höhe der rechten Lendengegend auf.

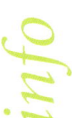
info

Ihr Fastenmenü heute

❯ **Frühstück:** Pfefferminztee, Glaubersalz mit Zitronensaft
❯ **Vormittags:** Wasser, Kräutertee, Zitronenspalten
❯ **Mittagessen:** Fastensuppe
❯ **Nachmittags:** Wasser, Kräutertee, Zitronenspalten
❯ **Abendessen:** Mit Wasser verdünnter Obst- oder Gemüsesaft (Fastencocktail).
  Abendtee für die Nacht vorbereiten und ans Bett stellen

Wichtig: Genießen Sie Fastensuppe und -cocktail ganz langsam und Löffel für Löffel; nehmen Sie die Inhaltsstoffe mit allen Sinnen wahr – das kann schon mal bis zu einer halben Stunde dauern. Klinken Sie sich für diese kurze Zeit von anderen Aktivitäten aus, damit Sie sich allein auf die Nahrungsaufnahme konzentrieren können. Essen Sie nie, während Sie etwas anderes erledigen (lesen, fernsehen etc.).

Heute speziell: Startschuss durch Glaubern

Die Glaubersalzlösung entzieht dem Körper Wasser, füllt so den Darm mit Flüssigkeit und erzeugt dadurch einen künstlichen Durchfall. Durch das Ausschwemmen des Darms und die damit einhergehende erste intensive Reinigung erhält der Körper das Signal zur Ausleitung; er stellt um auf die »Ernährung von innen«.

Das Glaubern

Nehmen Sie das Glaubersalz gleich am Morgen ein. Ihr Darm ist zu dieser Zeit aktiver als am Rest des Tages. Achten Sie darauf, sich ausreichend zu bewegen und viel zu trinken, nachdem Sie die Salzlösung eingenommen haben; beides regt die Darmperistaltik an. Außerdem ganz wichtig: Planen Sie Ihren ersten Fastentag unbedingt so, dass Sie jederzeit die Möglichkeit haben, auf die Toilette zu gehen. Denn die Entleerung kann je nach Darmtätigkeit in wenigen großen oder mehreren kleinen Schüben erfolgen.

lösen Sie darin die vorgeschriebene Menge an Glaubersalz (kein Bittersalz) auf. Als Mengenangabe gilt:

> Sehr zarte, schlanke Personen mit gut funktionierender Darmtätigkeit geben 20 g Glaubersalz auf ½ l Wasser.
> Normalgewichtige rechnen 30 g Glaubersalz auf ½ l Wasser.
> Bei Übergewicht und/oder trägem Darm wird die Mischung noch stärker: 40 g Glaubersalz auf ¾ l Wasser.

Nehmen Sie nun abwechselnd einige Schlucke der Salzlösung mit Zitronensaft und Pfefferminztee zu sich. Sie können den starken Geschmack zusätzlich neutralisieren, indem Sie zwischendurch immer wieder an Zitronenschnitzen lutschen. Auch wenn Sie das Glaubern am liebsten schnell hinter sich bringen würden: Lassen Sie sich Zeit. Es sollte etwa 20 Minuten dauern, bis das Glas mit der Salzlösung ganz leer ist.

Das Glaubern war erfolgreich, sobald Sie sich ausreichend entleeren konnten. Danach fühlen Sie sich zum ersten Mal während des Fastens so richtig leicht und frei.

> **Das brauchen Sie**
> 1 Krug lauwarmes Wasser | Glaubersalz (aus der Apotheke) |
> 1 Kanne Pfefferminztee | 1 Zitrone

So geht's:
Als Erstes bereiten Sie einen sehr starken Pfefferminztee zu und pressen eine halbe Zitrone aus; beides dient dem Geschmacksausgleich beim Glaubern. Füllen Sie dann einen Krug mit lauwarmem Wasser und

tipp

Sanfte Ausleitung

Vertragen Sie das Glaubersalz nicht (zum Beispiel wegen Magenproblemen), trinken Sie ein Glas Molke oder verdünnten Sauerkrautsaft, um einen ersten spontanen Stuhlgang herbeizuführen. Anschließend führen Sie zur Einleitung des Fastenstarts einen zweifachen Einlauf durch (siehe Seite 102 f.). Auch wenn Sie sich trotz Glauberns nicht entleeren konnten, machen Sie vor dem Zubettgehen einen Einlauf.

4

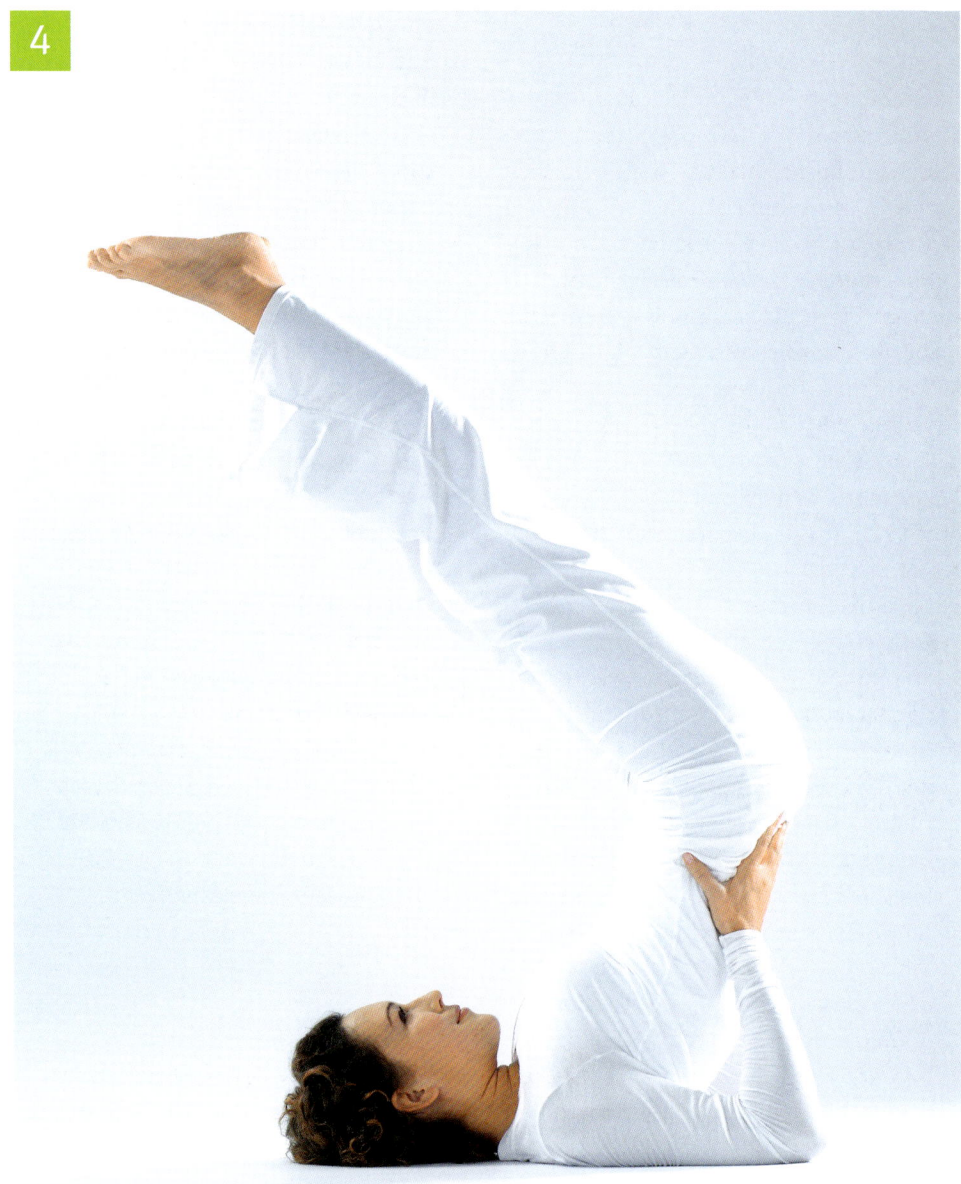

Yoga: Die Schrägstellung

Wenn Sie erst mit Yoga beginnen, starten Sie mit dieser Vorstufe des Schulterstandes. Bei der Schrägstellung handelt es sich um eine sogenannte Umkehrübung, bei der man nicht nur körperlich oben und unten miteinander vertauscht, sondern auch im übertragenen Sinne die Umkehr sucht, was Körper und Geist gleichermaßen mit positiver Energie erfüllt.

Vorsicht: Wenn Sie gerade Ihre Monatsblutung haben, sollten Sie auf Umkehrübungen verzichten, weil sich das Blut dadurch im Unterleib staut.

1   Legen Sie sich flach auf den Rücken. Die gestreckten Arme liegen entspannt neben dem Körper, die Handflächen zeigen nach unten.

2   Spannen Sie Bauch- und Beinmuskeln an und drücken Sie Unterarme und Hände leicht gegen den Untergrund. Ziehen Sie die angewinkelten Beine über den Oberkörper. Holen Sie keinen Schwung, sondern arbeiten Sie nur mit Kraft Ihrer angespannten Bauch- und Beinmuskulatur. Strecken Sie dann die Beine senkrecht nach oben aus. Die Fußspitzen zeigen zur Decke.

3   Lassen Sie die Beine langsam nach unten in Richtung Kopf sinken. Dabei hebt sich die Wirbelsäule behutsam vom Boden ab. Um die Haltung zu stabilisieren, stützen Sie den Rumpf mit den Händen am Beckenrand ab.

4   Heben Sie nun die Beine schräg nach oben an. Jetzt haben Sie Ihre Endposition erreicht: die Schrägstellung. Wenn Sie den Rücken statt am Beckenrand ein wenig weiter oben mit den Händen abstützen, richtet sich der Oberkörper noch weiter auf. Probieren Sie aus, welche Haltung sich am besten anfühlt. Wenn Sie Probleme mit dem Nacken haben, entlasten Sie Ihre Wirbelsäule mit einer gefalteten Decke. Legen Sie diese so unter den Schulterbereich, dass sie mit der oberen Schulterkante abschließt. Auf diese Weise wird die Hauptlast auf die Schultern verteilt.

5   Verweilen Sie dann vier bis sechs tiefe und gleichmäßige Atemzüge lang in dieser Haltung.

6   Um die Übung zu beenden, senken Sie zunächst die Beine langsam wieder in Richtung Kopf ab. Rollen Sie dann Wirbel für Wirbel ab, bis der Rumpf wieder ganz am Boden liegt und die Beine wieder zur Decke zeigen. Winkeln Sie die Beine an und setzen Sie die Füße am Boden auf. Lassen Sie dann die Füße nach vorn gleiten, bis Sie wieder flach am Boden liegen. Noch ein paar Atemzüge so verweilen.

Achtsam sein

Führen Sie alle Yoga-Übungen in diesem Buch nur im Rahmen Ihrer momentanen körperlichen Verfassung und Beweglichkeit aus und erzwingen Sie nichts. Wird Ihnen schwindelig oder haben Sie Schmerzen, brechen Sie die jeweilige Übung sofort ab. Allgemein erlernen Sie Yoga am besten unter fachkundiger Anleitung; unverzichtbar ist solche Anleitung, wenn Sie unter gesundheitlichen Problemen leiden.

wichtig

Im Reich der Sinne: Berührung berührt

Haben Sie sich schon einmal gefragt, warum Berührung für den Mensch so lebensnotwendig ist, dass er sie immer wieder spüren muss? Babys und Kleinkinder geben uns die Antwort: Sie lernen anhand des Greifens, die Welt zu begreifen. Für ihre geistige Entwicklung ist der Kontakt zu möglichst vielen verschiedenen Materialien enorm wichtig. Später sind unsere Lebens- und Lehrinhalte oft sehr abstrakt. Dabei ist es die Beteiligung der Hände, die viele Gehirnareale trainiert. Stecken Sie zum Test beim Spazierengehen einfach einmal einen Stein in die Hosen- oder die Jackentasche und »kneten« Sie ihn während des Gehens. So manches Problem ließ sich auf diese Weise schon lösen.

> *»Der sinnliche Mensch lacht oft, wo nichts zu lachen ist. Was ihn auch anregt, **sein inneres Behagen** kommt zum Vorschein.«*
>
> *Johann Wolfgang von Goethe*

Das Fasten setzt neue Impulse für den Tastsinn, zum Beispiel durch das morgendliche meditative Körperbürsten; der pflegende Einlauf berührt Sie sogar bis ins Innerste Ihres Darms. Der Zusatzbonus: Durch die natürliche Körperpflege schaffen Sie wieder einen selbstverständlichen Bezug zu sich selbst und messen sich so neue Bedeutung bei.

Lassen Sie auch keine Möglichkeit aus, die Lebenselemente Luft und Licht, Wind und Sonne, Erde und Wasser auf Ihrer Haut zu spüren und täglich bewusst mit ihnen in Kontakt zu treten. Selbst wenn Sie nicht gerne kochen: Nützen Sie das Fasten als Gelegenheit, die Konsistenz der unterschiedlichen Lebensmittel zu prüfen und beweisen Sie Fingerfertigkeit beim Gemüseschnippeln für die Fastensuppe.

Impulse für den Tastsinn: Legen Sie Hand an

Vom Fühlen ist es nur noch ein kleiner Schritt zu den Gefühlen. Und auch für Ihr Gegenüber eröffnet sich beim Betastetwerden ein Universum an Emotionen. Versuchen Sie es einfach einmal wieder selbst aus. Schaffen Sie sich dazu einen wohlig warmen Raum, genügend Decken und Polster, Kerzenlicht, sanfte Musik und Räucherstäbchen. Gönnen Sie sich Ihr Lieblingsmassageöl, legen Sie es zum Anwärmen in ein Gefäß mit heißem Wasser und gehen Sie verschwenderisch damit um. Schenken Sie sich Berührung.

In der Partnermassage üben Sie gleichermaßen die Kunst des Gebens und des Annehmen-Könnens. Konzentrieren Sie sich dazu ganz auf den Menschen, den Sie berühren und der Sie berührt. Lassen Sie Ihre Gedanken nicht schweifen. Sie werden die Qualität Ihrer Beziehung damit garantiert verändern.

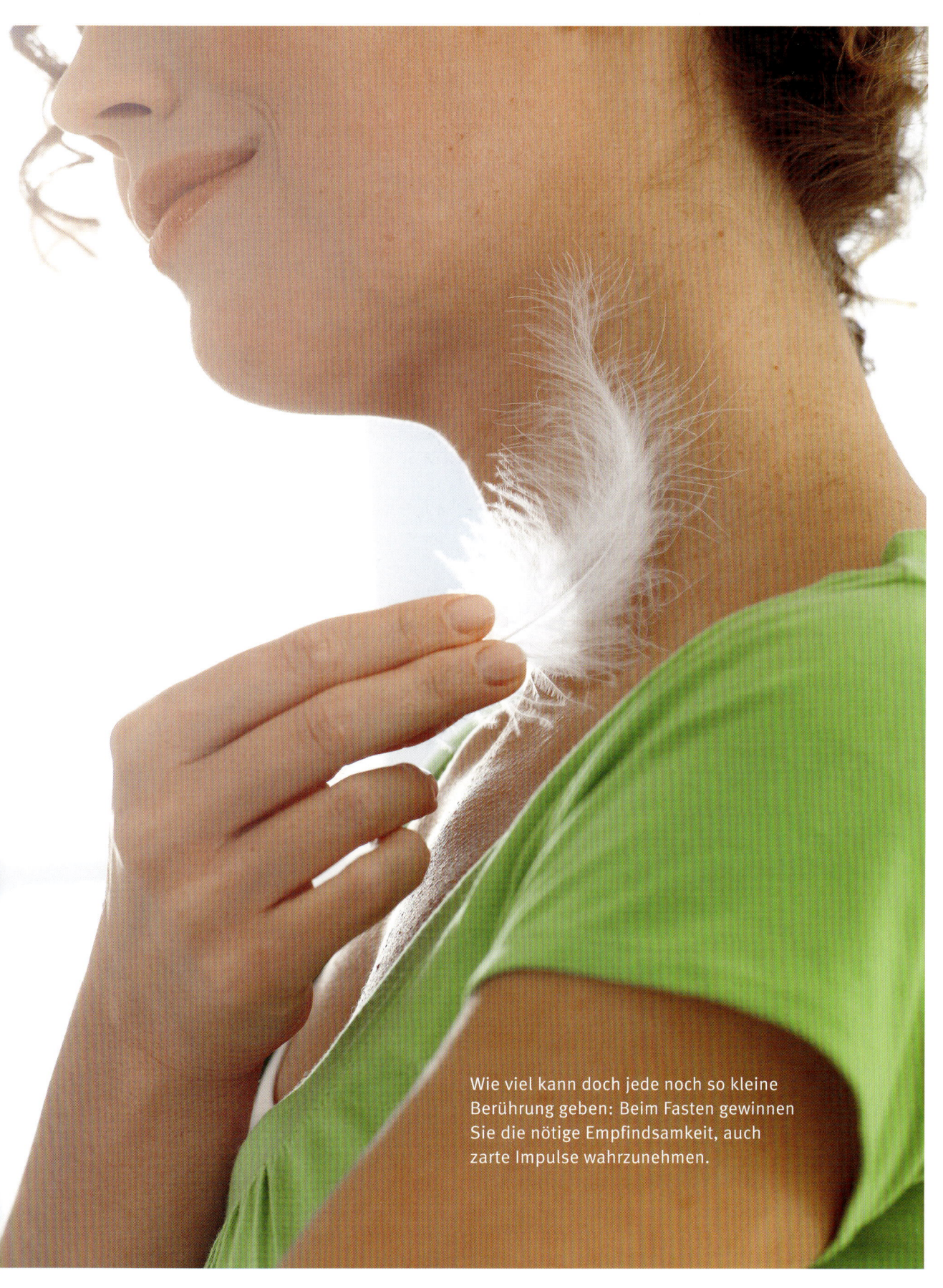

Wie viel kann doch jede noch so kleine
Berührung geben: Beim Fasten gewinnen
Sie die nötige Empfindsamkeit, auch
zarte Impulse wahrzunehmen.

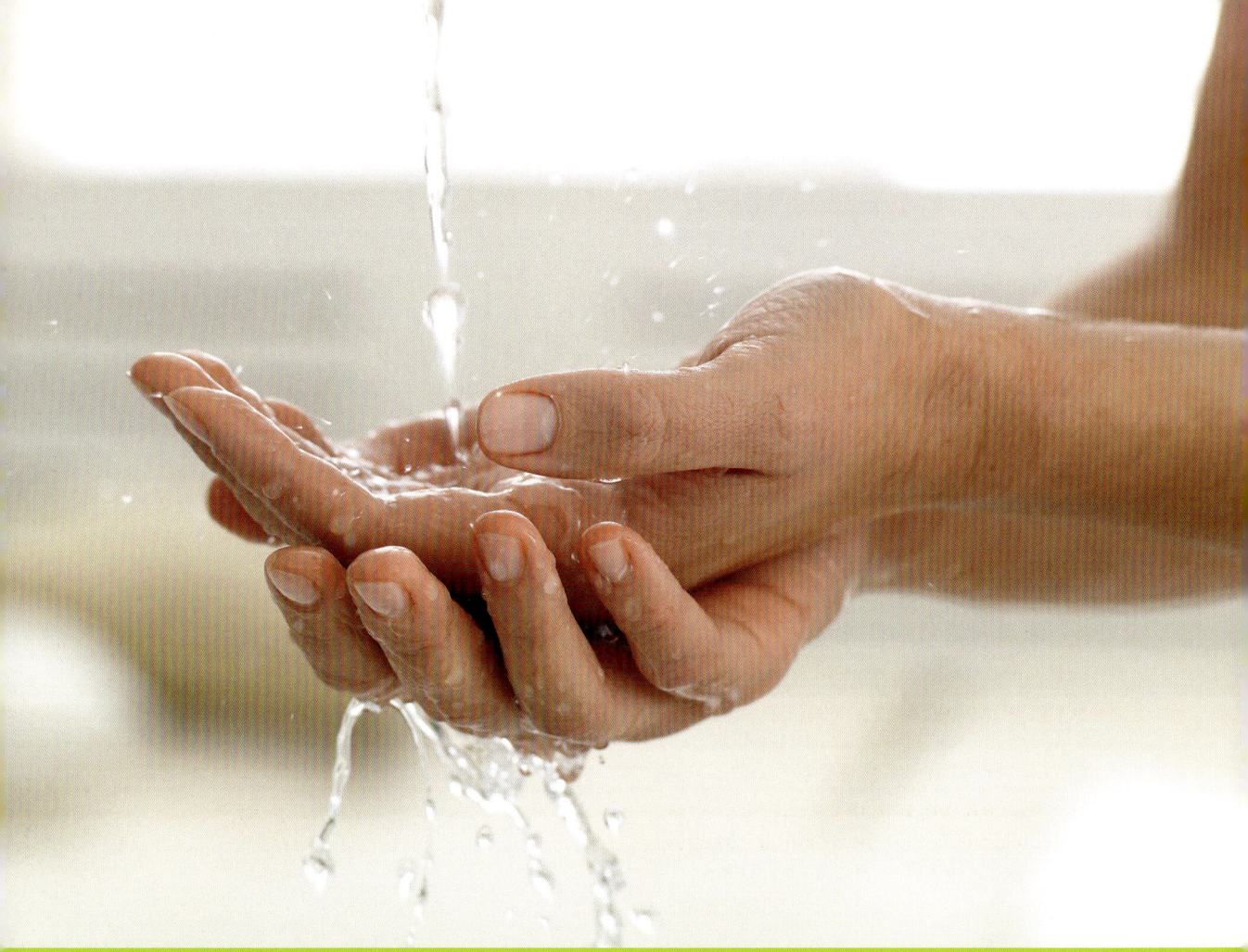

Zweiter Fastentag
Altlasten entsorgen

Das Loslassen lernen

Carpe diem, nutze den Tag: Jeden Moment bewusst zu leben und zu erleben, ist das größte Geschenk, das Sie sich selbst machen können. Sie füllen auf diese Weise Ihre emotionalen Speicher so randvoll mit Streicheleinheiten, dass Sie auch raue oder karge Lebensabschnitte bewältigen. Trotz dieses Wissens ist es eine der größten Herausforderungen des Daseins, im Hier und Jetzt zu leben. Denn das bedeutet auch, mit Veränderungen gut umgehen zu können. Lernen Sie also, nicht zwanghaft an allem und jedem festhalten zu müssen, sondern auch einmal loszulassen. Das hilft Ihnen, schneller zu erkennen, wann eine Lebensphase abgeschlossen ist und eine neue beginnt. Sie können dann leicht spüren, wann es Zeit ist, Abschied zu nehmen – von privaten oder beruflichen Partnern, von einzelnen Menschen oder einer ganzen Gruppe, aber auch von engstirnigen Einstellungen und lang überholten Geisteshaltungen.

Aktiv an jedem Lebensmoment teilzuhaben bedeutet aber auch, seine Wahrnehmung zu schärfen, sich auf das Wesentliche zu konzentrieren und sich nicht im Überfluss der äußeren Reize zu verlieren, die permanent auf einen einprasseln; sich zurückzuziehen und auf diejenigen Dinge zu besinnen, die einem wirklich wichtig sind: Wann haben Sie zum Beispiel Ihren Liebsten, Ihre Liebste das letzte Mal gefragt, was ihn oder sie derzeit am meisten bewegt, womit er/sie gerade am meisten kämpft oder was er/sie unbedingt noch in seinem/ihrem Leben tun möchte?

Stellen Sie diese Fragen noch innerhalb Ihrer Fastenwoche. Machen Sie sich dabei bewusst, dass Sie unter Umständen durchaus auch Kritik aushalten müssen. Übernehmen Sie die Verantwortung für Ihr Tun oder Unterlassen.

> *»Denke immer daran, dass es nur eine allerwichtigste Zeit gibt, nämlich: Sofort!«*
>
> *Leo Tolstoi*

Sicher: Es ist nie zu spät, den ersten Schritt zu machen und sich zu verändern. Doch überstürzen Sie auch nichts; jede Entwicklung im Leben braucht ihre Zeit; Sie können sie weder beschleunigen noch aufhalten. Aber Sie können jederzeit versuchen zu verstehen, warum sich etwas entwickelt und in welche Richtung es denn eigentlich gehen soll.

Jedes menschliche Leben entspringt dem Zufall des Schicksals. Füllen Sie Ihren Platz im Universum mit Ihrer Präsenz aus: einfach da sein (dürfen), sich selbst und die eigenen Bedürfnisse mit allen Sinnen bewusst wahrnehmen – nicht mehr und nicht weniger. Die Fastenwoche hilft Ihnen dabei, den Fokus neu auszurichten.

Heute an der Tagesordnung: Die Methode perfektionieren

Auch wenn Ihr Körper in den nächsten Tagen weitgehend auf Nahrung von außen verzichtet: Ihren Geist und Ihre Seele dürfen Sie mit neuen Eindrücken füttern.

Das Kneippen

Dem Lebenselixier Wasser kommt im Fastenprozess eine zentrale Rolle zu; es wirkt als Transport-, Reinigungs- und Sättigungselement. Neben der innerlichen Anwendung darf es auch äußerlich sprudeln.

Das brauchen Sie
Kaltes Wasser | einen Duschkopf mit Strahlfunktion oder einen Kneippschlauch für den Wasserhahn in der Dusche

So geht's:
Kneippen ist ein bewusster Kaltreiz, der nach einer heißen Dusche den Kreislauf aktiviert. Führen Sie dazu den kalten Wasserstrahl langsam vom rechten Knöchel (der am weitesten vom Herzen entfernte

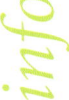

So könnte Ihr heutiger Tag aussehen

Morgens
> Aktives Erwachen mit Luftbad oder Kneippguss, Atemübungen (siehe Seite 90 f.) und Yoga oder Do In (siehe Seite 87)
> Kreativer oder meditativer Morgenspaziergang (siehe Seite 101)
> Frühstück
> Duschen mit anschließenden Körperbürstungen und Einölen

Vormittags
> Ruhige Beschäftigung, zum Beispiel gute Lektüre, einen lang hinausgeschobenen Brief schreiben oder Ähnliches
> Massage, Yoga-Übung oder Rückengymnastik

Mittags
> Fastensuppe zubereiten
> Mittagessen
> Anschließend Leberwickel-Siesta (Seite 91 f.)

Nachmittags
> Nachmittagstee
> Flotter Spaziergang, Nordic Walking, Wandern

Abends
> Fastencocktail
> Kreatives oder meditatives Abendprogramm, zur Ruhe kommen durch Musik, Lektüre, Malen, Gespräche, Meditation oder Sauna
> Bei geöffnetem Fenster sanft einschlummern

Punkt) den Unterschenkel hinauf bis zum Knie, umkreisen Sie dieses und führen Sie den Strahl innen wieder bis zum Fuß hinab. Führen Sie diese kreisende Bewegung dreimal durch. Gehen Sie genauso beim linken Bein vor: Fahren Sie an der Außenseite nach oben, innen nach unten.

Danach heben Sie abwechselnd Ihre Füße und zeichnen mit dem Wasserstrahl auf jede Sohle eine Acht.

Nun führen Sie den Wasserstrahl zum rechten Arm: Auf der Außenseite geht es hinauf, auf der Innenseite hinunter – insgesamt dreimal. Dann wird zum linken Arm gewechselt.

Beugen Sie zum Abschluss den Kopf nach vorn und machen Sie einen kurzen Guss im Nacken. Nun fühlen Sie sich durch und durch erfrischt. Kein Kaffee der Welt hätte die gleiche Wirkung.

tipp

Freiluft-Kneippen

Wenn Sie auf Ihrem Morgenspaziergang an einer natürlichen Wasserquelle vorbeikommen, nützen Sie auch dort die Gelegenheit zum Kneippen. Ziehen Sie Schuhe und Socken aus, krempeln Sie Ihre Hose hoch und staksen Sie im Wasser. Wichtig ist, dass Sie dabei die Füße nie zu lange im kalten Wasser lassen, sondern immer wieder an die Oberfläche bringen. Wenn Sie nach einigen Minuten den Kaltreiz als ausreichend empfinden, ziehen Sie sich wieder Socken und Schuhe an und genießen das Kribbeln in den Beinen; nach und nach wird dadurch Ihr gesamter Organismus vitalisiert.

»Es blitzt ein Tropfen Morgentau im Strahl des Sonnenlichts; ein Tag kann eine Perle sein und ein Jahrhundert nichts.«

Gottfried Keller

Kreativer oder meditativer Morgenspaziergang

Der Spaziergang in den Morgen ist an jedem Fastentag Ihr erster Kontakt mit der Außenwelt; der Moment, in dem sich das gemächliche Lösen aus dem Schlaf und der Bettruhe fortsetzt. Diesen entscheidenden Start in den Tag werden Sie jeden Morgen in einer neuen Stimmung wahrnehmen: ob gut gelaunt und frischen Mutes oder nachdenklich und meditativ – erlauben Sie sich, bewusst in sich hineinzuspüren.

Entdecken Sie die Welt mit ihrer Fülle an Gerüchen und Geräuschen jeden Morgen aufs Neue. Lassen Sie sich inspirieren, indem Sie zum Beispiel täglich eine neue Route ins Büro nehmen; berichten Sie Ihren Lieben am Abend dann von Ihren Entdeckungen. Erforschen Sie altbekannte Plätze, Gärten oder Parkanlagen zu einer für Sie unüblichen Tageszeit und fangen Sie die neuen Stimmungen ein. Vielleicht finden Sie auch Gefallen daran, Blüten, Gräser, Kräuter oder Steine zu sammeln.

Mit ihnen können Sie Ihren Fastentisch dekorieren oder ein Natur-Mandala legen. Die welken Blätter werden Sie bald daran erinnern, wie unendlich kostbar jeder Lebensmoment doch ist.

Achten Sie auch auf Ihre Kraftressourcen: Möglicherweise verringert sich das Gehtempo durch das fortschreitende Fasten, eventuell werden Sie kurzatmig. Um die Signale des Körpers nicht zu überhören, gehen Sie zumindest einen Teil des Weges in absoluter Stille.

Das natürliche Sechs-Punkte-Programm gegen Kopfweh

An den ersten beiden Fastentagen kann es zu Kopfschmerzen kommen – dies ist ein deutliches Zeichen dafür, dass der Körper auf Entgiftung umschaltet. Helfen Sie sich in sechs gezielten Schritten auf natürliche Weise:

1 Tanken Sie reichlich frische Luft – zur Vorbeugung und im akuten Notfall. Atmen Sie tief ein und aus (Bauchatmung).

2 Trinken, trinken, trinken – die Flüssigkeit schwemmt die Giftstoffe über die Nieren aus dem Körper heraus; weil zudem das Blut flüssiger wird, werden die Zellen besser mit Sauerstoff versorgt.

3 Ein Tipp aus der Akupressur: Drücken Sie mit den Handballen fest gegen die Schläfen. Führen Sie dabei auch kleine kreisende Bewegungen aus.

4 Reiben Sie einen Tropfen ätherisches Pfefferminzöl unter die Nase, in den Nacken und/oder an die Schläfen.

5 Entgiften Sie mit einem Einlauf (siehe Seite 103).

6 Gönnen Sie sich vor dem Zubettgehen ein ansteigendes Fußbad. Die Anleitung dazu finden Sie auf Seite 69.

Heute speziell: Sanfte Darmpflege

Zugegeben: Wenn Sie noch nie einen Einlauf probiert haben, mag es Sie vielleicht einige Überwindung kosten. Sie werden jedoch schnell feststellen, dass es nicht nur kinderleicht ist. Auch das positive, befreiende Gefühl wird Sie von der Sinnhaftigkeit dieser Anwendung überzeugen: Anfängliche Kopfschmerzen oder Übelkeit während des Fastens verschwinden im Nu – ebenso wie eventuelle Hungergefühle. Und auch im Alltag nach dem Fasten können Sie viele Wehwehchen wirkungsvoll mit einem Einlauf bekämpfen (siehe Kasten Seite 103).

Eine wichtige Voraussetzung ist, dass Sie sich ein behagliches Ambiente schaffen. Je entspannter Sie an die Sache herangehen, umso reibungsloser wird sich der Ablauf gestalten. Ein Einlauf gehört schließlich nicht nur zur intimsten, sondern auch zur wertvollsten Körperpflege, die Sie sich angedeihen lassen können.

info

Ihr Fastenmenü heute

❯ **Frühstück:** Morgentee, 1 TL Honig, Zitronenspalten auslutschen

❯ **Vormittags:** Wasser, Kräutertee

❯ **Mittagessen:** Fastensuppe

❯ **Nachmittags:** Wasser, Kräutertee, Zitronenspalten

❯ **Abendessen:** Fastencocktail, den Abendtee für die Nacht vorbereiten und ans Bett stellen

Der Einlauf

Der Einlauf dient der Reinigung des Dickdarms. Das Wasser dehnt den Darm und setzt die Darmperistaltik in Gang. Der Darminhalt wird herausgelöst und auf schonende Weise abtransportiert.

Das brauchen Sie
Einlaufgerät | Darmrohr (beides aus der Apotheke) | lauwarmes Wasser

---

So geht's:

Stecken Sie das Darmrohr auf das Anschlussstück des Einlaufgeräts, schließen Sie den Wasserhahn am Plastikschlauch und füllen Sie zwei Liter lauwarmes Wasser in den Behälter. Ein kurzer Probelauf ins Waschbecken stellt sicher, dass sich keine Luftblasen im Schlauch befinden. Schließen Sie dann den kleinen Wasserhahn am Gerät wieder. Befestigen Sie das Einlaufgerät an der Klinke beziehungsweise einem Haken an der Badezimmertür oder in der Wanne; je höher das Gerät hängt, umso schneller fließt das Wasser. Breiten Sie ein Badetuch am Boden aus, damit Sie bequem liegen.

Ölen Sie das Endstück des Darmrohrs und den After mit Vaseline oder Körperöl ein. Nehmen Sie eine angenehme Position ein (Rücken-, Seitlage oder Bankstellung) und führen Sie das Darmrohr sanft in den Enddarm ein. Pressen Sie dabei im ersten Moment wie beim Stuhlgang an, damit sich der Schließmuskel des Afters öffnet. Lassen Sie nun mindestens die Hälfte des Wassers (einen Liter) in Ihren Bauchraum fließen. Schließen Sie danach den kleinen Wasserhahn am Gerät wieder und ziehen Sie das Darmrohr vorsichtig heraus. Legen Sie sich bequem auf den Rücken und atmen Sie ruhig. Versuchen Sie, das Wasser einige Minuten zu behalten, bis Sie einen deutlichen Drang zur Toilette verspüren. Der Darm leert sich in ein bis zwei starken Schüben; der zutage tretende Darminhalt ist dabei meist dünnflüssig, kann jedoch auch harte, lang lagernde Kotsteine mit sich führen. In diesem Fall schließen Sie gleich einen zweiten Durchgang an; ebenso wenn der Darminhalt noch dickflüssig ist. Führen Sie den Einlauf täglich, mindestens jedoch dreimal in der Fastenwoche durch. Bei einem normal funktionierenden Darm verwenden Sie dazu lauwarmes Wasser. Bei Fastenden mit trägem Darm sollte das Wasser ein bisschen kühler sein, um die Ausscheidung anzukurbeln.

Wenn Sie unter Darmproblemen oder Hämorrhoiden leiden, fügen Sie dem Einlaufwasser zusätzlich eine Tasse lauwarmen Kamillentee bei, der entzündungshemmend wirkt.

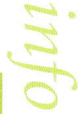

Einlauf im Alltag

Sie können den wertvollen Effekt des Einlaufs für Ihre Gesundheit auch nach dem Fasten nutzen. Er wirkt unterstützend bei:

- ❯ Allgemeiner (auch bei Ernährungsumstellung) und Reise-Verstopfung
- ❯ Fieber und Grippe
- ❯ Schnupfen und Heuschnupfen
- ❯ Hautausschlägen
- ❯ Sonnenbrand

Yoga: Der Fisch

Die Übung weitet den Brustraum und entspannt Rücken und Schultern. Durch beides vertieft sich auch die Atmung.

1 Legen Sie sich flach auf den Rücken. Die Beine sind gestreckt und liegen eng nebeneinander; die Fußspitzen sind leicht angezogen. Die Arme liegen entspannt neben dem Körper. Die Hände ruhen mit den Handflächen nach unten dicht am Gesäß.

2 Mit einem kraftvollen Druck der Unterarme gegen den Boden ziehen Sie den Oberkörper nach oben. Spannen Sie dabei Ihre Beckenbodenmuskulatur an und vermeiden Sie es, ein Hohlkreuz zu machen.

3 Ziehen Sie den Kopf langsam nach unten in Richtung Boden und Scheitel. Vorsicht: Auf dem Kopf lastet dabei keinerlei Gewicht.

4 Bleiben Sie vier bis sechs gleichmäßige und tiefe Atemzüge in dieser Haltung. Konzentrieren Sie sich darauf, den Brustkorb mit jedem Einatmen noch ein wenig mehr zu weiten.

5 Um die Übung zu beenden, lassen Sie bei einem Ausatmen den Oberkörper langsam wieder zu Boden sinken; der Kopf geht in die Ausgangsposition zurück. Die Ellbogen gleiten entspannt zur Seite.

6 Bleiben Sie noch einen Moment so liegen und genießen Sie das wohlige Gefühl der entspannten Schultern und eines gedehnten Brustraums.

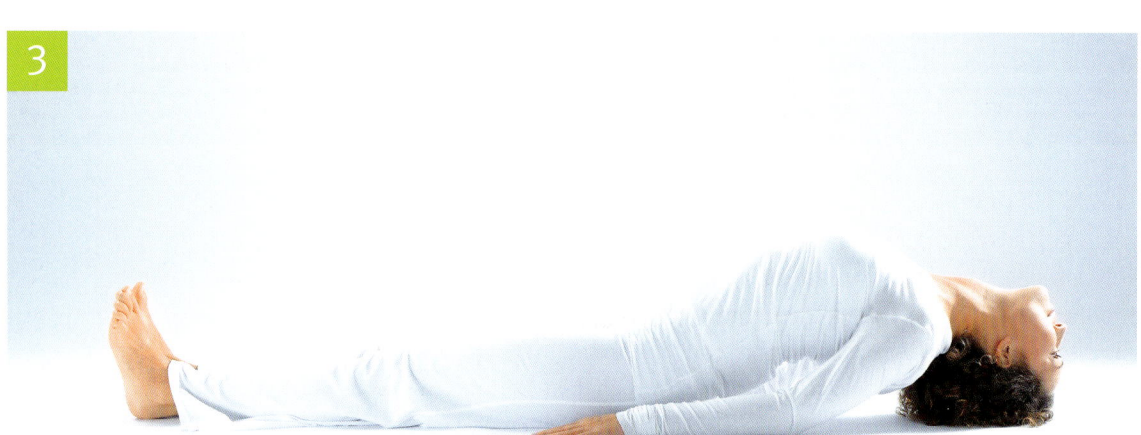

3

Versuchen Sie bei der Übung Fisch, den Brustkorb mit jedem Einatmen noch mehr zu weiten und so die Dehnung zu intensivieren.

Im Reich der Sinne: Die Welt gut riechen können

Sie nehmen einen Geruch zwar über die Nase auf, von dort aber wandert er schnurstracks ins limbische System und zum Hypothalamus, den entwicklungsgeschichtlich ältesten Teilen des menschlichen Gehirns. Kein Wunder also, dass dort auch tief sitzende Emotionen verankert und mit den Düften gespeichert sind. »Der Nase nach zu gehen« kann also in so mancher Situation durchaus eine klärende Wirkung haben. Ist Ihre Nase frei, sind Sie auch bei der Entscheidungsfindung freier.

Auch hierbei kann Sie das Fasten unterstützen: Weil sich Ihr Geruchssinn durch den Reinigungsprozess schärft, nehmen Sie Gerüche während des Fastens und danach viel intensiver wahr. Profitieren Sie davon, indem Sie an Ihrem Lieblingsduft schnuppern, sich Blumen ins Wohnzimmer stellen und sich jeden Morgen mit einem hochwertigen, duftenden Körperöl verwöhnen. Die reinigende Wirkung der Zitrone kommt, als ätherisches Öl versprüht, sogar im Wohnraum zur Geltung. Es kann jedoch auch vorkommen, dass Sie bestimmte Gerüche in dieser Zeit einfach unausstehlich und geradezu abstoßend finden, wie Zigarettenrauch, Abgase, Schweiß oder Parfüm.

Impulse für den Geruchssinn: Erfahrung riechen

Den Moment zu leben, heißt auch, nicht mit dem mp3-Player durch den Wald zu joggen, sondern die Natur bewusst wahrzunehmen – zu spüren und zu riechen. Ziehen Sie die Schuhe aus und gehen Sie auf unterschiedlichen Böden. Lassen Sie Ihre Füße erforschen, was Sie trägt (der Eindruck ist mit geschlossenen Augen noch intensiver). Atmen Sie tief den Duft von Blättern und Blüten. Umarmen Sie einen Baum und stemmen Sie sich gegen seinen festen Stamm; spüren Sie seine Kraft und Macht.

Wenn Sie kleine Kinder haben, lassen Sie sich bei dieser Übung bewusst von ihnen durch den Wald führen. Folgen Sie ihrem Rhythmus, ohne ungeduldig zu werden. Kinder achten beim Spaziergang auch auf die allerkleinsten Dinge am Wegesrand: Schmetterlinge, Steine, Moos, winzige Blüten, Käfer, Raupen, Spinnennetze, die im Tau glitzern. Alles weckt ihr Staunen und ihre Bewunderung für die Natur. Animieren Sie sie dazu, all die wunderbaren Dinge nicht nur zu berühren, sondern auch daran zu riechen. Denn der Geruchssinn hält von allen Sinnen Erinnerung am einprägsamsten fest. Ein solcher Spaziergang wird zwar um vieles länger dauern, doch mahnen Sie nicht zur Eile. Alles durch und mit Kinderaugen zu entdecken und zu erforschen, bringt Ihnen den Reichtum der Welt auf ganz simple Weise näher. Und es ist die natürlichste Form der Entschleunigung.

Schließen Sie Ihre Entdeckungstour mit einer kleinen Riechübung ab: Lassen Sie Ihre Kinder im Wald gesammelte Dinge mit geschlossenen Augen erraten – nur mithilfe der Nase. Auch Sie selbst können allein durch die Erinnerung Duftreize aus der Vergangenheit wachrufen: Salz und Fisch aus Ihrem ersten Urlaub am Meer, der frisch gebackene Gugelhupf Ihrer Großmutter, die Heuernte beim Bauern …

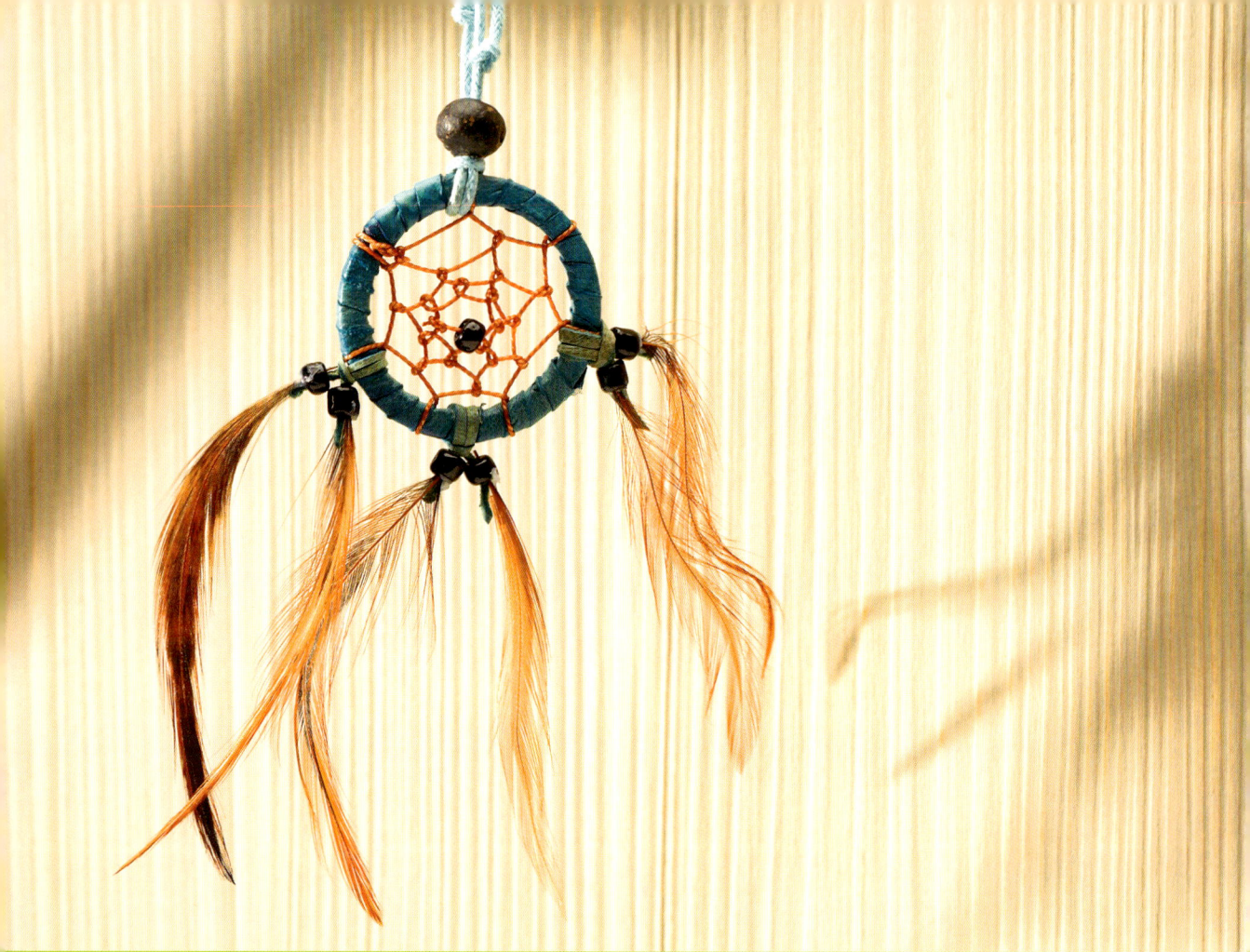

Dritter Fastentag

Neues an sich entdecken

Die eigenen Träume leben

Erlauben Sie sich während des Fastens, wieder einmal zu träumen. Und das nicht nur in der Nacht, sondern auch tagsüber. Lassen Sie alte Hoffnungen, Sehnsüchte und Wünsche wieder aufleben, auch wenn sie noch so unrealistisch und irrational erscheinen mögen. Wie viel Kraft verleihen doch Glaube, Hoffnung und Liebe – alles wird möglich. Träume beflügeln und stärken die Kreativität, nur durch sie wird das scheinbar Unerreichbare zur Realität.

> »*Wenn du sprechen kannst, kannst du* **singen,** *wenn du gehen kannst, kannst du* **tanzen.**«

Westafrikanisches Sprichwort

Versuchen Sie in diesen wenigen Fastentagen auch einmal, an den Gesetzen Ihres Lebens zu drehen: Seien Sie zum Beispiel so richtig unlogisch und lassen Sie Ihren Gedanken freien Lauf. Verlassen Sie eingefahrene Muster und schütteln Sie negative Gedanken ab, die aus der Vergangenheit im Kopf nachklingen. Trauen Sie sich selbst wieder mehr zu. Lassen Sie niemand anderen als sich selbst Macht über Ihre Entwicklung haben. Wie Sie das schaffen, erfahren Sie auf Seite 110.

Heute an der Tagesordnung: Kraft sammeln

Sie möchten wissen, wie gut Ihre Ausscheidung funktioniert? Ob Ihr Körper Platz macht für Neues? Die besten Indikatoren sind die Farbe Ihrer Zunge und Ihres Urins. Die Zunge wird ab dem heutigen Tag nämlich einen mehr oder weniger starken Belag aufweisen. Um diesen zu entfernen und unangenehme Gerüche zu vermeiden, bürsten Sie beim Zähneputzen auch Ihre Zunge oder verwenden einen speziellen Zungenschaber.

Überprüfen Sie ab sofort auch laufend, ob Ihr Urin hell ist; das weist auf eine gute Ausscheidung hin. Ist er nicht beinahe durchsichtig, müssen Sie unbedingt mehr trinken. Vergessen Sie zu guter Letzt auch nicht den Einlauf, der täglich an der Fastentagesordnung steht.

Die Gewichtsentwicklung überprüfen

Wenn Sie genau verfolgen möchten, ob und wie viel Sie in der Fastenwoche abnehmen, hier einige Anregungen:

> Wiegen Sie sich täglich zur gleichen Zeit, um einen korrekten Verlauf aufzeigen und die Werte vergleichen zu können.

> Sie haben noch keine Gewichtsreduktion festgestellt? Überprüfen Sie, ob Sie sich genug bewegen und tatsächlich kein Salz zu sich nehmen (Achtung vor versteckten Salzen, zum Beispiel in fertigen Gemüsesäften).

> Die Ursache einer verzögerten Gewichtsabnahme kann aber auch in einem

Wasserstau liegen. In diesem Fall hilft ein Termin beim Masseur; auch Getränke mit hohem Kaliumanteil (etwa frisch gepresster Birnen- oder Aprikosensaft) und Tees mit stark entwässernder Wirkung (Brennnessel, Zinnkraut, Birkenblätter, Löwenzahnwurzel) können helfen.

❯ Zu Ihrer persönlichen Motivation: Die Gewichtskurve ist weder in jeder Fastenwoche noch bei allen Fastenden gleich. Auch während der nachfolgenden Aufbauzeit können Sie noch abnehmen. Halten Sie sich dazu genau an die Ernährungsempfehlungen für diese Tage.

Das natürliche Sechs-Punkte-Programm für einen guten Schlaf

In der Ruhe liegt die Kraft. Und tatsächlich regeneriert der Körper am besten im Schlaf, schöpft die Kraft für Herausforderungen des Alltags. Überprüfen Sie daher Ihre Schlafgewohnheiten und träumen Sie in Zukunft (noch) süßer.

❯ **Ausreichend Sauerstoff:** Schlafen Sie möglichst immer mit geöffnetem Fenster. Ausnahme: extreme Minusgrade; an sehr kalten Tagen sollten Sie das Zimmer jedoch zumindest vor dem Schlafengehen einige Zeit durchlüften.

info

So könnte Ihr heutiger Tag aussehen

Morgens
❯ Aktives Erwachen mit Luftbad oder Kneippguss, Atemübungen (siehe Seite 90 f.) und Yoga oder Do In (siehe Seite 87)
❯ Kreativer oder meditativer Morgenspaziergang (siehe Seite 101)
❯ Frühstück
❯ Duschen mit Kneippguss, anschließend Körperbürstungen, Einölen und Einlauf (siehe Seite 102 f.)

Vormittags
❯ Ruhige Beschäftigung wie Yoga, Qi Gong oder Massagetermin
❯ Joggen, Schwimmen, Radfahren

Mittags
❯ Fastensuppe zubereiten
❯ Mittagessen
❯ Anschließend Leberwickel-Siesta (Seite 91 f.)

Nachmittags
❯ Nachmittagstee
❯ Flotter Spaziergang, Nordic Walking oder kurze Wanderung

Abends
❯ Fastencocktail
❯ Kreatives oder meditatives Abendprogramm
❯ Ansteigendes Fußbad für einen freien Kopf und guten Schlaf (siehe Seite 69)
❯ Bei geöffnetem Fenster sanft einschlummern

> Wärmezufuhr drosseln: Heizen Sie das Schlafzimmer in der kalten Jahreszeit nachts nur mäßig oder drehen Sie die Heizung sogar ganz ab. Decken Sie sich stattdessen besser warm zu. Eine Wärmflasche trägt bei niedrigen Temperaturen dazu bei, dass Sie sich entspannen.

> Stille: Wählen Sie zum Schlafen dasjenige Zimmer in Ihrer Wohnung, das am ruhigsten liegt. Ihr Gehirn arbeitet auch nachts und filtert alle Geräusche der Umgebung, ohne dass Sie es merken. Je lauter es ist, desto unruhiger schlafen Sie.

> Matratze: Ihr Rücken sollte sich nachts unbelastet entspannen. Wie hart die Matratze dazu sein sollte und welches Kissen passt, hängt von Ihrer bevorzugten Schlafstellung ab (Bauch-, Rücken- oder Seitenlage). Ganz wichtig: Nehmen Sie sich beim Matratzenkauf ausreichend Zeit zum Probeliegen. Gehen Sie bei Bedarf mehrmals zum Testen in den Laden.

> Natur pur: Verwenden Sie möglichst nur Matratzen und Bettzeug aus Naturfasern; sie gleichen die Feuchtigkeit besser aus und weisen einen geringeren Befall von Schimmelpilzen auf (Allergieprävention). Wenden Sie zudem die Matratze bei jedem Bettenwechsel, um sie ausreichend zu belüften. Ziehen Sie auch bei der Nachtwäsche Naturmaterialien vor (Baumwolle, Seide).

> Ernährung: Schlummern Sie während des Fastens dank einer Kanne Abendtee (Beispiele für beruhigende Teemischungen finden Sie auf Seite 73) und positiven Gedanken sanft ein. Gehen Sie auch nach dem Fasten nicht mit einem übervollen Bauch ins Bett. Die zusätzlichen Verdauungsaufgaben, die Ihr Organismus kurz vor der Bettruhe leisten muss, bringen einen unruhigen Schlaf mit sich. Vorsicht auch bei Rohkost am Abend: Genießen Sie frisches Gemüse zu dieser Tageszeit besser gedünstet, dann ist es leichter verdaulich.

Heute speziell: Die Kraft der Worte

Am dritten Fastentag geht es nicht nur darum, den Körper durch das Ausleiten von Giftstoffen sowie mit genug Ruhe und Schlaf zu stärken. Auch Ihr Geist braucht die nötige Kraft, das Projekt Fasten zu bewältigen und daraus Energie für den anschließenden Alltag zu ziehen.

Verfassen Sie deshalb heute Ihre persönliche Kraftformel: Sie hebt Ihre Vorzüge hervor und stärkt Sie für die weiteren Fastentage – und darüber hinaus. Und der knappe Inhalt gibt zudem deutlich Aufschluss über Ihr Inneres. Nehmen Sie sich also Zeit und überlegen Sie, welche Qualitäten Ihre Denkweise am besten beschreiben. Welche Formulierung spiegelt Ihr wahres Ich am besten wider?

info

Ihr Fastenmenü heute

> Frühstück: Morgentee, 1 TL Honig, Zitronenspalten auslutschen

> Vormittags: Wasser, Kräutertee

> Mittagessen: Fastensuppe

> Nachmittags: Wasser, Kräutertee, Zitronenspalten

> Abendessen: Fastencocktail, den Abendtee für die Nacht vorbereiten und ans Bett stellen

»Inwendig lernt kein Mensch
sein Innerstes erkennen;
denn er misst nach eigenem Maß
sich bald zu klein und leider oft zu groß.
*Der Mensch erkennt sich **nur im Menschen.***
***Nur das Leben** lehret jedem, wie er sei.«*

Johann Wolfgang von Goethe

Lautet Ihr Powersatz zum Beispiel: »Gut leben und gut leben lassen«, hieße das, Sie schätzen Qualität und legen Wert auf Harmonie in Ihrem Umfeld.

Das Wichtigste bei der Wahl Ihrer Kraftformel: Heben Sie positive Aspekte hervor und vermeiden Sie negative Formulierungen. Sagen Sie nicht: »Ich will alle besiegen«, »Ich will mich nicht unterkriegen lassen« oder »Ich will keine Angst mehr haben«, sondern lieber: »Ich will Stärke beweisen und mein Leben meistern«.

Ein weiteres schönes Beispiel für eine positive Formulierung: »Ich gehe frohen Mutes durch den Tag«, nicht: »Schlechte Laune macht mich krank«. Lesen Sie sich die genannten Beispielsätze ruhig einmal laut vor; Sie werden sofort die emotionale Wirkung spüren, die sie im Positiven wie Negativen in Ihnen auslösen.

Ein Powersatz kann Ihnen nicht nur beim Fasten Mut machen, die ungewohnten Aufgaben zu bewältigen. Auch danach stärkt er Sie für die verschiedenen Herausforderungen, die der Alltag mit sich bringt. Nutzen Sie diese positive Wirkung.

Genießen Sie die innere Zufriedenheit, die entsteht, wenn Sie sich bewusst werden, dass Sie Ihr Leben mit all seinen Möglichkeiten selbst in der Hand haben. Genießen Sie Ihre Freiheit.

Täglich Kraft tanken

Und so starten Sie mit Ihrer persönlichen Kraftformel in den Fastentag:

❯ Stellen Sie sich jeden Morgen vor den Spiegel und sagen Sie sich Ihren Powersatz laut vor. Blicken Sie sich dabei selbst fest in die Augen und lächeln Sie.

❯ Schreiben Sie den Powersatz auf einen kleinen Zettel oder ein Notizkärtlein und stecken Sie ihn in die Jackentasche oder das Portemonnaie. Holen Sie ihn mehrmals am Tag hervor und lesen Sie ihn sich laut oder leise vor.

❯ Oder Sie malen ein Plakat und befestigen es an einer Stelle in Ihrer Wohnung, an der Sie häufig vorbeigehen.

❯ Sie können den Satz auch auf das Vorsatzpapier Ihres Terminkalenders notieren und immer dann nachlesen, wenn Sie eine wichtige Verabredung haben.

Yoga: Die Vorbeuge

Die Übung dehnt die Körperrückseite und verstärkt die Durchblutung des Kopfes; die Gedanken fließen wieder ungehindert. Die Vorbeuge ist aber auch eine gute Übung, um die oft vernachlässigte Ausatmung bewusster wahrzunehmen und zu trainieren.

1 Sie stehen aufrecht mit leicht geöffneten Beinen, die Füße sind zueinander parallel. Die Arme hängen locker seitlich herab.
2 Beugen Sie die Beine ein wenig und führen Sie den gestreckten Oberkörper mit dem Austamen so weit es geht nach vorn. Bei jedem Ausatmen rollen Sie nun langsam Wirbel um Wirbel ab, bis die Fingerkuppen schließlich seitlich neben den Zehen den Boden berühren. Erzwingen Sie dabei nichts und beugen Sie, falls nötig, die Knie noch ein bisschen weiter.
3 Strecken Sie nun langsam die Beine, ohne die Finger vom Boden zu lösen. Der Kopf hängt während der Übung entspannt nach unten.
4 Bleiben Sie vier bis sechs ruhige und tiefe Atemzüge lang in dieser Stellung. Versuchen Sie, mit jedem Ausatmen den Oberkörper noch ein wenig tiefer zu senken und so die Dehnung des Rückens noch zu verstärken.
5 Zum Abschluss der Übung gehen Sie mit einem Ausatmen in die Hocke. Verweilen Sie ein paar Atemzüge in dieser Position und richten Sie sich dann beim nächsten Einatmen sehr langsam wieder auf.

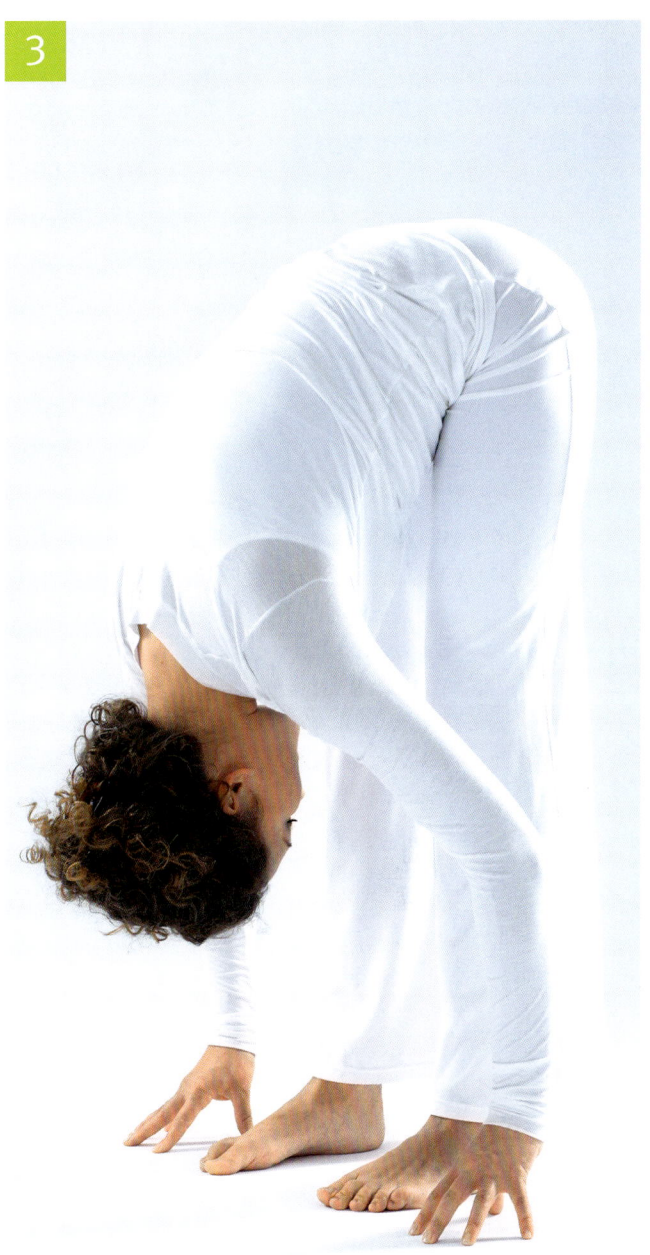

3

Strecken Sie bei der Vorbeuge die Beine nur so weit, wie es Ihnen angenehm ist.

Im Reich der Sinne: Musik als Ausdruck der Seele

Haben Sie gewusst, dass sich im Innenohr dreimal so viele Nervenzellen und -endungen wie in den Geschlechtsorganen befinden? Eine plausible Erklärung dafür, dass bestimmte Musikstücke, Melodien oder Rhythmen ebenso wie die Stimme eines geliebten Menschen tiefe Gefühle wecken, ja regelrecht Lust erzeugen können. Das Hören ist aber auch der spirituellste Sinn: Es stellt bereits ab dem fünften Schwangerschaftsmonat die Verbindung des Fötus zur Außenwelt dar und erlischt nach dem Tod als letzte Sinnesfunktion. Die Wirkung von Musik wird sogar als Therapie eingesetzt; keine andere Kunst vermag so unmittelbar an der Seele zu rühren, zu trösten und zu heilen. In der Therapie ist sie Seelennahrung und kann verschüttete Emotionen freisetzen. Nicht zuletzt begleitet Musik jeden Menschen auf den wichtigsten Stationen seines Lebens: als Weihnachts- und Liebeslied, Hochzeitsmarsch oder Orgelbegleitung bei der Trauerfeier. Doch nicht alles ist Musik in unseren Ohren. Der Dichter Wilhelm Busch beispielsweise erkannte: »Musik wird oft nicht schön gefunden, weil sie stets mit Geräusch verbunden.« Im Alltag wird der Hörsinn von einer Geräuschkulisse geradezu überflutet, zum Beispiel von Straßenverkehr, Flugzeugen, Sirenen, neuesten Hits aus den Lautsprechern der Kaufhäuser und Restaurants, Weckern, Handys, Bauwerkzeugen und Maschinen am Arbeitsplatz. Der Mensch produziert täglich nicht nur Müll, sondern auch Lärm. Wie viele vergessene oder übertönte Klänge dadurch im Alltag untergehen, weiß jeder, der schon einmal sonntags gegen fünf Uhr morgens aufgewacht ist und dann selbst mitten in der Stadt ein lautes Vogelgezwitscher vernommen hat.

> *»Das Schwere ist des Leichten Wurzel. Das Stille ist der Unruhe Herz.«*
>
> *Laotse*

Warum zieht es immer mehr Menschen zu Exerzitien in klösterliche Gemeinschaften? Bei der Meditation schöpfen sie Kraft aus der Stille. Denn wo äußere Ziele fürs Hören wegfallen, verlagert sich der Fokus nach innen. Stille ist im Alltag ohnehin Mangelware: Wo nichts fehlt, fehlt das Nichts. Dem Ohr von Zeit zu Zeit eine »Diät« zu verschreiben, ist daher auch Balsam für die Seele.

Impulse für den Hörsinn: Stille hören

Die beste Übung für das Erspüren des Hörsinns ist es, Stille einzuhalten. Da Sie tagtäglich von einer immer lauter werdenden Geräuschkulisse umgeben sind, stellt sich als Erstes die Frage, ob Sie Stille überhaupt aushalten können. Nehmen Sie sich heute – am besten auch an jedem der folgenden Fastentage – bewusst 15 Minuten Zeit für Stille. Sie können dies während Ihrer Yoga-Übung tun; oder Sie setzen sich einfach bequem hin, öffnen leicht den Mund und schließen die Augen. Lauschen

Sie zunächst den Geräuschen, die Sie umgeben, die Sie gewohnt sind und durch deren Vertrautheit Sie sich geborgen fühlen. Versuchen Sie dann nach einer Weile, auch in die Stille hineinzuhorchen. Je ruhiger Sie mit jeder Minute werden, umso tiefer hören Sie in sich.

Es ist nur normal, wenn Ihre Gedanken bei dieser Übung von Zeit zu Zeit abschweifen. Kehren Sie dann einfach immer wieder zum bewussten Hören zurück. Alles braucht seine Zeit.

Musik verleiht Flügel

Wie wäre es, wenn Sie einmal in Ihrer Fastenwoche ein klassisches Konzert besuchen? Lassen Sie sich tragen; Musik ist wie das Malen Ausdruck der und Balsam für die Seele. Genießen Sie die Schwingungen, in die die Musik Ihren Körper – man könnte beim Fasten fast sagen »Hohlkörper« – wie ein Klanginstrument versetzt.

Doch bei aller positiven Wirkung: Lassen Sie sich nicht ununterbrochen von Musik berieseln; das ergäbe nur eine weitere störende Geräuschkulisse. Setzen Sie Ihre Lieblingsmusik ab heute lieber bewusst ein, um Ihre Stimmung zu beflügeln. Dass dies funktioniert, haben Sie sicher schon am eigenen Leib erlebt, zum Beispiel wenn an einem schlechten Tag plötzlich Ihr Lieblingslied im Radio läuft und sich Ihre Laune im Nu hebt. Lernen Sie, diesen positiven Effekt gezielt hervorzurufen, indem Sie immer ein paar CDs mit persönlichen Glücksliedern griffbereit haben.

Ob Schall eines Gongs oder Musik, die wir lieben: Klang versetzt Körper und Seele in Schwingung.

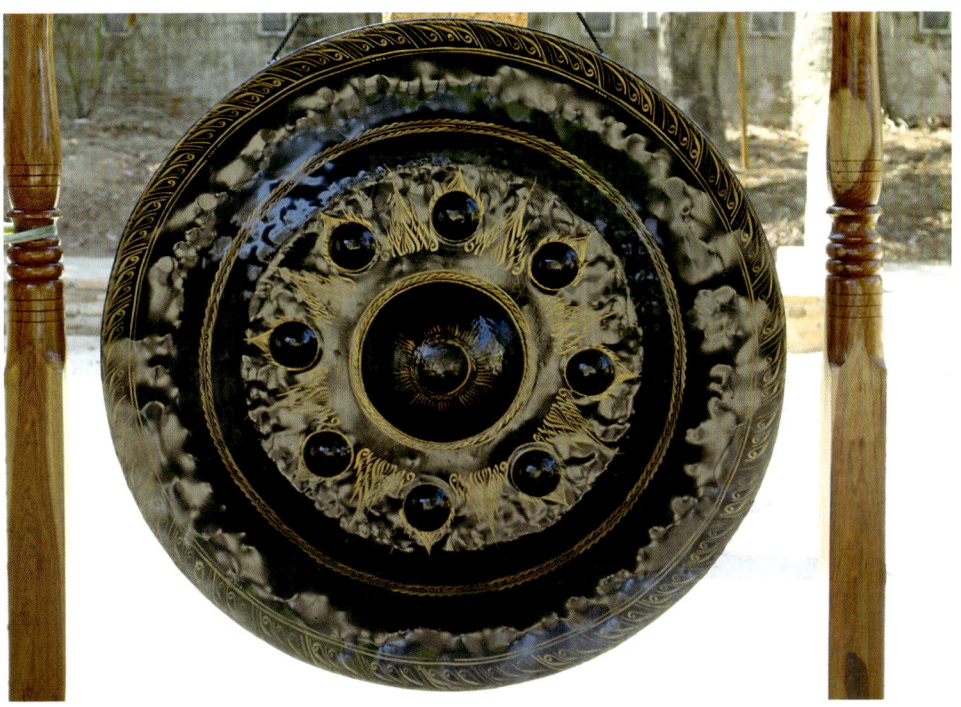

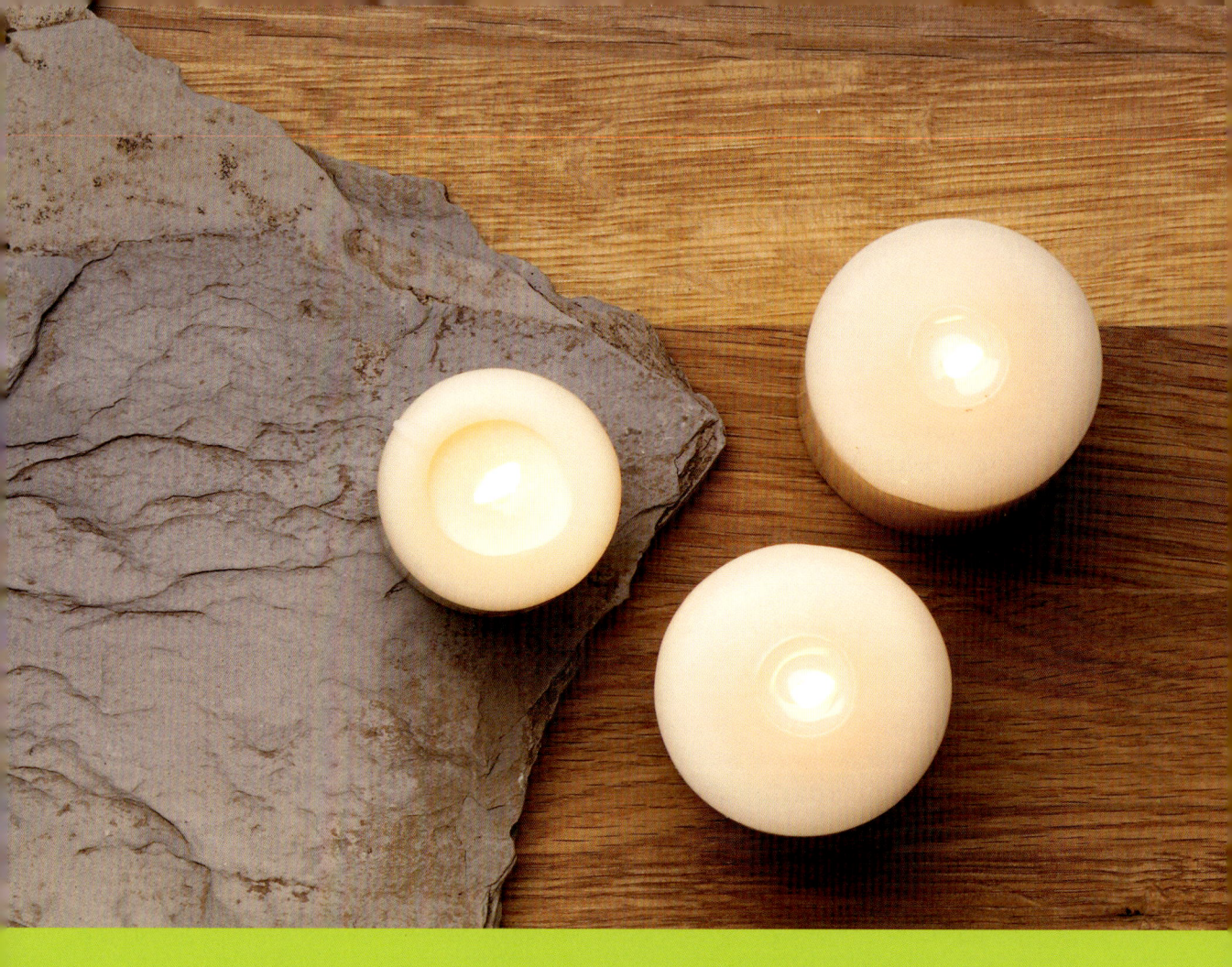

Vierter Fastentag

Die Seele baumeln lassen

Wege zum Ich

Fasten kann nicht nur Wogen glätten, sondern auch alte Wunden wieder aufreißen. Nicht nur auf körperlicher Ebene ist es möglich, dass längst überwunden Geglaubtes erneut aufflammt. Auch seelische Last kann wieder altbekannte Gefühle wecken – insbesondere dann, wenn die Wunden noch nicht ganz ausgeheilt beziehungsweise verarbeitet sind. Vielleicht ist es der Tod eines geliebten Menschen, der Sie noch immer im Bann der Erinnerungen und damit in der Vergangenheit festhält; deshalb fällt es Ihnen schwer, neue Kontakte zu knüpfen. Oder es gibt ein Erlebnis aus längst vergangenen Kindheitstagen, das bis heute noch immer ein Gefühl des Kleinseins und der Minderwertigkeit in Ihnen weckt, sobald Sie in eine ähnliche Situation geraten.

Verzweifeln Sie keineswegs darüber, wenn plötzlich Erinnerungen auftauchen, die zunächst wie unüberwindbare Hindernisse aussehen. Betrachten Sie vielmehr die neu aufkeimenden Fragen als Wegbegleiter auf Ihrer Reise zu einem noch unbekannten Ziel. Während des Fastens haben Sie genug Zeit zum Nachdenken und für gute, klärende Gespräche; versuchen Sie dabei, positive Antworten für sich selbst zu finden. Und vertrauen Sie einmal mehr auf die Ihnen mitgegebenen Stärken und besonderen Fähigkeiten.

Heute an der Tagesordnung: Hauttraining

Die Haut ist eines der Hauptorgane, die im Fastenprozess für die Ausscheidung zur Verfügung stehen. Ihr Bild verbessert sich merklich und ist damit das deutlichste äußere Zeichen der Reinigung von innen. Sie können Ihre Haut während des Fastens unterstützen und lernen dabei gleich noch, wie Sie auch im Alltag an ihrem Zustand erkennen, ob die innere Entschlackung richtig funktioniert.

Umgekehrt kann Ihnen eine unreine Haut im Alltag auch Aufschluss darüber geben, ob die Entgiftungsarbeit auf vollen Touren läuft oder ob Sie Ihren Körper und/oder Ihre Seele zu sehr belasten. Dass die Haut der Spiegel unserer Seele ist, beweisen nicht zuletzt Hautkrankheiten wie Neurodermitis oder auch ganz banale Dinge, wie Schuppenbildung aufgrund von Stress oder Juckreiz bei Nervosität.

*»Finde den **Ursprung des Ichs.** Dann werden alle Schwierigkeiten verschwinden und das reine Selbst alleine wird bleiben.«*

Ramana Maharshi

Die Entgiftung der Haut erlebt man normalerweise über den Geruch von Schweiß oder über das Hautbild selbst: Pickel, Unreinheiten, Ekzeme oder Jucken zeigen an, dass Gifte aus dem Körper hinausbefördert werden möchten, der Abtransport aber aus irgendeinem Grund nicht funktioniert; sie sind die Antwort auf einen zu hohen Speichergrad im Körper.

Chronisch trockene Haut dagegen ist ein Signal für eine fortdauernde unzureichende Flüssigkeitszufuhr. Das Trinktraining beim Fasten ist daher ein wertvoller und durch und durch natürlicher Beitrag zum modernen Anti-Aging. Denn Falten lassen sich zwar nicht verhindern, ihre Entstehung können Sie aber durch einen bewussten Lebensstil sehr wohl hinauszögern.

Nur das Beste für die Haut

Das tägliche Körperbürsten während des Fastens ist eine wunderbare Hautpflege und durch die Zuwendung, die Sie sich selbst angedeihen lassen, zugleich seelischer Balsam. Alte, abgestorbene Hautpartikel werden entfernt, die Hautoberfläche wird besser durchblutet und gestrafft, Berührungsreize werden an die Nervenzellen weitergegeben, die Revitalisierung des gesamten Organismus wird vorbereitet.

info

So könnte Ihr heutiger Tag aussehen

Morgens
> Aktives Erwachen mit Luftbad oder Kneippguss
> Morgenspaziergang, dabei Do-In-Abklopfübungen (siehe Seite 87) in freier Natur
> Frühstück
> Körperbürstungen und Einölen, Einlauf (siehe Seite 102 f.)

Vormittags
> Ruhige Beschäftigung, zum Beispiel gute Lektüre, Lieblingsmusik zu sanften Entspannungsübungen

Mittags
> Fastensuppe zubereiten
> Mittagessen
> Anschließend Leberwickel-Siesta (siehe Seite 91 f.)

Nachmittags
> Nachmittagstee
> Machen Sie einen Spaziergang in inspirierendem Ambiente; treten Sie bewusst und mit allen Sinnen in Kontakt mit der Umgebung.

Abends
> Fastencocktail
> Kreatives oder meditatives Abendprogramm
> Abendspaziergang, Yoga-Übung, Kerzenmeditation (siehe Seite 118 f.)
> Bei geöffnetem Fenster sanft einschlummern

Nach der Bürstung pflegen Sie Ihre Haut mit einem hochwertigen Körperöl, das im Gegensatz zu einer normalen Lotion viel besser in die Haut eindringt. Greifen Sie während des Fastens nur zu zertifizierter Naturkosmetik; sie ist garantiert frei von Zusatzstoffen und lässt Ihre Haut atmen. Vergessen Sie außerdem auch heute nicht den Einlauf; er trägt wesentlich zur Optimierung Ihres Hautbildes bei.

Fasteneuphorie erzeugen

Fasten geht unter die Haut, weshalb es auch große Gefühle, Fragen und Zweifel auslösen kann. Sofern Sie das Fasten bisher freudvoll durchhalten, möchten wir Sie an dieser Stelle bestärken: An den beiden letzten Tagen sind Fastenkrisen sehr unwahrscheinlich. Schließlich hat sich Ihr Organismus schon perfekt auf den Fastenprozess eingestellt und auf die »Ernährung von innen« umgestellt. Diese Stabilität wird sich ab nun in einem sich stündlich steigernden Wonnegefühl ausdrücken. Genießen Sie es.

Um sich diese »Fasteneuphorie« zu erhalten, ist es jedoch wichtig, das Fastenprogramm inklusive all seiner Körperanwendungen einzuhalten. Die tägliche Siesta mit dem wohltuenden Leberwickel möchten Sie wahrscheinlich ohnehin nicht mehr missen; die bewusste Ruhepause zu Mittag hat auch eine sehr motivierende Wirkung, weil Sie damit neue Kräfte sammeln. Ähnlich unterstützend wirken Bewegung in der frischen Luft, der Vitaminstoß durch den abendlichen Fastencocktail oder das Gefühl der Leichtigkeit nach dem Einlauf.

Sollten Sie dennoch plötzlich Zweifel am Durchhalten quälen, sind vielleicht folgende Überlegungen und Fragen hilfreich:

> Bald ist es geschafft: Nur noch 48 beziehungsweise 24 Stunden – und ich habe mein Ziel erreicht.
> Jetzt habe ich schon mal begonnen, nun will ich mein Vorhaben auch gut zu Ende bringen.
> Ich wollte das doch schon immer mal ausprobieren. Jetzt möchte ich wissen, wie sich der Prozess anfühlt – und zwar bis zum Schluss.
> Welche Gedanken haben mich bis jetzt bestärkt durchzuhalten?
> Welche Tricks habe ich bisher angewandt, um meinen »inneren Schweinehund« zu überlisten?
> Welche besondere Zuwendung möchte ich meinem Körper, meinem Geist und meiner Seele in den letzten Stunden des Fastenerlebnisses schenken?

info

Massagetherapien beim Fasten

Massagen dienen nicht nur der Entspannung, sie können die Wirkung des Fastens zusätzlich effektiv unterstützen. Bewährt haben sich:
> Shiatsu,
> Salzmassage,
> Lymphdrainage und
> Fußreflexzonenmassage.

Ein bis zwei Behandlungen pro Fastenwoche, auch in Kombination, reichen durchaus. Möchten Sie dabei gleich noch etwas für Ihr Hautbild tun, wählen Sie wertvolle Körperöle oder nutzen Sie den »verjüngenden« Peeling-Effekt einer Salzmassage.

Heute speziell: Innenschau

Der vierte und fünfte Fastentag werden auch die Seelentage genannt. Sie dringen tiefer zu sich vor, werden sensibler, haben eventuell ein größeres Bedürfnis nach Rückzug und beschäftigen sich am liebsten mit persönlichen Angelegenheiten. Sie nehmen Abstand von der großen weiten Welt da draußen; das Fastentagesprogramm sollte daher gerade an diesen Tagen genügend Raum zur Innenschau bieten.

Kerzenmeditation

Zünden Sie eine Kerze an und setzen Sie sich bequem davor. Wählen Sie eine Stellung, in der Sie auch längere Zeit gemütlich ausharren können, während Sie sich ganz der Beobachtung der Flamme hingeben. Sanfte Musik kann Ihre Empfindungen während der Kerzenmeditation verstärken. Eventuell finden Sie jedoch die totale Stille für diesen Moment des In-Sich-Gehens reizvoller.

Im Yoga wird diese Meditationsübung »Trataka« genannt. Die Konzentration auf einen gezielten Punkt (wie hier die Kerzenflamme) dient gleichzeitig als Reinigungsübung für die Augen. Wenn Sie nicht blinzeln, beginnen Ihre Augen, bereits nach kurzer Zeit unweigerlich zu tränen. Halten Sie diesen Moment zumindest kurz aus, um den reinigenden Effekt für sich zu nutzen.

So geht's:

1 Atmen Sie mehrmals tief durch. Sie lenken Ihren Blick jetzt auf die Flamme und konzentrieren sich auf deren hellen Schein. Immer tiefer und tiefer gräbt sich Ihr Blick in das Licht hinein. Jetzt erkennen Sie unterschiedliche Farbschichten in der Flamme, wie ein Mäntelchen, das das Licht umgibt. Beobachten Sie das Flackern der Flamme. Mal tänzelt sie fröhlich vor sich hin, dann wieder zuckt sie so wild, dass sie beinahe zu erlöschen scheint.

2 Sie nehmen jetzt auch deutlicher die Wärme wahr, die vom Feuer ausgeht. Sie genießen das Gefühl der Geborgenheit, das Sie nicht nur von außen, sondern immer mehr auch innerlich wärmt.

3 Schließen Sie jetzt die Augen und spüren Sie nach, was die Empfindung des Kerzenschimmers, der zarten Helligkeit, der nährenden Wärme in Ihnen auslöst. An welche Momente der Wärme, Herzlichkeit, Liebe in Ihrem Leben denken Sie nun? Lassen Sie sich durch die Erinnerung an die warmen Orte Ihres Daseins begleiten. Lassen Sie sich Zeit und gehen Sie diesen Weg ganz langsam von einem wunderbaren Lebensmoment zum

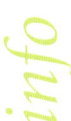
info

Ihr Fastenmenü heute

❯ **Frühstück:** Morgentee, 1 TL Honig, Zitronenspalten auslutschen

❯ **Vormittags:** Wasser, Kräutertee

❯ **Mittagessen:** Fastensuppe

❯ **Nachmittags:** Wasser, Kräutertee, Zitronenspalten

❯ **Abendessen:** Fastencocktail, den Abendtee für die Nacht vorbereiten und ans Bett stellen

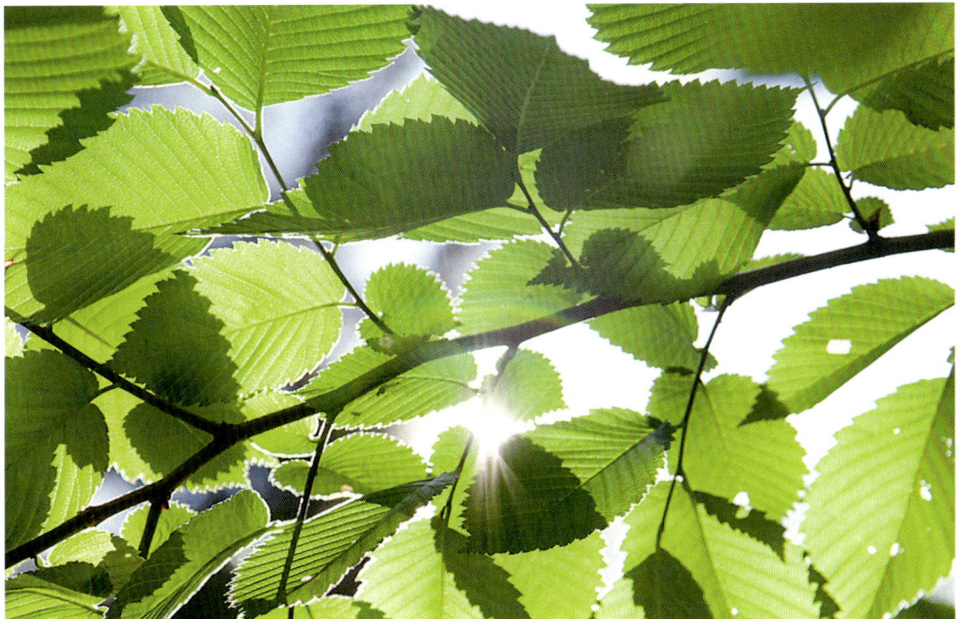

nächsten. Heben Sie den Schleier jeder wärmenden Erinnerung und sehen Sie sich auch die Einzelheiten an: Wer war bei Ihnen? Was hat Sie so berührt? Wo war Ihr Platz und wie nehmen Sie sich wahr?

4 Wenn Sie sich drei oder vier zarte Erinnerungen angesehen haben, kehren Sie mit den Gedanken in die Gegenwart zurück. Bevor Sie die Augen wieder öffnen, fragen Sie sich noch, welche wärmenden Gefühle der Übung Sie weiter begleiten werden? Welche Rolle möchten Sie in Zukunft spielen? Versuchen Sie, sich selbst in dieser neuen Wunschvorstellung zu sehen, und erkennen Sie dabei hinter sich eine Lichtquelle, die Sie rundum erstrahlen lässt. Erst, wenn Sie dieses strahlende Bild von sich mindestens eine Minute bewusst betrachtet haben, öffnen Sie die Augen wieder und

Licht bahnt sich seinen Weg: In der Kerzenmeditation bringen Sie Ihre Liebe zum Leben neu zum Strahlen.

blicken nochmals in Ihre Kraft spendende Kerze.

5 Beenden Sie die Übung, indem Sie aufstehen, sich gut durchstrecken und dreimal tief ein- und ausatmen.

»*Aber* **die Liebe ist wie ein Licht**, *und nur in seinen Strahlen kann ich die Dinge klar sehen.*«

Katherine Mansfield

Yoga: Das Kamel

Die Übung dehnt den Brustraum und weitet den Geist und das Herz. Dadurch regt sie sowohl die Brustatmung als auch den Kreislauf an.

1 Gehen Sie in den Kniestand. Die Beine sind parallel zueinander, die Knie hüftbreit geöffnet. Die Fußrücken liegen flach am Boden auf. Fassen Sie mit den Händen Ihren seitlichen unteren Rücken; die Daumen zeigen dabei nach oben.

2 Spannen Sie nun den Beckenboden kräftig an und schieben Sie gleichzeitig die Leisten nach vorn. Durch das Anheben des Brustbeins und die leichte Neigung des Körpers nach hinten verstärken Sie die Dehnung aus der Rückbeuge. Der Hals verlängert die Linie der Wirbelsäule.

3 Bleiben Sie vier bis sechs tiefe und gleichmäßige Atemzüge in dieser Position. Der Beckenboden bleibt dabei die ganze Zeit über angespannt.

4 Beenden Sie die Übung, indem Sie den Oberkörper erst vorsichtig wieder aufrichten und sich dann langsam auf die Fersen setzen.

5 Zum Ausgleich senken Sie anschließend den Oberkörper nach vorn auf die Schenkel und legen den Kopf beziehungsweise die Stirn bei den Knien ab. Die Arme sind dabei locker nach hinten gestreckt und liegen mit nach oben zeigenden Handflächen am Boden. In dieser entspannenden Position atmen Sie nochmals vier bis sechs Atemzüge weiter.

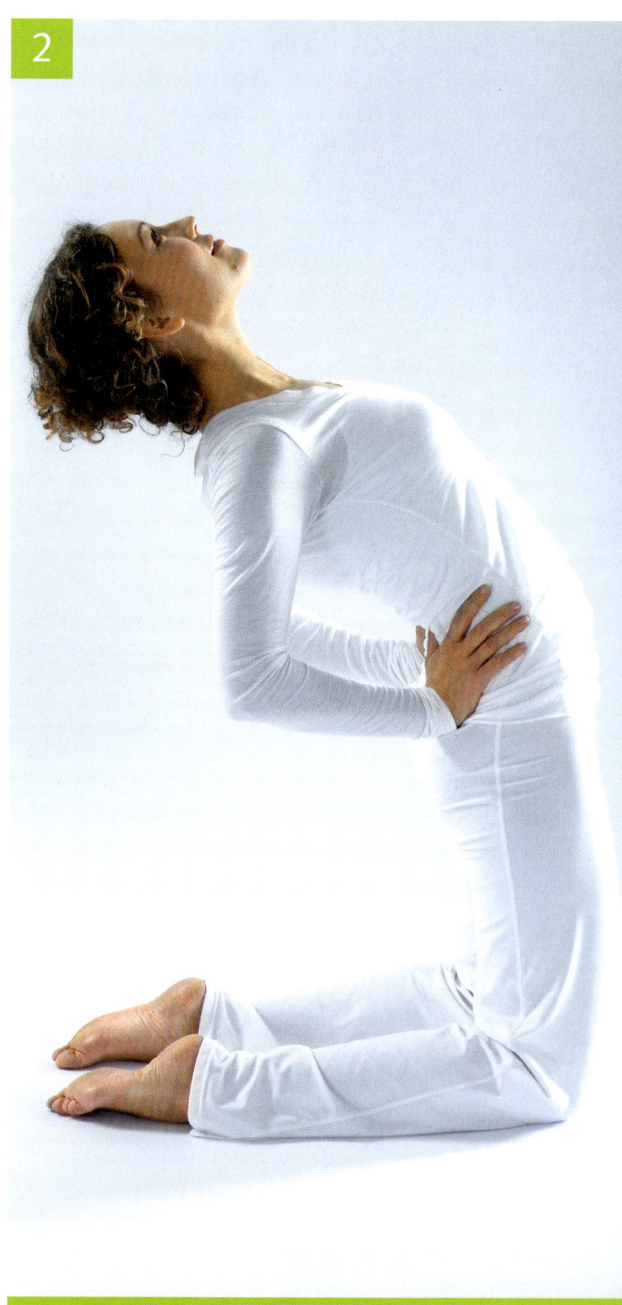

2

Das Kamel: Der Kopf hängt bei der Rückbeuge nicht in den Nacken, sondern bildet eine Linie mit dem Rumpf.

Im Reich der Sinne: Spüren geht unter die Haut

Beim Fasten erleben Sie sich neu, Sie spüren sich intensiver und öffnen Ihre Sensoren für die Beschaffenheit der Welt. Wie hat sich Ihr Spürsinn in den letzten Tagen verändert? Wie unterschiedlich fühlt sich beispielsweise Wasser an? Laufen Sie morgens barfuß im Tau, stellen Sie sich nackt in einen Sommerregen, lassen Sie sich den Nacken mit Eiswürfeln massieren (übrigens sehr aktivierend bei Müdigkeit), inhalieren Sie heißen, reinigenden Dampf. Machen Sie den gleichen Versuch mit dem Element Erde: Lassen Sie Sand durch die Finger rieseln, gehen Sie barfuß in einem frisch gepflügten Feld spazieren, zerreiben Sie feuchte Erde zwischen den Händen, töpfern Sie. Den Spürsinn zu schärfen und für Neues weit zu öffnen, heißt auch toleranter zu werden und Veränderungen leichter zu akzeptieren.

Impulse für den Spürsinn: Meine dicke Haut

Riskieren Sie eigentlich viel im Leben – auch auf die Gefahr hin, Fehler zu machen oder verletzt zu werden? Oder haben Sie sich mit den Jahren eine »dicke Haut« zugelegt, die Sie vor seelischen Verletzungen schützt? Neues Selbstvertrauen zu gewinnen bedeutet automatisch, diese Schutzschicht Stück für Stück abzulegen.

Nehmen Sie sich dazu die Zeit, Ihr Gesicht Millimeter für Millimeter im Spiegel zu betrachten. Erkennen Sie dabei Ihre besondere Schönheit in allen Einzelheiten. Nehmen Sie sich eher als lachendes oder trauriges Gesicht wahr? Sie können auch

andere beobachten: Berichten Sie zum Beispiel Ihrem Partner von all den wunderbaren Kleinigkeiten, die ihn so einzigartig machen. Ein herzliches Feedback ist Balsam auf die Seele für alle Beteiligten – dem Nehmenden wie dem Gebenden.

Es wird Sie überraschen, welch wunderschöne Facetten sich an jedem Mensch entdecken lassen, wenn Sie sich nur etwas Zeit zur intensiven Beobachtung nehmen. Wenn Sie zum Beispiel einen Kollegen überhaupt nicht ausstehen können, machen Sie es sich zur Aufgabe, ihm zumindest einen einzigen positiven Aspekt abzugewinnen. Und wenn Sie in der U-Bahn jemanden auf den ersten Blick unsympathisch finden, riskieren Sie einen zweiten längeren Blick.

Sind Sie noch immer nicht von der Einzigartigkeit jedes Menschen und ganz besonders Ihrer selbst überzeugt? Dann notieren Sie drei bis fünf Dinge, die Sie bisher außergewöhnlich gut gemeistert haben. Das kann ein Familienritual sein, das Sie vor langer Zeit eingeführt haben und sich noch immer bewährt. Oder ein Projekt, das Sie in Ihrem Unternehmen erfolgreich mitgestaltet haben. Es könnte aber auch eine der vielen Kleinigkeiten sein, die oft im Alltag untergehen: Vielleicht haben Sie immer ein offenes Ohr für andere? Oder Sie haben einmal bei einem Kollegen ein Auge zugedrückt, statt sein Missgeschick überall publik zu machen – und daraus hat sich eine lebenslange Freundschaft entwickelt. Berichten Sie einem Vertrauten in allen Details von diesen erfolgreichen Lebensbeiträgen. Freuen Sie sich gemeinsam. Stellen Sie sich dann die Frage, was Sie sich wert sind und warum.

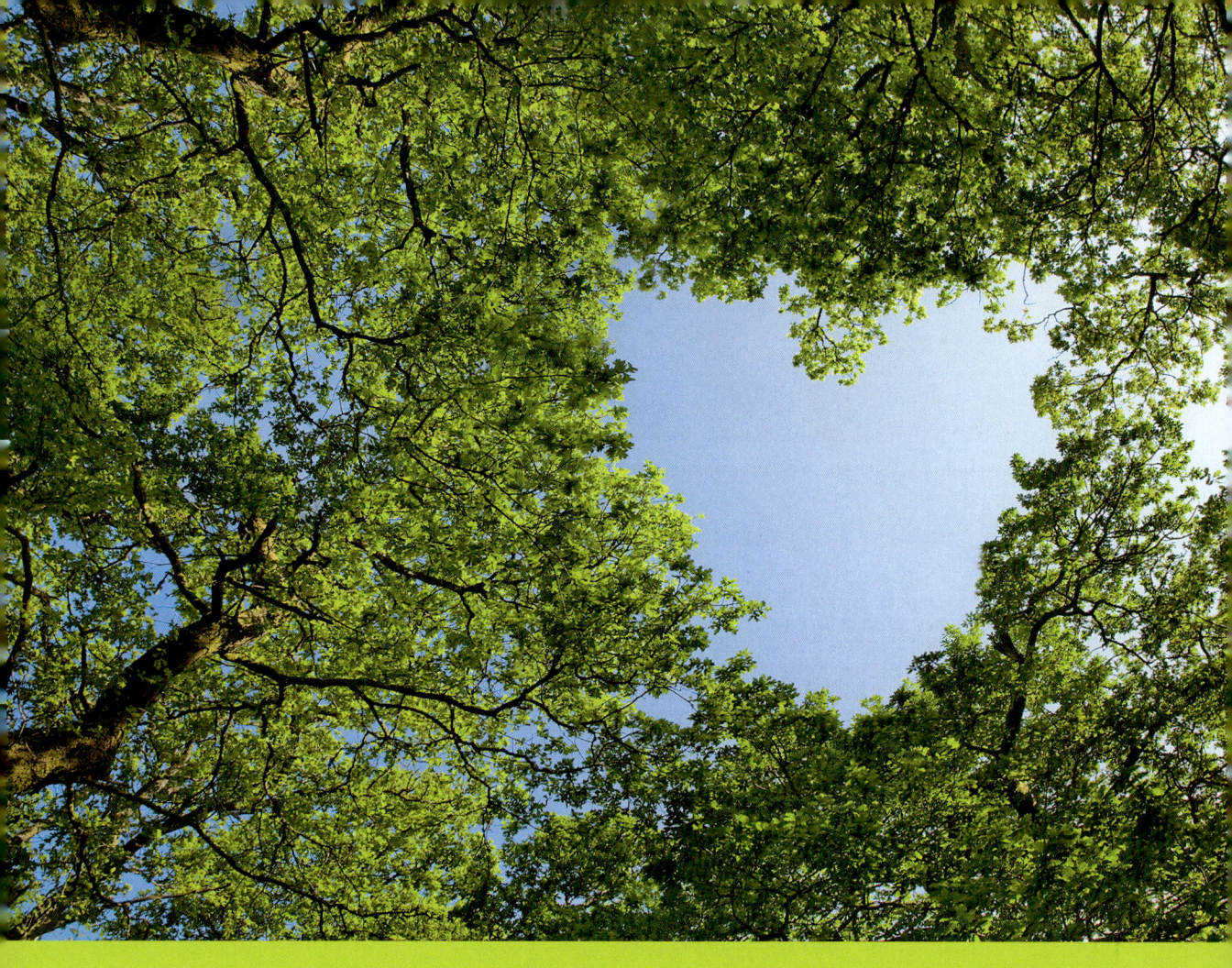

Fünfter Fastentag
Zeit zum Nachdenken

Den Blick fürs Wesentliche schärfen

Sinnerfüllung kann nicht durch materielle Güter allein erfolgen. Dennoch hängt eine Existenz ohne finanzielle Absicherung oft am seidenen Faden – auch hier ist die Balance wichtig. Schön, wenn sich in einer Gemeinschaft Menschen mit unterschiedlichen Interessen finden und gegenseitig ergänzen. Nutzen Sie die Gelegenheit der ruhigen Momente in der Fastenwoche, um zu überlegen, wer in Ihrer Familie oder an Ihrem Arbeitsplatz für welche Werte steht: Wer motiviert alle und ist immer gut drauf? Wer ist als Organisator eher dafür zuständig, dass alles reibungslos funktioniert? Auf wen kann man sich immer verlassen, wenn etwas schnell erledigt werden muss? Wer kümmert sich dagegen um die sozialen Aspekte, zum Beispiel dass Geburtstage gebührend gefeiert werden und Trost gespendet wird, wenn es mal nicht so glatt läuft? Wer hat immer ein freundliches Wort parat?

Im Trubel des Alltags bleiben solche wesentlichen Qualitäten oft unentdeckt oder werden unterbewertet; dabei sind Dinge wie Wertschätzung, Würde und Vertrauen unbezahlbar. Die Höhe seines Gehalts dagegen wird auf lange Sicht kein besonderes Verdienst eines Menschen sein und ebenso wenig eine Kennzahl für seinen Charakter. »Man sieht nur mit dem Herzen gut«, heißt es im Kleinen Prinzen des französischen Schriftstellers Antoine de Saint-Exupéry. Ist es tatsächlich wahr, dass Erwachsene den Blick für das Wesentliche mit fortschreitendem Alter mehr und mehr verlieren?

Heute an der Tagesordnung: Entrümpeln

Zumindest einmal im Jahr sollte es einen guten Zeitpunkt geben, um Ordnung zu schaffen. Hierzulande ist es oft die Zeit um Ostern oder Weihnachten, in der bei einem Großputz die eigenen vier Wände von Grund auf ausgemistet und auf Vordermann gebracht werden. Doch auch die Fastenwoche kann Anlass sein, wieder einmal richtig aufzuräumen. Schließlich

»Schläft ein Lied in allen Dingen,
Die da träumen fort und fort,
Und die Welt hebt an zu singen,
Triffst du nur das Zauberwort.«

Joseph von Eichendorff

lässt sich, was im Konkreten für Ihren Organismus gilt, auch nach außen fortsetzen. Wundern Sie sich also nicht, wenn Sie in diesen Tagen plötzlich den Drang verspüren, Ihren Kleiderschrank aufzuräumen und Altes auszusortieren; das liegt nicht nur am neu gewonnenen Körpergewicht. Auch einen Blick in die übervolle Mailbox oder auf den Stapel Papier auf dem Schreibtisch könnten Sie riskieren.

Sie stehen mit Ihrem Wunsch nach Ordnung nicht allein da. Teilnehmer von Fastenseminaren berichten immer wieder, dass es ihnen während der Fastenwoche ein besonderes Anliegen ist, neue Ordnung in ihr Leben zu bringen. Und das gilt für zwischenmenschliche Beziehungen ebenso wie für den Wohnraum.

Rederdiät

Die Kommunikation im Alltag ist heute von permanenter Präsenz geprägt: Dank Handy ist jeder immer und überall erreichbar, privat und im Geschäft sind viele ständig online, das TV wird interaktiver und unzählige Erfolgsshows lassen Millionen vor dem Bildschirm bei den intimsten Gesprächen mitlauschen. Sich für kurze

info

So könnte Ihr heutiger Tag aussehen

Morgens
> Aktives Erwachen mit Luftbad und Atemübungen, dann Do-In-Abklopfübung (siehe Seite 87)
> Morgenspaziergang: heute langsamer und still
> Frühstück
> Duschen mit anschließenden Körperbürstungen und Einölen, einen Einlauf machen (siehe Seite 102 f.)

Vormittags
> Ruhige Beschäftigung, zum Beispiel gute Lektüre, sanfte Entspannungsübungen

Mittags
> Fastensuppe zubereiten
> Mittagessen
> Anschließend Leberwickel-Siesta

Nachmittags
> Nachmittagstee
> Spaziergang, Nordic Walking, sanfte Wanderung: Frönen Sie dabei all den wunderbaren Farben der Natur

Abends
> Fastencocktail
> Kreatives oder meditatives Abendprogramm
> Abendspaziergang, Yoga-Übung
> Bei geöffnetem Fenster sanft einschlummern

Zeit aus dieser Kommunikationsflut herauszunehmen kann nur von Vorteil sein. Denn Stille eröffnet den Freiraum, in dem Neues gehört werden kann.

Gönnen Sie sich heute, an Ihrem letzten Fastentag, schon beim Morgenspaziergang noch einmal richtig viel Stille. Planen Sie einen besonders ruhigen Tag, der Ihrer Seele gut tut. Vielleicht finden Sie einen Moment Zeit, über Ihre Gesprächskultur nachzudenken. Sind Sie ein Mensch, der sich gern zurückzieht und die Gesellschaft mit sich selbst genießt? Oder brauchen Sie Gesprächsstoff und Austausch mit Mitmenschen? Worum dreht sich der Inhalt Ihrer Kommunikation üblicherweise? Handelt es sich dabei hauptsächlich um Fragen des täglich wiederkehrenden Alltags, etwa: Wer kauft was ein? Wer bringt die Kinder in die Schule? Wer kümmert sich um den kranken Hund?

Oder geht es in Ihren Gesprächen auch um den Sinn des Daseins, zum Beispiel: Warum hat sich das befreundete Paar getrennt? Was möchte ich in naher Zukunft bewerkstelligen? Was kommt nach dem Tod? Sind es vorwiegend Fragen, die Sie in Ihrer Entwicklung weiterbringen?

Einstecken oder austeilen?

Auch wie Sie mit Kritik umgehen oder Beziehungen pflegen, verrät eine Menge über die Art Ihrer Gesprächskultur. Wer Kritik schwer erträgt, dem wird es sicherlich leichter fallen, sich ins eigene Schneckenhaus zurückzuziehen und nichts zu sagen. Das mag zunächst diplomatisch erscheinen. Doch schweigt man häufig nicht viel zu lang, obwohl längst ein klärendes Wort nötig wäre?

Es gibt andererseits auch Menschen, die dazu neigen, zu viel von sich zu geben, und die sich stets hervortun müssen. Werden sie kritisiert, setzen sie eher noch eins drauf, anstatt sich zurückzuziehen. Die Angewohnheit, immer das letzte Wort haben zu wollen, mag zwar darauf hindeuten, dass die eigenen Argumente ein starkes Anliegen sind. Sie kann aber auch ein Zeichen dafür sein, dass man den Ideen des Gesprächspartners nicht genügend Beachtung schenkt – und ihn letztendlich als Individuum nicht ausreichend schätzt. Dabei kann es doch gerade auf besondere Wertschätzung hindeuten, den Gesprächspartner ausreden zu lassen. Ein Ausgleich von Geben und Nehmen wäre auch hier wertvoll.

Die Erkenntnisse aus einer Fastenwoche zeigen, dass es darauf ankommt, sich selbst und die Mitwelt gleichermaßen zu achten. Die persönlichen Bedürfnisse sollten ebenso wenig zu kurz kommen wie die der anderen. Wenn es Ihnen gelingt, dieses Wissen in die Nachfastenzeit zu retten, haben Sie viel gewonnen und einen großen Schritt zu mehr Zufriedenheit getan.

info

Ihr Fastenmenü heute

❯ **Frühstück:** Morgentee, 1 TL Honig, Zitronenspalten auslutschen

❯ **Vormittags:** Wasser, Kräutertee

❯ **Mittagessen:** Fastensuppe

❯ **Nachmittags:** Wasser, Kräutertee, Zitronenspalten

❯ **Abendessen:** Fastencocktail, den Abendtee für die Nacht vorbereiten und ans Bett stellen

Heute speziell: Die Kraft der Farben

Nutzen Sie die Kraft der Farben – in allen Lebenslagen. Sie wirken auf Körper, Geist und Seele, können Ihre Ausstrahlung verstärken, Ihre Stimmung heben und sogar heilend wirken. Beim Fasten können Sie sich von Farben inspirieren lassen, zum Beispiel bei der Zubereitung von Suppen und Säften, bei der Dekoration des Fastentisches oder beim meditativen Malen. Bringen Sie auch bei Ihrer Fasten-Abschlusszeremonie, von der Sie nur noch wenige Stunden trennen, Farbe ins Spiel. Die harmonisierende Wirkung Ihrer Lieblingsfarbe wird Sie unterstützen, Ihr Ziel zu erreichen.

Die bunte Hausapotheke

> **Rot:** Als stärkstes Farbsignal sticht Rot aus jeder Farbpalette heraus. Es regt gleichermaßen auf und an. Rot wirkt belebend und stimulierend, aktiviert Mut und Stärke und sendet das Signal von Wärme aus. Wer sich ängstlich, schwach, deprimiert, scheu oder gehemmt fühlt und wer schnell fröstelt, braucht die Kraft roter Farbe. Beachten Sie bei roter Kleidung jedoch, dass diese Farbe alle Blicke auf sich zieht, und wägen Sie ab, ob Sie diese Aufmerksamkeit gerade brauchen oder nicht.

> **Orange:** Die Farbe drückt pure Lebensfreude aus und weckt Festtagsstimmung. Um das in Orange flackernde Feuer gesellt sich jeder gerne. Und wie das Feuer steigert auch diese Farbe die emotionale Wärme, die man zum Bei-

spiel braucht, um Freundschaften zu schließen und sich auf andere Menschen einzulassen. Orange wirkt zudem ausgleichend, wenn Sie sich einsam und missverstanden fühlen.

> **Gelb:** Die Farbe der Sonne symbolisiert wohltuende Wärme. Sie fördert die Geistesstärke und die Entschlussfreudigkeit, das Sprachtalent und das Erinnerungsvermögen. Wer müde, langsam, phantasielos und vergesslich ist, sollte zu dieser Farbe greifen.
> Die Nuance Gelb-Grün erweckt Spontaneität, Freiheitsliebe und macht übermütig – ist dies doch auch die Farbe junger sprießender Keime. Gelb-Grün wirkt aufheiternd bei finsteren Gedanken, Grübeleien und Schuldgefühlen.

> **Grün:** Früher hieß es: »Grün ist die Hoffnung.« Heute weiß man, dass Grün viel mehr kann: Es lockt das Natürliche, Künstlerische, Weiche im Menschen hervor. Grün entspannt und lässt Sie dadurch wieder Ihre kindliche, naive Seite spüren. Wer mit Selbsthass oder Gefühlskälte zu kämpfen hat, sollte sich deshalb mit Grün umhüllen. Wer sich alt und niedergeschlagen fühlt, dem hilft Hellgrün, die Farbe der sprießenden Natur (siehe auch unter »Gelb«).

> **Türkis:** Dieser Farbton zwischen Grün und Blau steht für Kühle, Distanz, Beherrschtheit, Nüchternheit und Reinlichkeit. In heißen Klimazonen kommt Türkis daher als wichtiger kühlender Farbfaktor bei der Gestaltung von Innenräumen zum Einsatz. Wer leichtsin-

nig oder unordentlich ist, kann sich auch in nördlichen Gefilden mit Türkis helfen.

> **Blau:** Wer leicht ärgerlich und wütend wird oder unter Unruhe, Rastlosigkeit, fixen Ideen und Konzentrationsstörungen leidet, wird Blau in allen Schattierungen als überaus wohltuend empfinden. Die Farbe des Himmels und der Meere beruhigt und entspannt; Probleme lassen sich mit der nötigen Distanz betrachten. Blau ist deshalb auch die Farbe der Harmonie.

> **Violett:** Hinter dieser mächtigen Farbe, die aus belebendem Rot und beruhigendem Blau gemischt wird, verbergen sich Inspiration, Kreativität und Willenskraft. Violett wirkt äußerst positiv gegen Hoffnungslosigkeit, Mittelmäßigkeit und fehlende Lebensziele. In hohen Dosen ist dieser Ton jedoch vor allem bei Depression zu meiden.

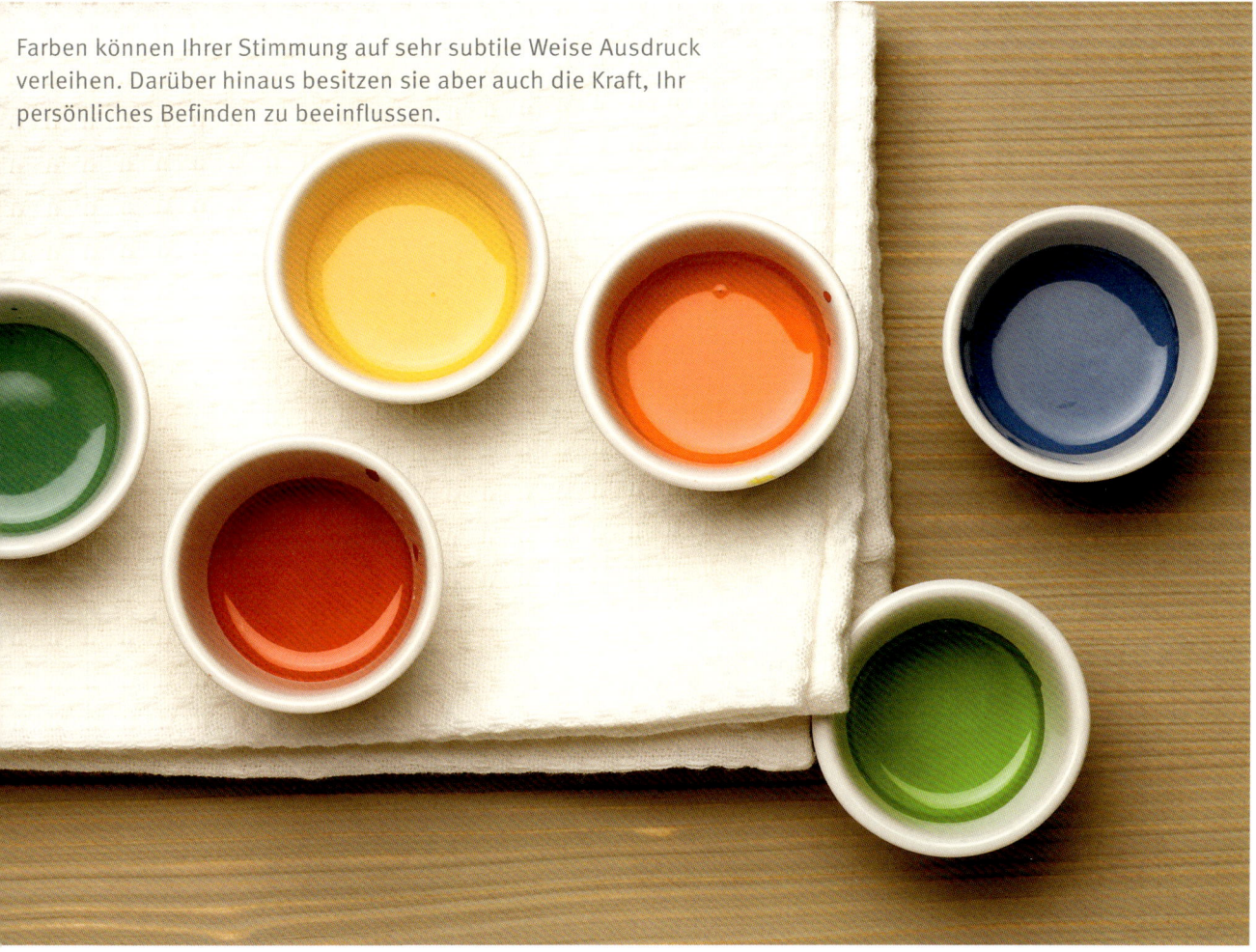

Farben können Ihrer Stimmung auf sehr subtile Weise Ausdruck verleihen. Darüber hinaus besitzen sie aber auch die Kraft, Ihr persönliches Befinden zu beeinflussen.

Yoga: Die Kobra

Diese Übung macht die Wirbelsäule elastisch, sie weitet den Brustraum und öffnet das Herz.

1 Legen Sie sich auf den Bauch. Die Beine sind gestreckt und hüftbreit geöffnet, die Fußrücken liegen am Boden auf. Stellen Sie die Hände seitlich neben dem Brustkorb auf und ziehen Sie die Ellbogen nahe zum Körper. Legen Sie den Kopf auf den Boden, während Sie ausatmen und die Beckenbodenmuskeln fest anspannen.

2 Beim nachfolgenden Einatmen heben Sie den Brustkorb leicht und ohne Druck der Arme an. Die Schultern ziehen nach hinten und unten, das Brustbein nach vorn und oben. Der Hals bleibt lang und gerade; er beschreibt eine Linie mit der Wirbelsäule.

3 Behalten Sie die Dehnung Ihrer Körpervorderseite zunächst bei, wenn Sie wieder ausatmen und die Stirn zu Boden sinken lassen. Beim nächsten Einatmen entspannen Sie dann auch den Beckenboden.

4 Ab hier wiederholen Sie den Übungsablauf etwa vier- bis sechsmal; beginnen Sie jeweils mit einer Ausatmung und dem kräftigen Anspannen des Beckenbodens.

5 Beenden Sie die Übungsfolge, indem Sie sich wieder flach auf den Bauch legen; spüren Sie der wohltuenden Wirkung dieser Übung einige Augenblicke lang nach.

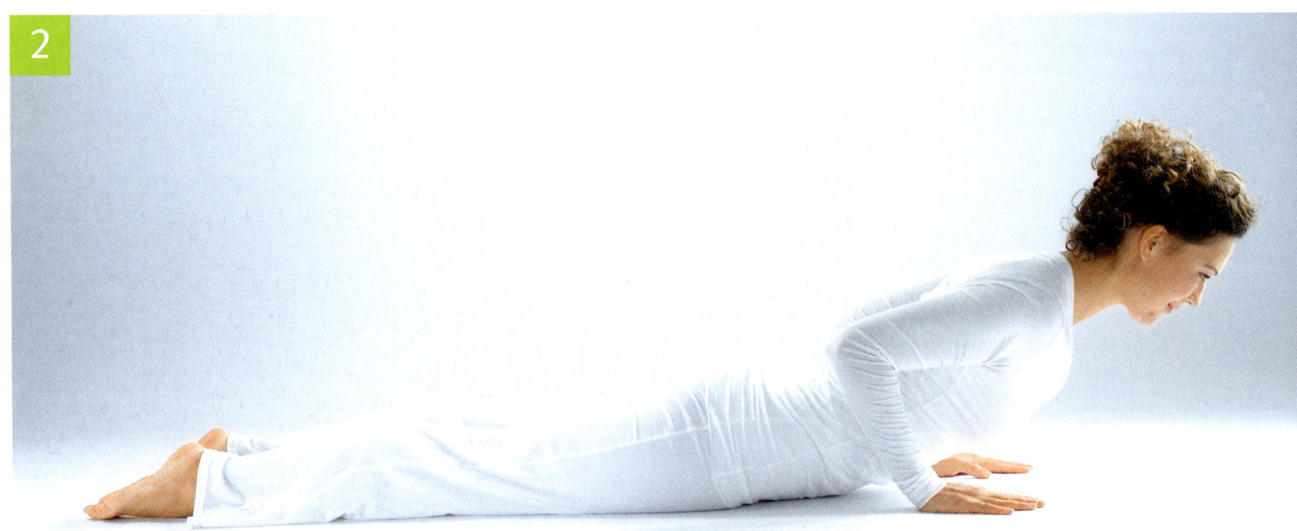

Bei der Kobra beschreibt die Körperrückseite von Kopf bis Fuß eine harmonische Linie.

Im Reich der Sinne: Ich sehe was, was ich noch nie sah

Wie der Hörsinn leidet auch der Sehsinn unter einer permanenten Reizüberflutung. Doch die Natur hat für die Augen mit Lidern vorgesorgt: Sobald Sie diese schließen, entziehen Sie sich allen optischen Reizen.

Impulse für den Sehsinn: Die bunte Welt in Ihnen

Durch Malen können Sie das Sehen bewusst kanalisieren, da Sie sich auf ein Objekt konzentrieren – vor oder in Ihnen. Wer noch dazu die Kraft der Farben einsetzt, unterstützt die Heilwirkung auf die Seele zusätzlich (siehe Seite 126 f.). Werden Sie also zum Künstler, zur Künstlerin – ohne Vernissage oder finanziellen Gewinn, sondern einfach, weil es Ihnen gut tut. Haben Sie eine Lieblingsfarbe, in der Sie sich besonders gerne kleiden oder die in Ihrem Wohnbereich vorherrscht? Verursacht eine bestimmte Farbe bei Ihnen ein bestimmtes Gefühl, wie Freude, Entspannung oder Kälte? Nutzen Sie den Zauber, den Farben auf Sie ausüben, und nehmen Sie sich ein Thema vor, das Sie im Moment besonders beschäftigt. Malen Sie dann auch für die Erinnerung: ein Werk für Ihre Kindheit, eines für Ihre Pubertät, ein Werk über Ihren ersten Job, eines über Ihre aktuelle berufliche Tätigkeit, ein Werk für Ihre erste Liebe, eines für Ihre jetzige Beziehung ... Erinnern Sie sich daran, dass jeder Moment des Lebens die Berechtigung hat, der Schönste zu sein.

Es ist für diese Übung völlig unerheblich, wann Sie das letzte Mal einen Pinsel oder Ölkreiden in der Hand hatten. Es geht nämlich nicht darum, ein Objekt naturgetreu wiederzugeben, sondern Ihr Inneres abstrakt aufs Papier fließen zu lassen. Stellen Sie sich beim Malen die Frage, woraus Sie üblicherweise Kraft schöpfen und woher Sie Ihre Existenzberechtigung ableiten. Vielleicht hilft es Ihnen, sich für diese Übung in die Sonne zu setzen und sich von der freien Natur ringsherum inspirieren zu lassen. Oder Sie hören beim Malen sanfte Barockmusik. Wenn Sie es ertragen, malen Sie zurückgezogen an einem ruhigen Ort, in der Stille.

> *»Die Sinne trügen nicht, das Urteil trügt.«*
>
> Johann Wolfgang von Goethe

Wenn Sie fertig sind, beginnt der zweite Teil der Übung: Welche Bilder wecken die Erinnerung oder den Wunsch nach einem Neubeginn in Ihnen? In welchen spiegelt sich dagegen eher die Routine des Alltags wider? Was sehen Sie jetzt vielleicht anders als vorher?

Das Malen zeigt auch, ob und wie schwer es Ihnen fällt, den Leistungsdruck einfach beiseite zu schieben. Können Sie das überhaupt (noch): einfach mal gar nichts tun und den Tag genießen? Lassen Sie es in so einem Moment zu, einfach da zu sein und zu existieren? Wenn Ihnen das leicht fällt, werden Sie sich auch vordergründig ertrag- und sinnlosen Tätigkeiten ohne großes Kopfzerbrechen widmen.

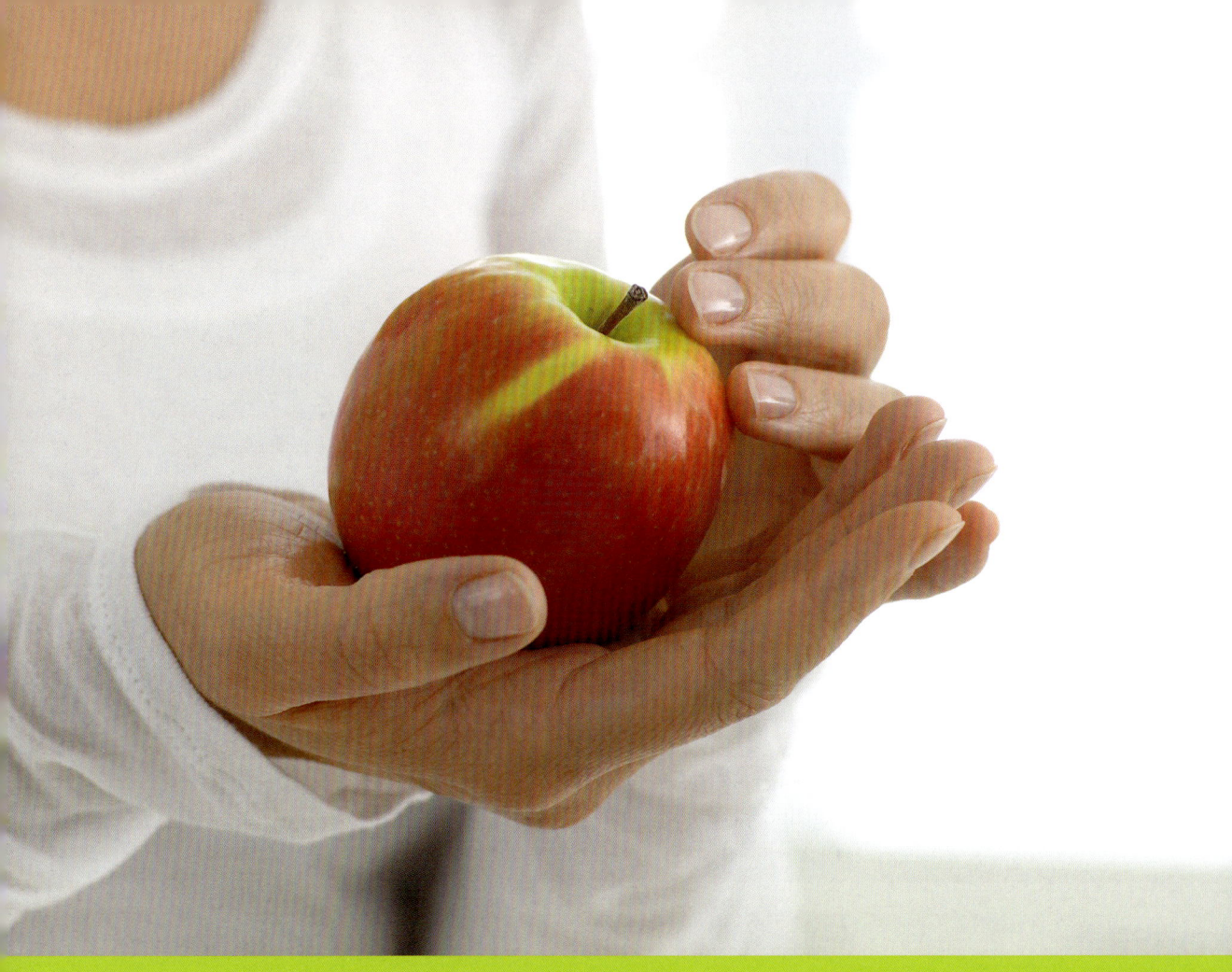

Erster Aufbautag
Die Abschluss-
zeremonie

Neugeboren mitten im Leben

Dem Moment des Abschieds vom Fasten liegt ein ganz besonderer Zauber inne. Sie haben es geschafft und Ihr Ziel erreicht. Sie fühlen sich gereinigt und federleicht – wie neugeboren. Wenn Sie heute einen Apfel genießen, werden Sie so richtig strahlen – nach innen, aber auch deutlich nach außen sichtbar. Vergessen Sie dabei nicht, auch andere an Ihrem Strahlen teilhaben zu lassen, heute ebenso wie bei künftigen positiven Erfahrungen im Leben. Es waren Kleinigkeiten, die für Sie in den vergangenen fünf Fastentagen den Unterschied gemacht haben: mal ein Löffelchen Honig, mal ein Spritzer Zitrone, mal ein liebes Wort der Zuneigung und des Verständnisses. Doch sie waren allemal ausreichend, um Sie über eine gewisse Zeit des Verzichts zu bringen. Verwahren Sie auch dieses Wissen aus dem Fasten gut in Ihrem Gedächtnis und nützen Sie es in Zukunft bei so mancher hoffnungslos anmutenden Situation.

Heute an der Tagesordnung: Der Neuanfang

Der große Moment steht unmittelbar bevor: Sie beginnen wieder zu essen. Wie sich das wohl anfühlen wird?

Lassen Sie Ihrer Festtagsstimmung schon beim Morgenspaziergang freien Lauf: Singen Sie, machen Sie Luftsprünge und sammeln Sie schon einmal Blumen, Zweige, Steine und andere dekorative Dinge, mit denen Sie zu Hause Ihren Tisch schön decken können.

Bei allem Stolz über das Erreichte und trotz Vorfreude auf das Essen sollten Sie jedoch eins nicht vergessen: Die Aufbautage gleichen vom Programmablauf her noch den vorangegangenen fünf Tagen; die Fastenanwendungen begleiten Sie daher auch heute und morgen noch. Der Wechsel vom Fasten zum Essen wäre sonst sowohl für den Körper als auch für Geist und Seele viel zu abrupt. Und das würde mit körperlichem Unwohlsein einhergehen und Ihren Erfolg deutlich schmälern.

Vergessen Sie vor allem nicht, an den Aufbautagen auch weiterhin reichlich zu trinken. Gerade wenn Sie wieder beginnen zu essen, braucht der Körper die Flüssigkeit als Unterstützung, um die Verdauungsarbeit aufs Neue anzukurbeln.

»Der Reichtum, den die Natur verlangt, ist begrenzt und leicht zu beschaffen, der dagegen, nach dem wir in törichtem Verlangen streben, geht ins Ungemessene.«

Epikur

Ihr Aufbaumenü heute

Ein Apfel steht heute im Zentrum des Geschehens: Auf ihn werden all Ihre Geschmacksknospen ein Jubellied anstimmen. Lassen Sie sich von diesem Erlebnis verführen und davon überraschen, wie viel Geschmack in den scheinbar einfachsten Lebensmitteln steckt.

Für den Apfel als allererste feste Mahlzeit nach dem Fasten entscheidet man sich übrigens aufgrund der in ihm enthaltenen Pektine; sie bringen die Darmtätigkeit wieder in Schwung. Sofern Sie darüber hinaus Lust auf den Duft frisch gebacke-

nen Brots haben: Nehmen Sie sich Zeit, leicht verdauliche Fastencracker zu backen (siehe Seite 133).

> ❯ **Frühstück:** Morgentee, 1 TL Honig, Zitronenspalten auslutschen
> ❯ **Vormittags:** Fasten-Abschlusszeremonie – einen Apfel behutsam kauen
> ❯ **Mittagessen:** Kartoffelrahmsuppe
> ❯ **Nachmittags:** Kräutertee, Zitronenspalten auslutschen
> ❯ **Abendessen:** ¼ l Buttermilch mit 1 EL geschroteten Leinsamen, dazu 3 Fastencracker; Abendtee für die Nacht vorbereiten und ans Bett stellen

info

So könnte Ihr heutiger Tag aussehen

Morgens
> ❯ Aktives Erwachen, Atemübungen am offenen Fenster
> ❯ Duschen mit Kneippguss, Körperbürstungen und Einölen, dann Do-In-Abklopfübungen (siehe Seite 87)
> ❯ Morgenspaziergang; sammeln Sie dabei eventuell schöne Naturmaterialien für die Fasten-Abschlusszeremonie
> ❯ Frühstück

Vormittags
> ❯ Fasten-Abschlusszeremonie mit dem Apfel

Mittags
> ❯ Kartoffelrahmsuppe zubereiten
> ❯ Mittagessen
> ❯ Anschließend Leberwickel-Siesta

Nachmittags
> ❯ Nachmittagstee
> ❯ Flotter Spaziergang in Wald oder Park, Nordic Walking, eine kurze Wanderung oder Radtour

Abends
> ❯ Kleines Abendmenü genießen
> ❯ Kreatives oder meditatives Abendprogramm
> ❯ Abendspaziergang, Yoga-Übung, ein klassisches Konzert besuchen oder Sauna
> ❯ Bei geöffnetem Fenster sanft einschlummern

Rezepte für den Aufbautag

Kartoffelrahmsuppe

Für 1 Portion
1 große Kartoffel | 1 kleine Möhre | ½ TL Majoran | Kümmel | geriebene Muskatnuss | 2 EL süße oder saure Sahne

So geht's:

1 Die Kartoffel waschen und mit Schale klein würfeln. Möhre putzen, waschen und in dünne Scheiben schneiden. Mit Majoran sowie je 1 Prise Kümmel und geriebener Muskatnuss vermengen.

2 Mit Wasser bedeckt etwa 15 Minuten leise kochen lassen. Wenn das Gemüse weich ist, die Sahne unterrühren und eventuell nachwürzen.

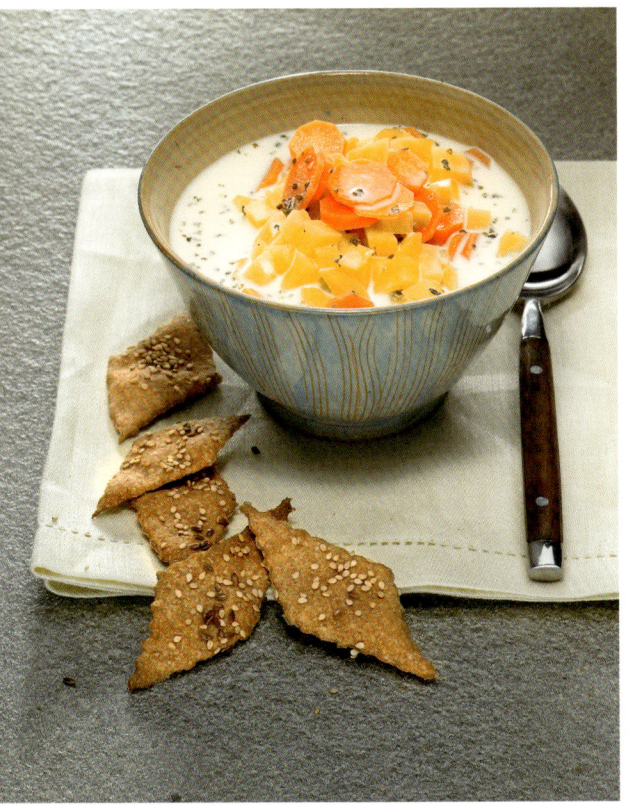

Fastencracker

Da der Körper während der Aufbauzeit sehr sensibel reagiert, sollten Sie schwer verdauliche und belastende Produkte vermeiden. Deshalb finden Sie an dieser Stelle ein Rezept, bei dem Sie auch ohne Hefe auskommen. Die Fastencracker bleiben in einer Blechdose lange knusprig.

Für 2 Backbleche
250 g Vollkornmehl (Dinkel-Weizen-Mischung) | 4 EL kalt gepresstes Sonnenblumen- oder Olivenöl | Kräutersalz | nach Geschmack Sesam, Leinsamen, Kürbiskerne, Sonnenblumenkerne, Kümmel

So geht's:

1 Den Backofen auf 200 °C vorheizen. Das Vollkornmehl sehr fein mahlen. Mit 8 EL Wasser, dem Öl und 1 Prise Kräutersalz vermengen; gut durchkneten. Der Teig soll sich geschmeidig und nicht zu hart anfühlen; eventuell noch etwas Wasser und Öl zugeben.

2 Backblech mit Backpapier auslegen. Den Teig sehr dünn ausrollen und mit einem Messer oder Teigrad rautenförmige Ecken zurechtschneiden. Teiglinge auf das Blech legen. Mit Wasser besprizen und mit Kernen, Samen oder Nüssen belegen und diese leicht andrücken.

3 Im heißen Ofen etwa 15 Minuten backen, bis die Cracker eine zartbraune Farbe angenommen haben.

Für morgen vorbereiten

Weichen Sie über Nacht zwei getrocknete Feigen, Pflaumen oder Aprikosen ein.

Heute speziell: Fasten-Abschlusszeremonie

Nichts gleicht dem Moment, nach fünf strengen Fastentagen einen Apfel genießen zu dürfen. Sie haben sich ein ruhiges, gemütliches Plätzchen gesucht und dieses festlich dekoriert: Ihre Lieblingstischdecke, stimmungsvolles Kerzenlicht, Blumen, Blätter, Steine von Ihren Fastenwanderungen zieren den Tisch. Die Spannung vor dem großen Moment der Rückkehr in die »Welt des Essens« steigt; Sie befinden sich in freudiger Erwartung. Vielleicht sind Sie in diesem Moment allein, vielleicht teilen Sie die Freude mit anderen und feiern den Fastenabschluss gemeinsam. In jedem Fall versuchen Sie, noch einmal ganz still zu werden, Ihre Gedanken zu sammeln und sich auf den Augenblick zu konzentrieren. Nehmen Sie sich für den Genuss Ihres ersten festen Lebensmittels, einen saftigen Apfel, mindestens 30 Minuten Zeit. Essen Sie sehr langsam und kauen Sie gut. Hören Sie auf Ihr Sättigungsgefühl und heben Sie sich den Rest gegebenenfalls für später auf. Und lesen Sie vorher die nun folgende Apfelmeditation:

Die Apfelmeditation

»Ich habe es geschafft. Nun sitze ich vor meinem Apfel. Es ist nicht irgendein Apfel, sondern ein ganz besonderer. Er ist mir gewidmet. Mein Apfel, der gewachsen ist, um gemeinsam mit mir diesen bewegenden Moment zu erleben. Ich versuche mir vorzustellen, wie sein Leben von Anfang an ausgesehen hat: Ein Apfelbaum inmitten eines wunderbaren bunten Gartens. Eine Knospe sucht ihren Weg ans Licht und erblüht mit ihrer reinen, weißen Blüte. Bienen umschwirren sie, summen und trinken begierig ihren Nektar. Die Zeit verstreicht und aus der Blüte wird ein kleines Äpfelchen. Die frische Frühlingsbrise umströmt es, die ersten Sonnenstrahlen wärmen es. Wieder vergehen die Tage und der glutheiße Sommer macht es stark und kräftig und zieht ihm ein buntes Röcklein an. Im Herbst seines Lebens wird es Zeit, neue Wege zu gehen, auch für meinen Apfel. Er wird von fleißigen Händen gepflückt, mit vielen anderen in einen Korb gelegt. Immer näher kommt er mir und erreicht schließlich sein Ziel: Heute! Wir sind vereint!

Ich möchte in diesem Moment auch den Menschen danken, die diesen Apfelbaum gepflegt haben, unter deren Beobachtung und Schutz mein Apfel stand. Und an jene, die ihn mir brachten und ihn für mich reservierten. Ich denke und danke auch allen anderen Lebewesen, den Wespen, Würmern, Vögeln, die sich an anderen Früchten labten, um diesen einen Apfel mir zu überlassen.

Während ich meinen Apfel betrachte, spielt sich mein ganzes Leben in mir ab. Wie wird es weitergehen? Bevor ich wieder in die Zukunft abschweife, halte ich meine Sinne noch einmal hier bei meinem Apfel: Wie wird es sich anfühlen, wenn ich ihn jetzt zart in die Hand nehme, liebevoll und voller Dankbarkeit streichle? Wie wird er riechen? Werde ich ihn freudig anbeißen oder sorgfältig mit dem Messer zerschneiden? Wird sein Saft süß oder säuerlich schmecken? Ich öffne mich und mache mich bereit, für die Fülle an Leben, die mich jetzt erwartet.«

Yoga: Halber Drehsitz

Diese Übung dehnt die Rückenmuskeln und schenkt Beweglichkeit. Zudem wirkt sie beruhigend und harmonisierend.

1 Setzen Sie sich mit nach vorn gestreckten Beinen aufrecht auf den Boden. Stellen Sie den rechten Fuß an die Außenseite des linken Oberschenkels. Umfassen Sie das rechte Knie mit beiden Händen. Strecken Sie das Gesäß nach hinten und den Brustkorb gegengleich nach oben.

2 Machen Sie mit dem Oberkörper eine Drehbewegung nach rechts: Führen Sie dabei den linken Arm an die rechte Seite und stützen Sie den Unterarm an der Außenseite des rechten Oberschenkels ab. Mit der rechten Hand stützen Sie sich hinter dem Gesäß am Boden ab (die Fingerspitzen zeigen vom Körper weg). Das Becken bleibt während der gesamten Übung stabil und dreht sich nicht mit.

3 Verweilen Sie vier bis sechs ruhige und gleichmäßige Atemzüge lang in dieser Stellung. Wachsen Sie mit jedem Einatmen weiter nach oben. Mit jedem Ausatmen entspannen Sie sich wieder.

4 Kommen Sie dann langsam zur Mitte zurück. Beugen Sie beide Beine zum Brustkorb an, umschließen Sie sie mit den Armen und lassen Sie die Stirn auf den Knien ruhen. Verweilen Sie kurz in der Entspannung.

5 Wiederholen Sie die Übung mit gegengleicher Dehnung nach links.

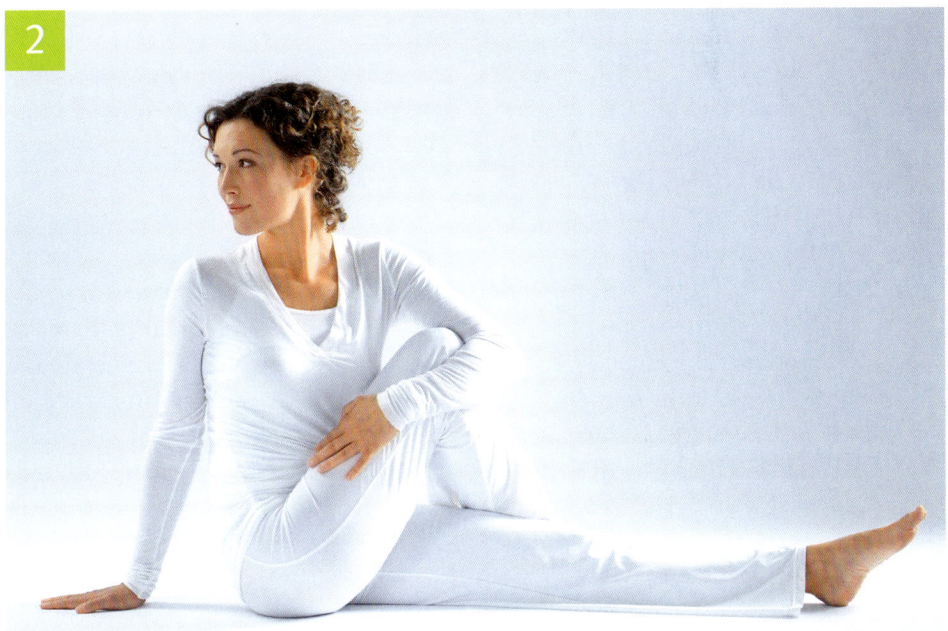

Dehnen Sie den Oberkörper im halben Drehsitz behutsam zur Seite.

Im Reich der Sinne: Genuss lässt sich lernen

Planen Sie in Zukunft täglich mindestens eine genussvolle Viertelstunde ein. Wenn Sie zum Beispiel nach den Aufbautagen Lust auf ein Stück Apfelkuchen verspüren, gönnen Sie sich die Zeit, ihn Bissen für Bissen zu genießen; lassen Sie sich nicht ablenken. Bleiben Sie dabei aber maßvoll, nehmen Sie kein zweites Stück. Versichern Sie sich, dass der Kuchen Ihnen auch tatsächlich gut bekommt; wählen Sie ein Rezept mit Vollkornmehl sowie weniger Fett und Süßungsmittel. Und denken Sie auch künftig bei Ihrem Speiseplan an diesen Aufbautag zurück. Danach erst entscheiden Sie sich für oder gegen einen Löffel Schlagsahne. Auf diese Weise stellen Sie sicher, dass Sie auch nach dem Kuchenessen kein schlechtes Gewissen plagt.

Essen und Emotionen

Apropos Genießen: Welcher Person sitzen Sie beim Essen am liebsten gegenüber? Im Alltag kann man sich seinen Essenspartner nicht immer aussuchen. Dabei hat er einen nicht unerheblichen Einfluss auf die Fähigkeit zu genießen und das Befinden nach der Mahlzeit. Ganz zu schweigen von den kritischen Situationen, bei denen das Essverhalten immer wieder von Neuem herausgefordert wird: am Buffet, nach Streit, bei Frust, Ärger und Langeweile.

Diese Überlegungen allein machen klar, warum ein Arbeitsessen, bei dem Sie sich auf Ihren Geschäftspartner konzentrieren, Magenschmerzen verursachen kann. Im Gegensatz dazu hat das gemeinsame Mahl aber auch eine durchwegs positive Komponente: Es ist noch gar nicht allzu lange her, dass unsere Ahnen ihre Suppe aus einer Schüssel löffelten. Demjenigen, mit dem man seinen Teller teilt, wird man nicht in den Rücken fallen.

Essen als Ersatzbefriedigung

Das individuelle Essverhalten wird jedoch nicht nur von der Sehnsucht nach Genuss, sondern auch von verdeckten und unbefriedigten Bedürfnissen (beispielsweise nach Geborgenheit, Zärtlichkeit oder Anerkennung) geregelt. Nahrung dient oft als Ersatzbefriedigung. Viele Menschen sind es zum Beispiel vom Kleinkindalter an gewohnt, Essen – vor allem Süßes – als Belohnung zu erhalten. Frustessen kann daher auch als Trost- oder Trotzreaktion gesehen werden.

Für Schokoholics, die nach Süßem regelrecht süchtig sind, gibt es bereits die ersten Selbsthilfegruppen. Schokolade enthält vor allem Zucker, der die Bildung des Glücksbotenstoffs Serotonin ankurbelt. Neben den weiteren Muntermachern unter den Schokoladebestandteilen wie Ka-

tipp

Das Fünf-Punkte-Programm für mehr Genuss

1. Genuss braucht Zeit und geht nicht nebenbei.
2. Genuss muss erlaubt sein.
3. Weniger ist mehr: Genuss verstärkt sich durch Reduktion.
4. Ohne Erfahrung kein Genuss: Sie müssen wissen, was Ihnen gut tut.
5. Genuss ist fester Bestandteil des Lebens und soll täglich verspürt werden.

kao, Koffein und Theobromin sorgt das »Glückshormon« im Gehirn vor allem für das emotionale Gleichgewicht. Für Mathias Jung, Psychotherapeut und Suchtforscher, zeigt gerade die Zuckersucht »deutlicher als andere Abhängigkeiten den Zusammenhang von Sucht und Sehnsucht, von falscher Bedürfnisbefriedigung und ausweichendem Verhalten«. Und er sieht in der Auseinandersetzung mit dem eigenen »sehn-süchtigen« Verhalten eine Chance, die Verantwortung für das eigene Tun zu übernehmen. Sie können wachsen und reifen an der Erkenntnis, wie viel Lebenszeit Sie sich selbst durch schädliches Verhalten nehmen und an welchen Möglichkeiten der persönlichen Entfaltung Sie eventuell vorbeileben. Es ist jedoch ein Weg, der Ihnen nicht nur Verständnis und Überwindung abverlangt, sondern vor allem auch eine Nachdenk- und Essenspause.

Die Rolle der Erziehung

Bestimmte Speisen wecken Erinnerungen: Haben Sie sich schon einmal gefragt, warum Sie als Kind Suppe nicht ausstehen konnten? Außer wenn es Buchstabensuppe gab: Da fischten Sie mit dem Löffel oder gleich mit dem Finger in der Suppe, legten Namen, kreierten Phantasiewörter, bis eine ungeduldige Mutter dem »Unfug« ein Ende setzte und dafür sorgte, dass zumindest ein Teil der Suppe nicht nur am Tellerrand, sondern auch im Magen landete. In Wirklichkeit haben Kinder intuitiv begriffen, dass Essen Spaß machen und die Sinne anregen muss. Bringen Sie daher (wieder) Farbe ins Spiel. Verwenden Sie Gewürze, Kräuter und essbare Blüten – auch für mehr Duft und Geschmack.

Laut wissenschaftlicher Forschung wird der Geschmackssinn schon im Mutterleib und später von der Muttermilch beeinflusst. Isst die werdende Mutter gerne süß oder sauer, wird auch das Kind mit großer Wahrscheinlichkeit mit diesen Geschmacksrichtungen intensiver in Berührung kommen. Später sind es Kindheitserlebnisse, die individuelle Vorlieben prägen.

> *»Sich mit wenigem begnügen ist schwer, sich mit vielem begnügen noch schwerer.«*
>
> *Marie von Ebner-Eschenbach*

Kein Krautsalat schmeckt so wie bei Oma, denn sie hat darin auch endlos viel Zeit für lange Geschichten und Geduld für uns Kinder mitverpackt. Kein anderer Mohnstrudel ist so saftig wie der von Tante Frieda, denn sie hatte immer eine Schulter zum Ausweinen, wenn es mit der Jugendliebe nicht so richtig geklappt hat. Und wer erinnert sich nicht an sein erstes Glas Sekt? Endlich erwachsen sein, endlich mitfeiern. Essen ist an Rituale geknüpft. Aus der Esskultur einer Familie erfährt man auch viel über ihren Umgang miteinander: die Pflege ihrer Beziehungen, die Natürlichkeit ihrer Körperkultur, die Wertschätzung füreinander und nicht zuletzt ihr Gesundheitsbewusstsein.

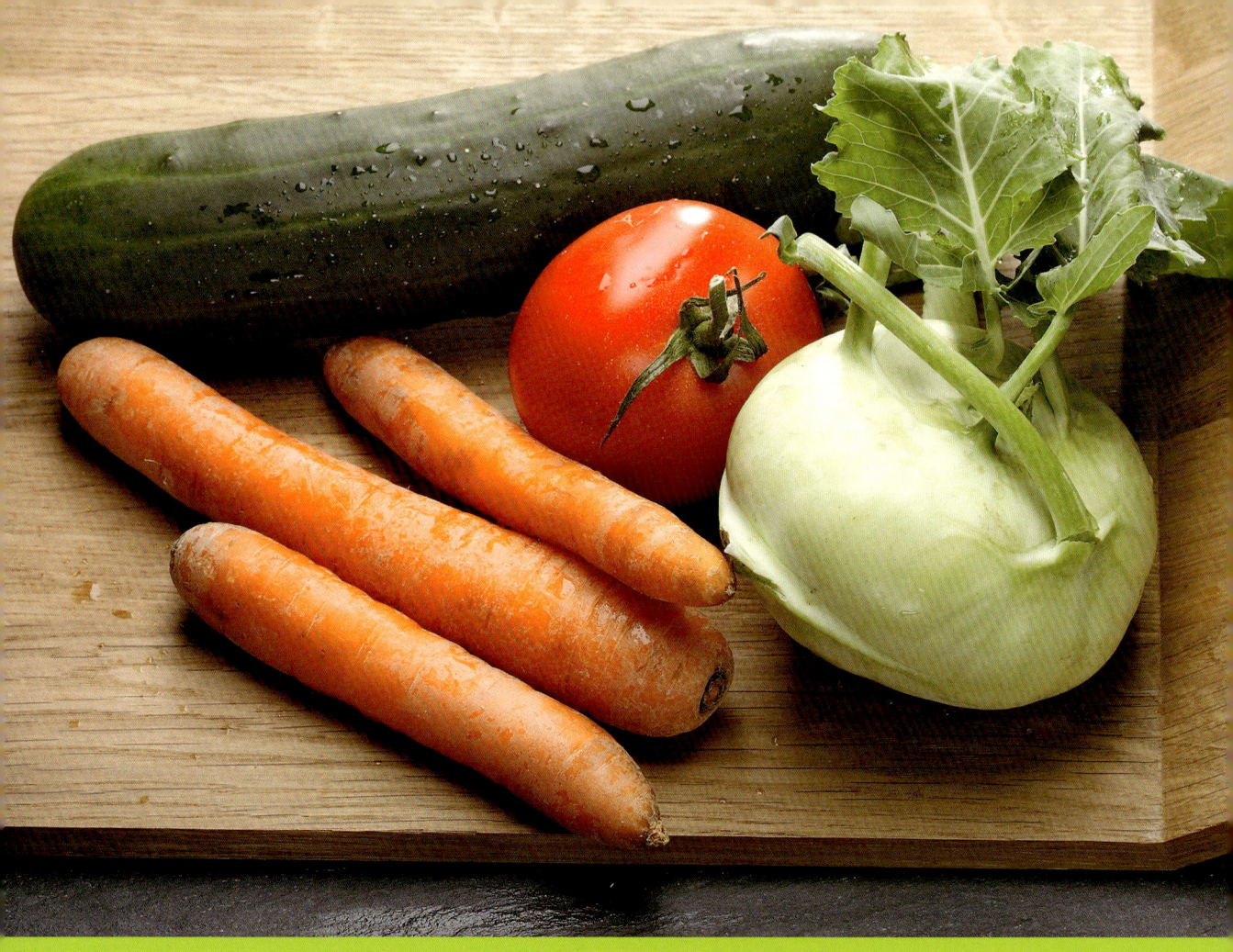

Zweiter Aufbautag
Rückkehr in den Alltag

Die Zeit der »Ernte«

Die Feststimmung in Ihnen dauert heute sicherlich noch an. Sie sind gerade dabei, die Früchte Ihrer Leistungen und Entbehrungen zu ernten, die die letzten Tage mit sich brachten. Das erinnert an die alte Tradition der Erntedankfeste; schließlich macht Fasten auch den Reichtum der Erde wieder bewusst. Es ist ein erhebendes Gefühl, die Dankbarkeit in sich zu spüren für all die vielen Jahre, Erlebnisse und Erfahrungen, die die eigene Lebenswelt ausmachen. Aber auch für die Herausforderungen und Krisen, die man aus eigenem Antrieb lösen konnte.

»Das Nahe wird weit.
Das Warme wird kalt.
Der Junge wird alt.
Das Kalte wird warm.
Der Reiche wird arm.
Der Narre gescheit.
Alles zu seiner Zeit.«

Johann Wolfgang von Goethe

Die Schönheit und Vielfalt des Lebens genussvoll auskosten zu können, die Gewissheit zu haben, willkommen zu sein und auf die eigene Selbstwirksamkeit zu vertrauen: Darin liegt eine besondere Quelle der Gesundheit.

Heute an der Tagesordnung: Essen an den Aufbautagen

Sie essen wieder: Zum Frühstück starten Sie mit einer kleinen Portion heißem Müsli in den Tag. Mittags dürfen Sie sich sogar schon ein kleines Menü gönnen. Und am Abend wärmt Sie eine köstliche Gemüsesuppe; als Einlagen eignen sich dabei Hirse oder Naturreis. Würzen Sie jedoch noch nicht mit Salz, um den noch laufenden Ausleitungsvorgang nicht zu blockieren.

Sie werden erstaunt sein, nach wie kurzer Zeit und nach welch kleinen Mengen sich bereits ein Gefühl der Sättigung einstellt. Achten Sie unbedingt auf dieses Signal Ihres Körpers. Er muss jetzt Schritt für Schritt wieder die Verdauungsleistung in Gang bringen. Geben Sie ihm die nötige Zeit dazu und überfordern Sie ihn nicht.

Gehen Sie bei Ihrer Speisenauswahl in der Woche nach dem Fasten und darüber hinaus am besten vor wie am Entlastungstag (oder der Entlastungswoche; siehe Seite 80 ff.). Essen Sie vor allem Obst, Gemüse und Vollkornprodukte; trinken Sie reichlich Wasser und Kräutertee. Meiden Sie in den Tagen nach dem Fasten dagegen

> stark Erhitztes,
> Frittiertes,
> Fleisch, Hartkäse,
> stark Gewürztes,
> Salz, Zucker,
> Kaffee, Schwarztee und Alkohol.

Beobachten Sie Ihre Verdauung und leiten Sie bei Schwierigkeiten den Stuhlgang mit einem Einlauf sanft ein.

Ihr Aufbaumenü heute

Heute starten Sie mit einem süßen Extra in den Tag: Als besondere Leckerei genießen Sie gleich am Morgen, noch im Bett oder sofort nach dem Aufstehen, eine eingeweichte Trockenfeige oder -pflaume. Trinken Sie dazu ein großes Glas Wasser. Sollten Sie vergessen haben, die Früchte am Vorabend einzuweichen, verzichten Sie auf die süße Kleinigkeit. Warten Sie dann auf Ihr reichhaltiges Frühstück nach dem Morgenspaziergang.

> **Frühstück:** Beginnen Sie den Tag mit Morgentee und einem heißen Hafer-Dinkel-Müsli mit Apfel.
> **Vormittags:** Kräutertee oder Wasser (es gelten noch immer die Fastenregeln)
> **Mittagessen:** 1 kleiner Rohkostteller, 1 gekochte Kartoffel mit 1 EL Butter oder Kräuterquark
> **Nachmittags:** eventuell 1 Stück Obst oder 2–3 Fastencracker, viel Kräutertee
> **Abendessen:** Tomatensuppe mit Hirse, Abendtee für die Nacht vorbereiten und ans Bett stellen

So könnte Ihr heutiger Tag aussehen

Morgens
> Aktives Erwachen; anschließend noch im Bett ganz gemütlich eine eingeweichte Trockenfrucht kauen
> Duschen mit Kneippguss, anschließend Körperbürstungen und Einölen
> Morgenspaziergang mit Do-In-Abklopfübungen (siehe Seite 87) in der freien Natur
> Frühstück zubereiten und langsam genießen

Vormittags
> Ruhige Beschäftigung, zum Beispiel gute Lektüre oder für das Aufbaumenü im Bioladen einkaufen

Mittags
> Kleines Mittagsmenü zubereiten
> Mittagessen
> Anschließend Leberwickel-Siesta

Nachmittags
> Nachmittagstee
> Flotter Spaziergang in Wald oder Park, Nordic Walking, kurze Wanderung oder kurze Radtour

Abends
> Kleines Abendmenü vorbereiten
> Kreatives oder meditatives Abendprogramm (malen, töpfern,lesen, Musik hören)
> Abendspaziergang oder ein Vollbad mit duftenden ätherischen Essenzen, einer Basenlauge oder einem Salzpeeling
> Bei geöffnetem Fenster sanft einschlummern

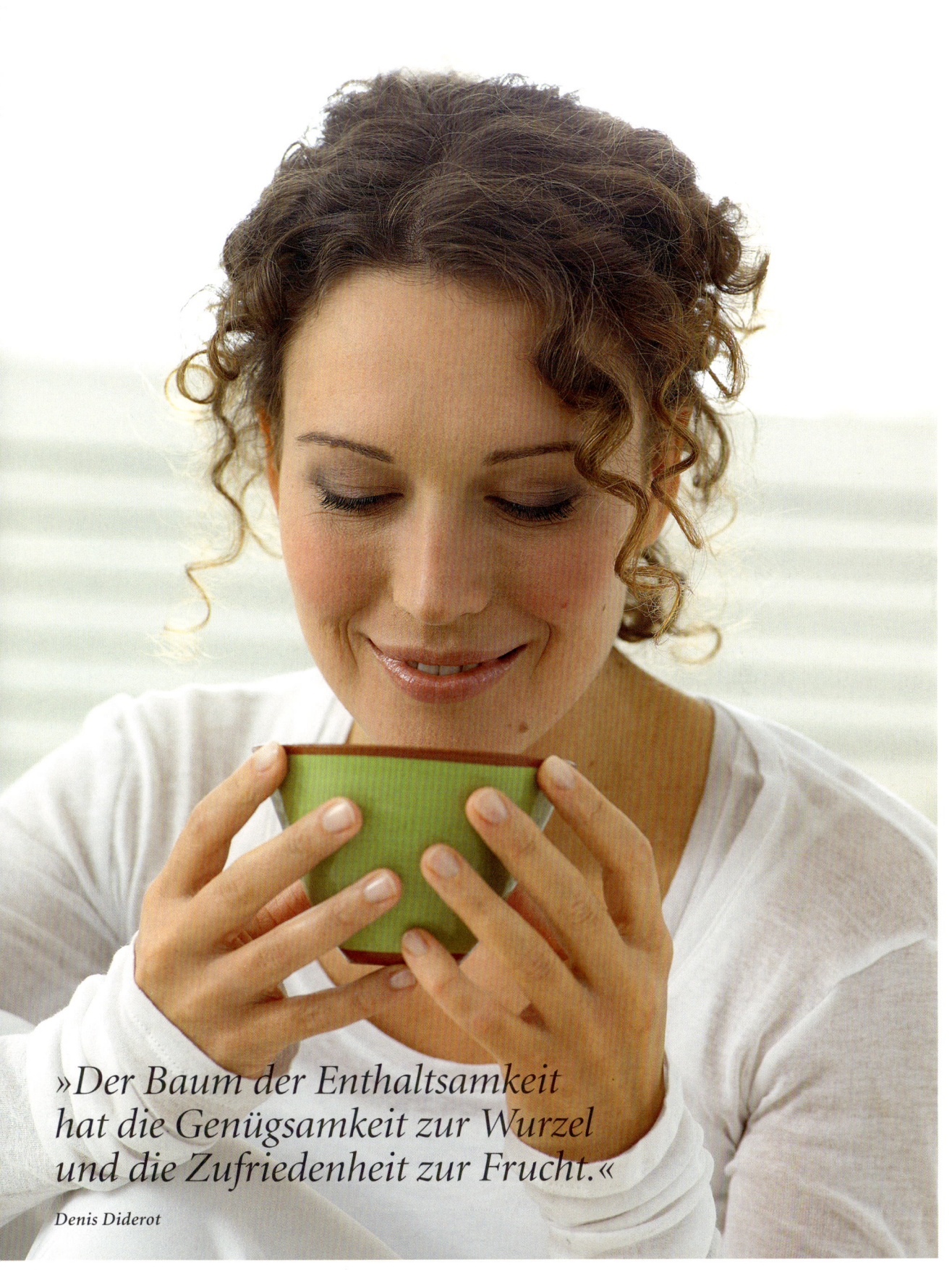

»Der Baum der Enthaltsamkeit
hat die Genügsamkeit zur Wurzel
und die Zufriedenheit zur Frucht.«

Denis Diderot

Rezepte für den Aufbautag

Heißes Müsli

Für 1 Portion
1 getrocknete Pflaume, Feige
oder Aprikose | 1 gehäufter EL
Getreide (Mischung aus Hafer
und Dinkel) | 1 Apfel | Schale von
1 unbehandelten Zitrone | gerie-
bene Nüsse | etwas Sahne

So geht's:

1 Die über Nacht eingeweichte Pflaume
beziehungsweise Feige oder Aprikose etwas
zerkleinern.
2 Das Getreide schroten und mit ¼ l
kaltem Wasser verrühren. Kurz aufkochen
lassen, dann zugedeckt beiseite stellen.
3 Den Apfel waschen und mit der Schale
grob reiben.

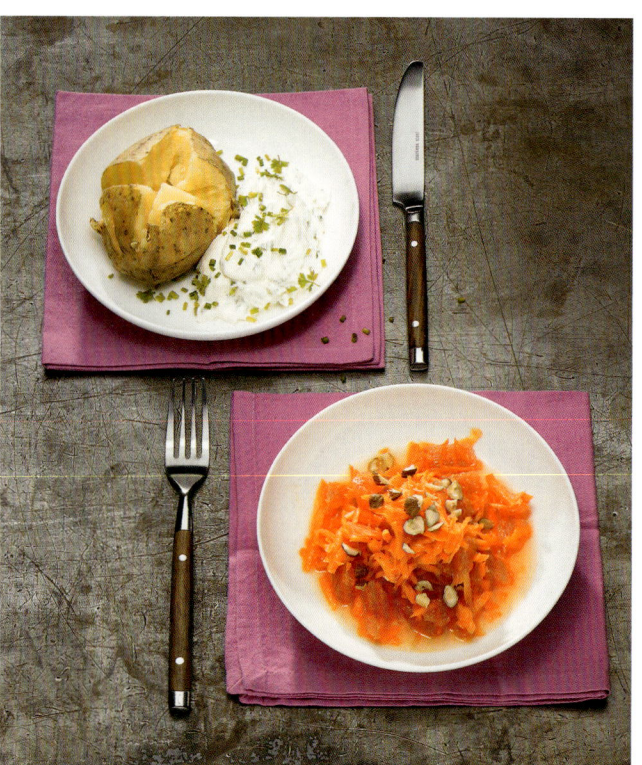

4 Apfelraspel in die Mitte eines Suppen-
tellers geben und rundherum das heiße
Getreideschrot verteilen. Trockenobst
samt Einweichwasser über den geriebenen
Apfel geben.
5 Zitronenschale und geriebene Nüsse
über das heiße Müsli streuen. 1 EL ge-
schlagene Sahne daraufsetzen.

Rohkostteller und Pellkartoffel mit Kräuterquark

Für 1 Portion
1 große Kartoffel | 1 mittelgroße
Möhre | 1 Grapefruit | 5 Hasel-
nüsse | etwas kalt gepresstes Öl
(z. B. Haselnussöl) | 2 EL Quark |
1 EL Sauerrahm oder Butter | fri-
sche Kräuter (z. B. Schnittlauch
und Kerbel)

So geht's:

1 Die Kartoffel mit Schale weich kochen.
In der Zwischenzeit die Möhre auf der
Gemüsereibe fein reiben. Die Grapefruit
halbieren. Die eine Hälfte der Grapefruit
in kleine Stücke schneiden, die andere
auspressen. Die Haselnüsse grob hacken.
2 Die geriebene Möhre mit den Grape-
fruitstückchen vermischen und mit Öl
und Grapefruitsaft marinieren. Mit gehackten Haselnüssen garnieren.
3 Für den Kräuterquark den Quark mit
Sauerrahm oder Butter verrühren. Die
Kräuter abbrausen, trocken schwenken,
fein hacken und untermischen.
4 Die gekochte Kartoffel mit der Schale
anrichten. Kräuterquark dazugeben und
alles mit Kräutern bestreuen.

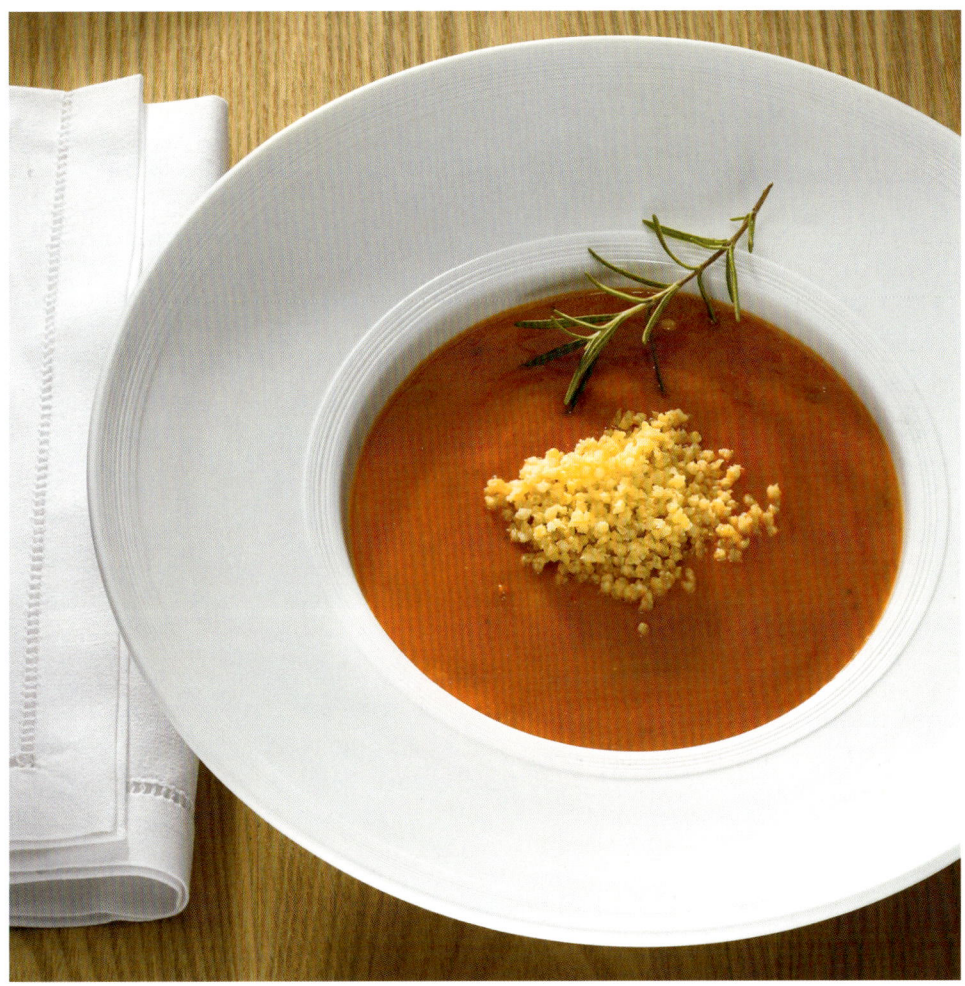

Tomatensuppe mit Hirse

> *Für 1 Portion*
> 2 EL Hirse | 4 reife Tomaten |
> ½ TL Rosmarin und Salbei |
> 2 EL kalt gepresstes Öl (z. B. Nuss-
> oder Trüffelöl)

So geht's:

1 Hirse kalt abbrausen. In der doppelten Menge Wasser aufkochen, dann zugedeckt etwa 20 Minuten nachquellen lassen. Die Tomaten waschen; erst in Achtel, dann in Würfel schneiden.

2 Rosmarin und Salbei ohne Öl leicht im Topf anrösten, um ihren Geschmack zu intensivieren. Tomaten zugeben, kurz anschwitzen lassen und mit ½ l Wasser aufgießen. Alles 5 Minuten weiterdünsten, dann pürieren.

3 Die Tomatensuppe in einen Teller geben. Die Hirse in der Mitte anhäufen und alles dekorativ mit Öl beträufeln.

Yoga: Der Baum

Diese Übung stärkt Ihren Gleichgewichtssinn, Ihre Standhaftigkeit und Konzentration. Sie stehen wie ein Baum – fest im Boden verwurzelt und zugleich in den Himmel hochstrebend.

1 Stellen Sie sich gerade hin und verlagern Sie Ihr Körpergewicht auf den rechten Fuß.
2 Heben Sie die Arme über den Kopf und legen Sie die Handflächen aneinander. Der Nacken ist gerade.
3 Beugen Sie das linke Bein seitlich an. Als Einsteiger legen Sie den linken Fuß mit der Sohle an die Innenseite des rechten Knies. Mit jedem Üben werden Sie ein wenig sicherer: Fortgeschrittene legen die Sohle schließlich auf der Innenseite des rechten Oberschenkels ab. Je weiter Sie das gebeugte Knie dabei zur Seite führen können, desto sicherer und stabiler werden Sie sich in dieser Haltung fühlen.
4 Spannen Sie nun den Beckenboden an und streben Sie nach oben, indem Sie die Arme strecken und die Handflächen über dem Kopf fest aneinanderdrücken.
5 Halten Sie in dieser Position vier bis sechs tiefe und gleichmäßige Atemzüge lang das Gleichgewicht. Kehren Sie dann langsam in die Ausgangsstellung zurück.
6 Führen Sie die Übung ein weiteres Mal aus; verlagern Sie diesmal das Gewicht auf das linke Bein und heben Sie den rechten Fuß an – wiederum vier bis sechs Atemzüge lang.

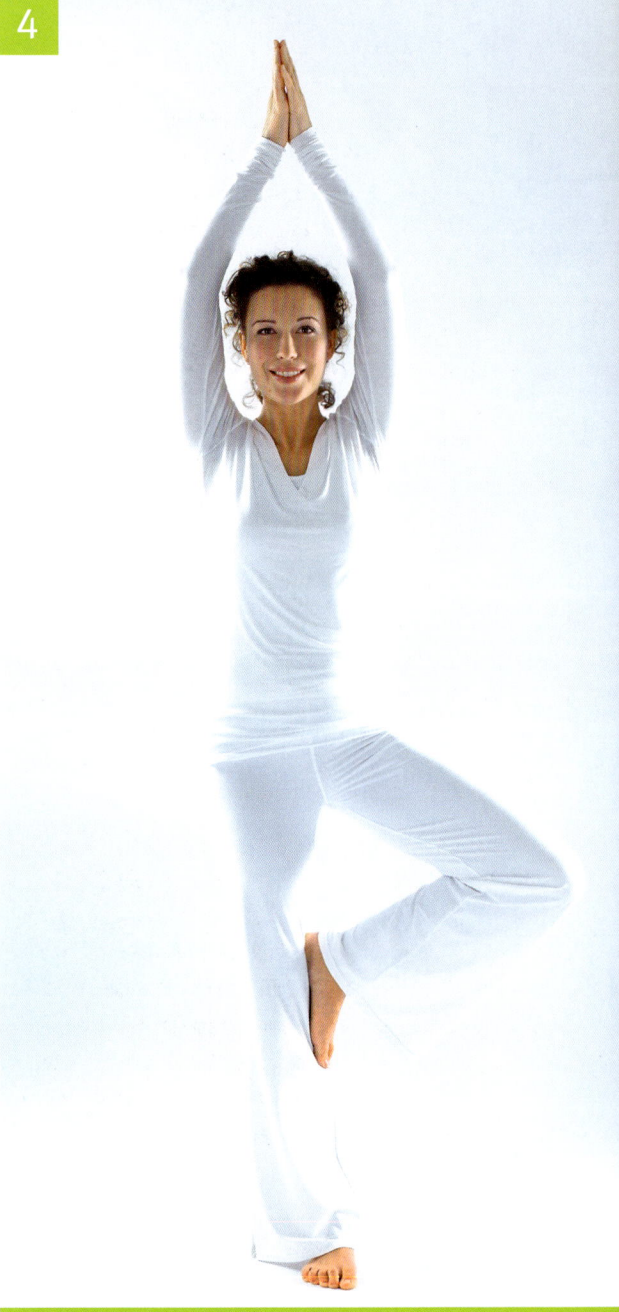

4

Der Baum wirkt erdend und erhebend zugleich.

Im Reich der Sinne: Bewusst neue Wege gehen

Um alte Rituale aufzubrechen, genügt es manchmal schon, einfach mal auf dem Platz des Partners zu sitzen; von diesem neuen Blickwinkel aus sieht die Welt oft ganz anders aus. Ein weiterer einfacher Weg, die Routine des Alltags zu durchbrechen, ist es, den Weg zur Arbeit anders zu gestalten. Erlauben Sie sich, ein bisschen zu trödeln, neue Gässchen zu erkunden, einen Abstecher in den nahen Park zu machen, ein Gespräch mit Passanten zu beginnen und darüber zu staunen, woran Sie sonst tagtäglich unbemerkt vorbeigehen.

Und warum müssen Mahlzeiten immer in der »guten Stube« eingenommen werden? Öffnen Sie sich auch hier für neue Entdeckungen: Setzen Sie sich auf den Balkon oder packen Sie den Picknickkorb für einen Ausflug auf die nächstgelegene Wiese. Das Zwitschern der Vögel, das Glucksen eines nahen Bächleins, der Duft der Blumenwiesen, ein sanfter Lufthauch wird selbst dem gewöhnlichsten Tee ein besonderes Aroma verleihen. Jetzt ist der Moment, sich wieder für die Außenwelt aufzutun und den Kontakt und das Gespräch mit der Umgebung zu suchen.

Übung »Denkanstöße«

Das Fasten ist beendet. Sie werden jetzt bald wieder im Rhythmus Ihrer Umgebung leben, des Essens, des Arbeitens, Ihrer Mitmenschen. Bevor Sie der Sog des Alltags vollkommen mitreißt, halten Sie nochmals einen Moment inne und versuchen Sie, sich folgende Fragen zu beantworten. Setzen Sie einfach die Sätze fort:

> Ich bin jemand, der …

> Eine positive Herausforderung für mich ist …

> Um zufrieden zu sein und mich gut zu fühlen, benötige ich …

> Über meinen Wert bin ich mir immer dann im Klaren, wenn …

> Was ich schon immer machen wollte, ist …

> Was ich gern in meinem Leben ändern möchte, ist …

> Auf keinen Fall verzichten möchte ich auf …

> Wenn ich noch einmal neugeboren würde, würde ich …

Schreiben Sie die Antworten auf, das kann eine unglaublich reinigende und klärende Wirkung für den Geist haben. Die Denkanstöße sollen Ihnen Mut zur Veränderung und zur Verantwortung für sich selbst machen. Sie haben es geschafft, eine begrenzte Zeit lang auf feste Nahrung zu verzichten – ganz bewusst und in voller Selbstverantwortung. Genauso werden Sie es schaffen, in Zukunft mit Herausforderungen aller Art umzugehen.

Formulieren Sie einen der obigen Denkanstöße zu einem Vorsatz um und setzen Sie diesen innerhalb der kommenden Aufbauwoche um. Suchen Sie zum Beispiel das Gespräch mit einem Menschen, den Sie bewundern. Vielleicht weiß er noch gar nichts davon? Oder machen Sie den ersten Schritt, Ihr Selbstwertgefühl zu heben, indem Sie eine Woche lang jeden Tag mit dem beginnen, was Ihnen gut tut. Nehmen Sie Ihre persönlichen Denkanstöße in den folgenden Monaten immer dann zur Hand, wenn Sie spüren, dass Sie feststecken und ein Impuls notwendig wäre.

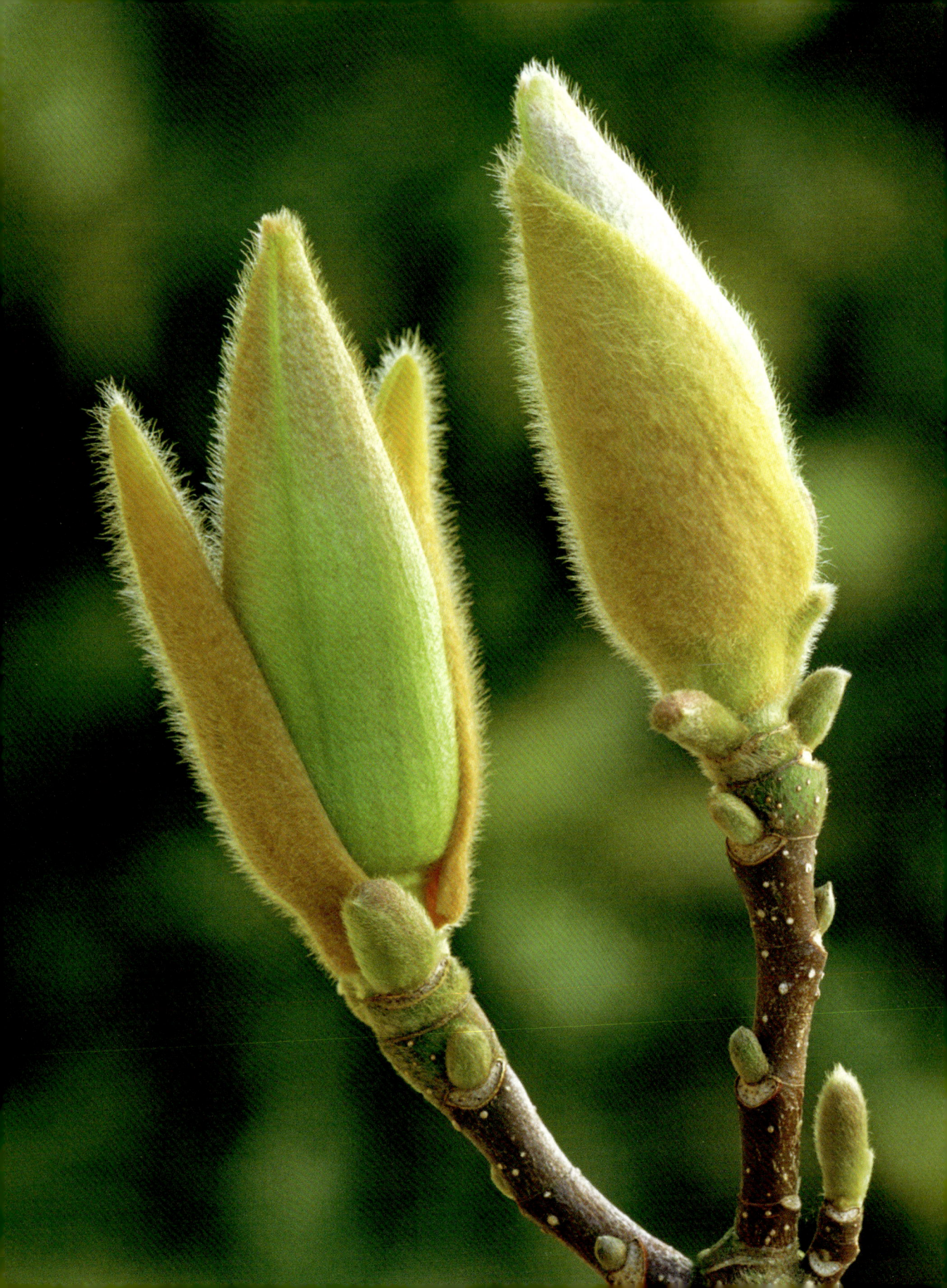

Aufbruchstimmung nach dem Fasten

Gratulation zu Ihrer großartigen Leistung! Nehmen Sie die Hochstimmung Ihres Fastenerfolgs doch einfach mit in den Alltag. Dann sind Ihnen neuartige Genussmomente und ungeahnte Energien auch in Zukunft sicher.

Wohin soll die Reise führen?

SIE SIND IN DER FASTENWOCHE zu den Wurzeln Ihres Wesens vorgedrungen, haben sich selbst Aufmerksamkeit und Achtsamkeit geschenkt. Sie haben bewusst einen Moment der Entschleunigung gewählt und auch den Lebewesen und Dingen, die Sie umgeben, besonderen Wert zugemessen. Sie haben den wenigen erlaubten Lebensmitteln die nötige Ehre erwiesen, indem Sie sie langsam und behutsam verzehrt haben. Vielleicht haben Sie auch schon zur eigenen Natürlichkeit zurückgefunden, die im Lebensalltag oft verloren geht, weil Sie vielen unterschiedlichen Rollen gerecht werden müssen und Ihre innersten Bedürfnisse daher hintenanstellen. Auf jeden Fall haben Sie etwas ganz Großes geleistet und können aus tiefstem Herzen stolz auf sich sein.

Vielleicht wollten Sie aber auch noch mehr und haben den Weg des Fastens vor allem deshalb eingeschlagen, um endlich etwas in Ihrem Leben zu verändern? In diesem Fall stellen Sie sich im Anschluss an Ihre Fastenzeit noch einmal die Frage, wohin die Reise Ihres Lebens Sie ab jetzt weiter führen soll. Wollen Sie wieder in Ihren gewohnten Alltag zurückkehren? Oder möchten Sie konkret etwas verändern? Wenn ja, in welchem Bereich wäre eine Veränderung wünschenswert: bei der Ernährung, beim persönlichen Bewegungsverhalten, im Hinblick auf Ihre Seele und Emotionen? Fragen Sie sich auch, wie Sie Ihr Ziel erreichen wollen: Soll das Leben Sie dabei führen oder möchten Sie selbst die Zügel in der Hand halten und Ihr Geschick lenken?

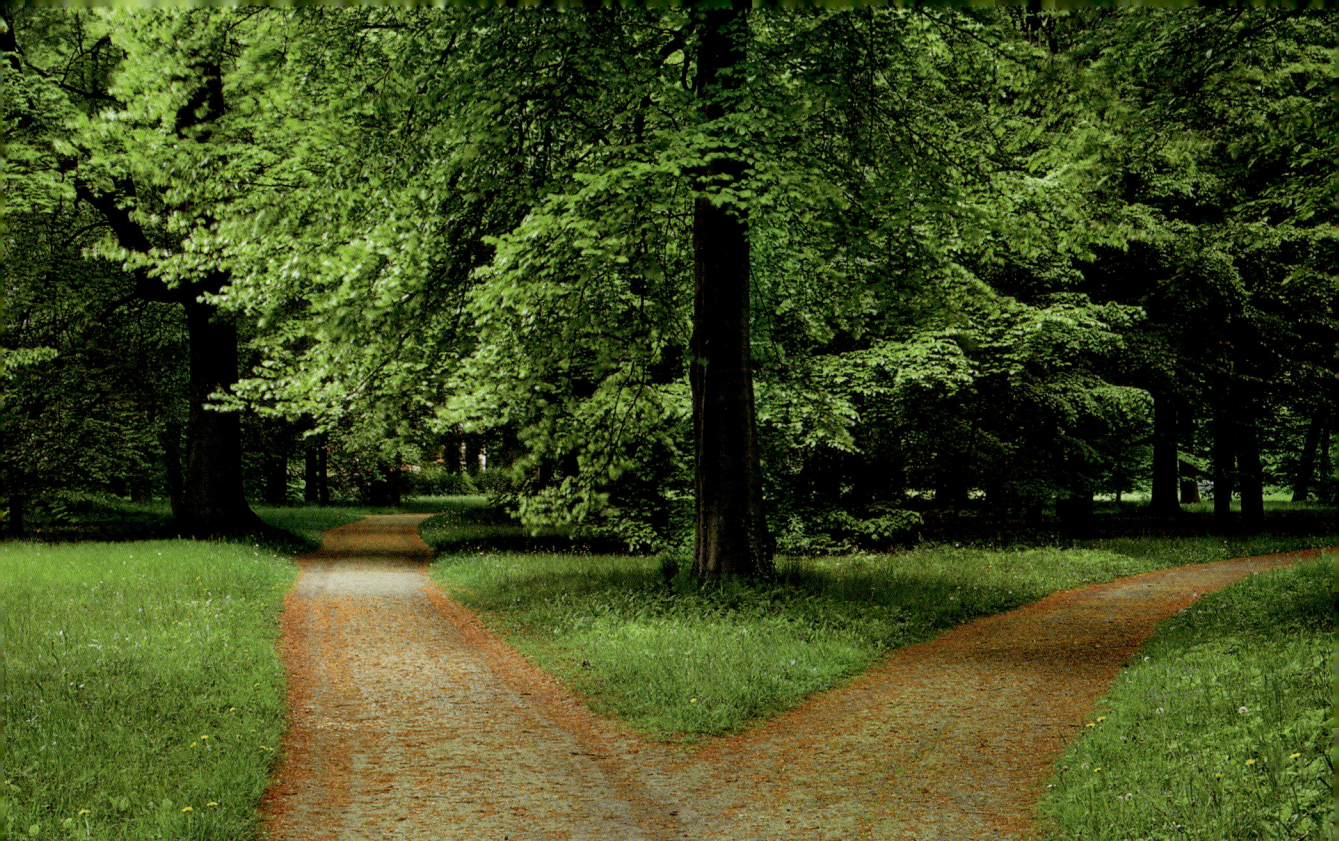

Der Weg zu sich selbst

An Körpergewicht haben Sie gerade verloren, nun geht es darum, diesen neuen Freiraum mit dem Gewicht zu füllen, das Ihnen als vollwertiger Mensch zukommt. Seien Sie sich immer bewusst, welch einzigartiges Individuum in Ihnen steckt. Sie wurden in dieses Leben geboren, ausgestattet mit all Ihren Fähigkeiten, es wunschgemäß zu meistern und sich jeglichen Herausforderungen anzupassen. Gerade nach dem Fasten, diesem großen inneren Reinigungsprozess, bietet sich eine Neuorientierung Ihres persönlichen Lebensplans an. Mit dem Resultat, sich der eigenen Ziele bewusst zu werden und sie in die Tat umzusetzen.

Die folgenden Übungen für Körper, Geist und Seele laden Sie ein, die persönlichen Wertigkeiten für sich festzulegen und dabei Lebensqualität von Lebensquantität zu unterscheiden. Denken Sie bei jeder Übung daran, alles schriftlich zu notieren. Gedanken verfliegen schnell und die Erinnerung ist oft nur ein blasser Hauch. Sie möchten jedoch ganz bewusst einen Veränderungsprozess einleiten – und dabei hilft das geschriebene Wort.

Was bei jedem Wunsch nach Veränderung ebenso wichtig ist: Bleiben Sie realistisch. Nehmen Sie sich nicht zu viel vor, sondern gehen Sie den Weg der kleinen Schritte. Jede Fastenwoche bringt neue Einsichten und neue Gelegenheiten zur Veränderung. Konzentrieren Sie sich daher fürs Erste auf maximal drei Dinge, die Ihnen zurzeit essenziell erscheinen und nach Veränderung schreien. Auch die Zukunft bietet Ihnen noch viel Spielraum für Neues und die kreative Spannung in Ihrem Leben bleibt weiter erhalten.

Ihren Apfel ernten

Als erste Übung lesen Sie nochmals aufmerksam, wie Sie sich am Beginn Ihrer persönlichen Fastenzeit gefühlt haben (siehe Seite 34). Vergleichen Sie Ihre Gefühle damals und heute: Haben sich alle Erwartungen erfüllt? Gab es Dinge, die wie befürchtet eingetreten sind? Welche der Ziele haben Sie bereits erreicht, welche sind nicht mehr erstrebenswert, welche möchten Sie unbedingt weiter verfolgen? Wenn Sie sich über all dies im Klaren sind, ist es ein guter Moment, zur nächsten Übung zu schreiten.

Ihr Feedback an Sie selbst

Dies ist die wohl bekannteste Nachfastenübung: Schreiben Sie auf, was Sie im Moment bewegt. Stecken Sie das Papier dann in einen Umschlag und bitten Sie den Partner oder eine Freundin, Ihnen diesen erst in drei bis vier Wochen wieder zu überreichen. Geben Sie Ihrem Brief an sich selbst folgenden Titel: »Ich habe erfolgreich gefastet – und was jetzt?« Zur Inspiration können Sie darin folgende Fragen beantworten:

> Welche Dinge haben mir in der Fastenwoche besonders gut getan?

> Wie habe ich mich erlebt?
> Wie habe ich meine Umgebung erlebt?
> Was war mein stärkster Eindruck (positiv/negativ)?
> Welche Erfahrung möchte ich unbedingt mitnehmen?
> Was soll sich ab jetzt in meinem Leben ändern?

Wenn das Feuer der Veränderung im Alltag zu verlöschen droht, kann dieser Brief den Prozess, in dem Sie sich momentan gerade befinden, in Erinnerung rufen – und so die Glut neu entfachen.

Sie können die Übung noch verstärken, indem Sie Menschen aus Ihrem persönlichen Umfeld bitten, Sie während und nach der Fastenzeit zu beobachten und Ihnen in Schriftform darüber zu berichten. Egal wie das Feedback ausfällt: Seien Sie sich stets bewusst, dass Sie sich ein Ziel gesetzt und es erreicht haben. Sie dürfen zu Recht stolz sein.

Ballast zurücklassen – für immer

Sicherlich gibt es auch Dinge, von denen Sie sich lösen wollen. Erinnerungen, Eigenschaften oder Verhaltensweisen, die Sie in der Vergangenheit eher belastet haben, als dass sie Ihnen förderlich waren. Jetzt ist die Zeit, mit sich selbst Frieden zu schließen; seien Sie gütig zu sich und akzeptieren Sie, was bisher geschehen ist. Nehmen Sie dann ein Blatt Papier zur Hand und notieren Sie, was Sie in Zukunft nicht mehr benötigen und zurücklassen wollen. Binden Sie das Blatt an einen Stein und werfen Sie diesen in einen See oder Fluss, an dem Sie sich gerne aufhalten.

Schauen Sie Ihren belastenden, nun von Ihnen abfallenden Gedanken eine Weile nach. Dann heben Sie die Arme gen Himmel, strecken sich genüsslich, blicken nach oben und atmen ein paar Mal tief durch. Genießen Sie ganz bewusst das Gefühl der seelischen Befreiung. Und nun füllen Sie den verbliebenen Freiraum mit positiven Gedanken, die Sie weitertragen und die Sie sich bewahren.

> *»Es gehört zu den Unvollkommenheiten unseres Wesens, dass wir erst durch den Gegensatz hindurch müssen, um zu erreichen, was wir erstreben.«*
>
> Sören Kierkegaard

Fünf Denkanstöße für Ihre Gesundheitsentwicklung

Haben Ihnen die Denkanstöße im vorangegangenen Kapitel geholfen, Veränderungen für Ihre eigene Persönlichkeit einzuleiten (siehe Seite 145)? Dann sollten Sie diese positive Entwicklung unbedingt auch im Hinblick auf Ihre Gesundheit verstärken. Vervollständigen Sie dazu folgende fünf Sätze:

> Ich werde mir ab jetzt viel mehr Zeit nehmen für ...
> Mein zukünftiges Gesundheitskapital möchte ich steigern, indem ich ...
> Für meine Ernährung wünsche ich mir, dass ...
> Bewegung, die mir täglich Freude machen würde, ist ...
> Aus meiner Fastenwoche nehme ich vor allem mit ...

Halten Sie Ihre Antworten erneut schriftlich fest, um ihnen mehr Nachdruck zu verleihen. Nach jeder weiteren Fastenwoche können Sie Ihre Gedanken nachlesen und so Ihre eigenen Entwicklungsschritte verfolgen. Dabei kann es durchaus sein, dass sich Ihre Ziele von Fastenwoche zu Fastenwoche verschieben.

Ein Gedicht über Sie selbst

Überlegen Sie, was Ihr eigenes Leben auszeichnet und werden Sie zum Dichter Ihres Lebenswerks! Schreiben Sie einen kleinen Text oder ein Gedicht über sich selbst oder notieren Sie einfach nur Ihre Gedanken zu Ihrem Leben. Machen Sie sich dabei das größte Geschenk für Sie selbst: Gestatten Sie sich Ja zu sagen – zu Ihrem Wesen und Ihrer Persönlichkeit. Die folgenden Fragen sind dabei hilfreich:

> Auf welche Erfahrung, die ich im Laufe meines Lebens gemacht habe, möchte ich auf keinen Fall verzichten?
> Wen habe ich kennengelernt?
> Wann habe ich intensiv Mut, Freude und Dankbarkeit empfunden?
> Was ist mir besonders gut gelungen?
> Was macht mein Leben schön und einfach?

Dem Leben die entscheidende Wende geben

Glück, Zufriedenheit und Sinnempfinden hängen heute in großem Maße davon ab, ob man mit dem Tempo mithalten kann, das die Umwelt eines jeden Einzelnen von ihm verlangt. Sie können diesem Druck zwar nicht entkommen, aber es liegt an Ihnen, Wege der Entschleunigung zu suchen, die Ihnen helfen, Schritt zu halten und den eigenen Rhythmus zu finden. Fasten ist eine Lösung dafür – mit vielen positiven Nebenwirkungen. Es liegt allein an Ihnen, ob Sie die neue, durch das Fasten inspirierte Lebenseinstellung als Grundlage für Ihr zukünftiges Handeln nutzen wollen.

Ein neues Zeitbewusstsein

Zeit ist wohl die wichtigste Ressource, wenn es um echtes Genießen geht – egal ob beim Essen und Trinken, bei der Arbeit oder in der Beziehung. Doch die heutige schnelllebige Welt verlangt ein perfektes Zeitmanagement. Obwohl dabei immer öfter mehrere Dinge gleichzeitig erledigt werden, bleibt für manches einfach kein Platz mehr: Das Frühstück fällt aus, dafür gibt es auf dem Weg ins Büro ein Croissant oder später einen Snack vor dem Bildschirm; Einkäufe werden nebenbei auf dem Nachhauseweg erledigt, eine kurze SMS ersetzt das ausgiebige Gespräch. Kein Wunder, dass die Geschwindigkeitsspirale immer öfter in Stresssymptomen und Burnout endet.

> *»Gott gab den Europäern die Uhr und den Afrikanern die Zeit.«*
>
> *Afrikanisches Sprichwort*

Was Sie tatsächlich benötigen, ist nicht die Fähigkeit, möglichst viele Dinge parallel zu bewerkstelligen. Sie brauchen vielmehr die Sensibilität für den richtigen Augenblick: zu wissen, wann es Zeit ist, zu warten, innezuhalten, eine Pause zu machen; in welchem Moment Zeit sein muss für eine Umarmung, für ein wichtiges Gespräch. Dafür benötigen Sie weder Uhr, Handy noch Internet. Die Methode des Fastens lehrt Sie das Bewusstsein für eine neue Zeitqualität. Sie lernen, den Blick auf das Wesentliche zu richten.

Bewusst genießen

Die Aufgaben, die ein gutes Essen erfüllen sollte, finden sich schon in einem Kochbuch von 1718 beschrieben: den Leib sättigen, die Kraft stärken, die Gesundheit erhalten, die Gestalt schön und vollkommen machen, die Augen weiden, das Gemüt ergötzen und das Herz fröhlich machen. Schließlich ist Essen weit mehr als bloße Nahrungsmittelaufnahme. Wahre Genießer lassen sich sprich-

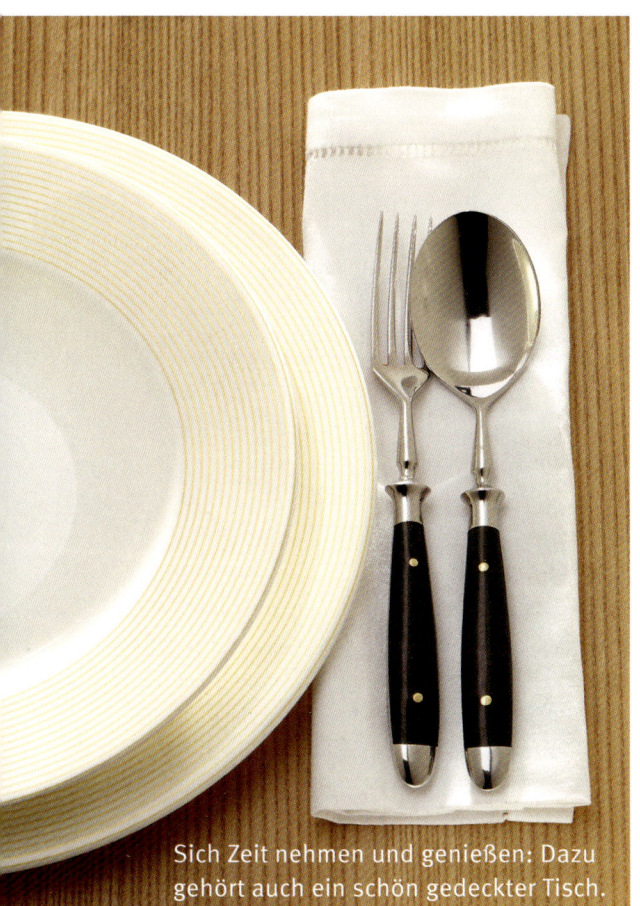

Sich Zeit nehmen und genießen: Dazu gehört auch ein schön gedeckter Tisch.

tigung damit begleitet jeden Menschen sein Leben lang.

Welchen Stellenwert hat Essen für Sie im Alltag? Nehmen Sie sich bewusst Zeit zum Genießen? Wie häufig kommt es vor, dass Sie während der Arbeit essen (am Computer, in der U-Bahn, im Auto, im Fastfood-Restaurant)? Wie oft zelebrieren Sie im Gegenzug dazu Ihr Essen? Wie viel Freude macht Ihnen bereits im Vorfeld das Einkaufen, das Suchen nach hochwertigen Lebensmitteln, das Kochen, das Dekorieren? Sind Sie mit allen Sinnen dabei: fühlen, sehen, riechen und schmecken Sie bewusst, was auf dem Teller liegt?

Weniger ist mehr

Kleinere Portionen bedeuten nicht zwangsläufig, dass Sie hungrig vom Tisch aufstehen. Sie stillen Ihr Sättigungsgefühl vollkommen, wenn Sie sich an eine der wichtigsten Empfehlungen für ein bewusstes Essverhalten halten: langsam zu essen.

wörtlich jeden Bissen »auf der Zunge zergehen« – das verlangt Zeit und Hingabe. In diesem langsamen Genießen findet die Achtsamkeit bei der Zubereitung ihren Höhepunkt. Erinnert Sie das an die Erfolge Ihrer Fastenwoche? Dann sollten Sie sich diese Erfahrung durch eine bewusste Einstellung zum Essen bewahren.

Die Bedeutung des Essens in Ihrem Leben

Eine gesunde Esskultur zu entwickeln, die Körper, Geist und Seele gleichermaßen zugutekommt, will gelernt sein. Die Beschäf-

tipp

Dem Hunger auf der Spur

Fragen Sie sich vor jeder Mahlzeit, ob Sie tatsächlich Hunger haben oder ob Sie eigentlich nur durstig sind. Versuchen Sie, vor dem Essen immer erst den Durst zu stillen – und greifen Sie erst dann zur Gabel. Respektieren Sie außerdem Ihr Sättigungsgefühl; das Gehirn braucht ungefähr 20 Minuten, bis es die ersten Sättigungssignale erhält und verarbeiten kann. Fernseher, Computer oder Zeitung lenken zu stark ab und übertönen die leisen Signale Ihres Körpers schnell.

Das heißt nicht, dass Sie jeden Bissen mindestens 20-mal kauen müssen, bevor Sie ihn endlich hinunterschlucken dürfen. Im Gegenteil: Eine derartige Selbstkontrolle geht völlig am Wesentlichen vorbei – dem Genuss. Viel wichtiger ist es, den Speisen die nötige Zeit zu lassen, sich im Mund zu entfalten, ihre Beschaffenheit zu überprüfen, ihren Duft aufzunehmen, ihren Geschmack auszukosten.

Die Dinge anders sehen – vor allem mit Humor

Glaubt man der amerikanischen Glücksforscherin Barbara Fredrickson, erweitern positive Empfindungen das Gedanken- und Handlungsrepertoire; sie sind somit für eine innere Weiterentwicklung verantwortlich. Sie wappnen sich für seelische Herausforderungen und härtere Zeiten, wenn Sie dauerhaft positive mentale Ressourcen aufbauen. Ein Forschungsergebnis bestätigt dies: Gut gelaunte Menschen orientieren sich mehr an dem Gesamteindruck, bewahren Weitblick und bleiben offen, um eine Situation ganzheitlich zu beurteilen. Wer sich wohlfühlt, denkt flexibler und umfassender. Gute Gefühle erweitern den geistigen Horizont; Sie gehen kreativer an Probleme heran und lösen sie schneller. Nicht zuletzt werden dadurch viele Stresssituationen entschärft, was auch das Risiko für gesundheitliche Probleme reduziert. Das beste aber: Eine positive Gefühlslage und weltoffenes Denken fördern und verstärken sich gegenseitig – außerdem sind sie ansteckend. Optimisten sind hilfsbereiter; im Umkehrschluss werden sie durch ihre guten Taten wieder fröhlich gestimmt, weil sie darauf stolz sein können. Und jene, denen die Hilfe zugutekommt, empfinden Dankbarkeit; Unbeteiligte freuen sich mit. Auch das strahlt zurück.

Fasten erzeugt bewusste Optimisten

Methoden wie das Fasten erlauben es, öfter bewusst positive Gefühle in sich selbst zu erzeugen. Nicht weniger wichtig jedoch sind die Begegnung und das Gespräch mit anderen: als Spiegel und bewusstes Training der offenen positiven Geisteshaltung. Wenn Sie Begegnungen und Erfahrungen im Leben willkommen heißen und Ihren Lebensinhalt damit bereichern, sollten Sie sich vorher auch genug Zeit zum Nachdenken, Überlegen und Prüfen lassen. Bewusstwerden und Bewusstsein sind die Fundamente jeder Erkenntnis und die mächtigsten Verbündeten auf dem Weg zu innerer Stärke und Reife: Fasten schafft ihnen den nötigen Raum dazu.

Offen für Neues

Keine Frage: Dinge einmal anders zu machen, erfordert viel Courage und Kreativität, aber auch die Offenheit, sie erst einmal anders zu sehen. Sie haben es einmal geschafft, Sie werden es immer wieder schaffen. Was hindert Sie dran, jetzt den nächsten Schritt zu wagen? Sie haben Ihr Leben in der Hand – nach Ihrer persönlichen Fastenzeit mehr denn je. Fasten und trotzdem lachen: Damit stellen Sie die Welt ganz sicher auf den Kopf. Vergessen Sie die irritierten Blicke Ihrer Nachbarn und Kollegen. Sie haben gerade etwas ganz verrückt anderes hinter sich gebracht: Sie haben gefastet.

Verantwortung für sein Tun und Lassen übernehmen

Viele Menschen haben längst den Respekt gegenüber den Lebensmitteln verloren, die sich im Supermarkt um die Ecke stapeln; Nahrungsmittel sind allzu oft Wegwerfartikel. Als Teil eines umfassenden, komplexen Systems ist der Mensch jedoch eng mit allen Lebewesen und dem Kreislauf der Natur vernetzt; dementsprechend spürt er auch die Auswirkungen seines Verhaltens: Allergien, Lebensmittelunverträglichkeiten, neue Krankheiten, Nahrungsmittelskandale, Unwetter- und Klimakatastrophen fallen wie ein Bumerang auf ihn zurück.

Sich bewusst entscheiden

»Du bist, was du isst«, lautet ein bekanntes Credo der Ernährungswissenschaft. Fasten macht deutlich, dass man sich nicht nur durch das definiert, was man isst, sondern auch durch das, was man gerade nicht zu sich nimmt. Im Zeitalter des Massenkonsums drückt die Umkehrung daher klarer aus, worum es im Leben geht: »Du bist, was du nicht isst.« Die Flut an Konsumgütern fordert tagtäglich von jedem Einzelnen, bewusst einzukaufen. Fasten ermöglicht, diese Entscheidungen gezielter abzuwägen. Es zeigt einen Weg zu einem neuen, intelligenten Konsum: Zum einen trägt es dazu bei, dass Ihr Körper sensibler auf Umweltgifte reagiert. Zum anderen bildet der fastengeschulte Geist ein Gespür dafür aus, wie sich ein gesunder Lebensraum bewahren und das Grundbedürfnis auf ein lebenswertes und naturnahes Leben schützen lässt.

Fasten als Fixpunkt des neuen Lebensstils

Der Mensch ist kein starres System, sondern »entsteht« jeden Tag aufs Neue, kann sein Leben mit allen seinen Facetten beinahe im Sekundentakt mitgestalten. Diese Erfahrung stellt Sie vor viele Herausforderungen, sie macht Ihr Leben jedoch auch spannender. Wenn Sie beispielsweise bei einem Glücksspiel ein Haus gewinnen, werden Sie sich damit nicht aus ganzem Herzen verbunden fühlen und eventuell schnell die Freude daran verlieren. Wenn Sie dieses Haus jedoch Schritt für Schritt mitgeplant, gebaut und eingerichtet haben, werden Sie noch Ihren Nachkommen mit glänzenden Augen von den Anstrengungen erzählen – und von dem wunderbaren Moment, als endlich alles fertig war. Genauso ist es mit allem, was Sie im Leben aufbauen wollen: Partnerschaft, Familie, Beziehungen, Freundschaften, Beruf, Karriere. Jede Entwicklung hat ihren ganz bestimmten Platz und ihre ganz besondere Bedeutung im Leben.

Fasten nimmt Ihnen Ihre Entscheidungen nicht ab, aber es macht den Blick frei und bestärkt Sie in Ihrer Wahl. Wer fastet, bleibt sich selbst treu. Ergreifen Sie diese unglaubliche Chance.

> *»Übe dich im Nichtstun, und alles fügt sich zum Guten.«*
>
> *Laotse*

Inseln der Regeneration

WÄRE ES NICHT SCHADE, nach den positiven Erfahrungen des Fastens gleich wieder in die alten Fallen des Alltags zu stolpern? Sich nach der Entlastung gleich wieder zu belasten? Um dies zu verhindern, sollten Sie Ihrem Körper die Möglichkeit geben, immer wieder auf seinen Erfahrungsschatz aus der Fastenzeit zurückzugreifen. So eine ein- bis zweitägige kurze Phase der Entlastung vom üblichen Speiseplan und der gewohnten Alltagshektik kann den tief greifenden positiven Effekt einer Fastenwoche zwar nicht ersetzen. Sie kann ihn aber noch einmal verstärken. Ein Entlastungstag (siehe Seite 160 ff.) hat zudem den Vorteil, dass er keiner großen Vorplanung bedarf. Es steht also nichts im Wege, einfach eines der nächsten Wochenenden dafür vorzumerken.

Denken Sie an so einem Entlastungstag daran, so weit wie möglich auch das Fasten-Begleitprogramm einzubeziehen – wie bei einer richtigen Fastenwoche. Bewegung sollte dabei ebenso wenig zu kurz kommen wie der meditative Morgengang oder die Körperbürstungen nach dem Duschen, der Leberwickel am Mittag oder das abendliche Entspannungsbad mit duftenden ätherischen Ölen. So entlasten Sie nicht nur Ihren Körper, sondern auch die Seele kann sich entspannen. Und gerade diesem Aspekt sollten Sie im Alltag besondere Aufmerksamkeit schenken, um neue Kraft zu schöpfen. Die zusätzlichen Streicheleinheiten sind zudem gerade für all jene gut, die sich gerne mit Essen verwöhnen: Sie lernen, wie Sie sich auf anderem Wege Gutes tun können.

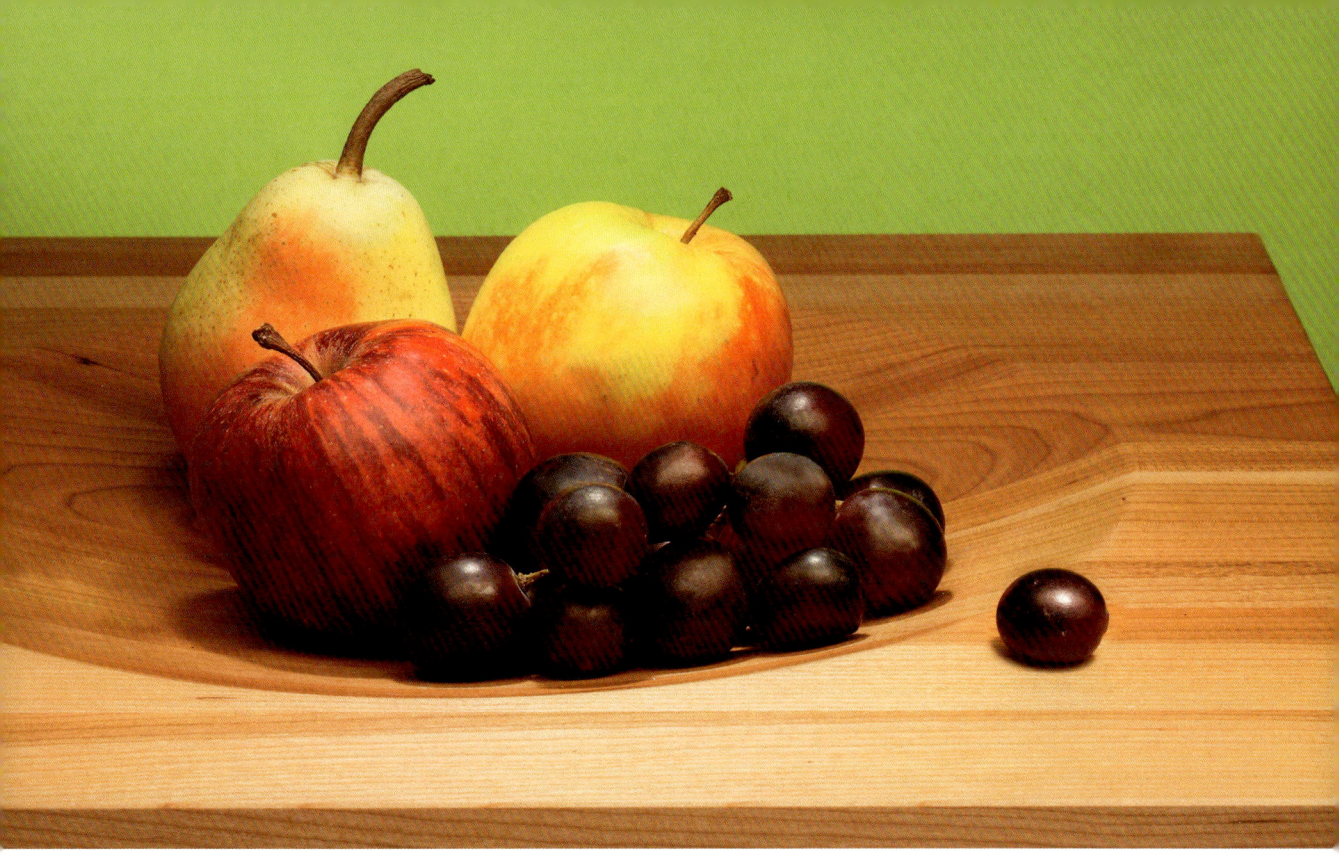

Entlastungspausen für Körper und Seele

Um Ihren Organismus täglich zu entlasten, sollten Sie sich mindestens zwölf Stunden Esspause am Tag gönnen. Das tut weniger weh, als es klingt. Üblicherweise fastet jeder Mensch nachts, zum Beispiel zwischen 21 Uhr abends und 9 Uhr morgens. Sollten Sie spätabends noch etwas zu sich nehmen, würde sich die erste Mahlzeit am Tag um denselben Zeitraum verschieben. Wenn Sie umgekehrt eher ein Frühaufsteher sind und gerne zeitig frühstücken, empfiehlt es sich, mit der abendlichen Esspause entsprechend früher zu beginnen. Wichtig für die Verdauungsaufgaben des Körpers ist es, die Mahlzeiten möglichst regelmäßig einzunehmen. Grobe Abwei-chungen vom üblichen Essrhythmus machen sich ebenso wie ungewohnte Zutaten recht schnell bemerkbar: Der Stuhl verän-dert sich oder es klappt nicht mehr so richtig mit der Verdauung. Wenn Sie wider gutes Wissen und Gewissen über die Stränge geschlagen haben und sich schnell wieder fit fühlen wollen, legen Sie einfach einen Entlastungstag ein.

Gewichtskontrolle mit Köpfchen ...

Gesundes Abnehmen beginnt bereits im Kopf. Das soll jedoch nicht heißen, dass Sie sich unentwegt kasteien und auf sich selbst Zwang ausüben müssen. Vielmehr geht es darum, zu verstehen, was sich im Körper durch ein Zuviel an Energiezufuhr abspielt und wie sich eine gesunde Ernährungsweise in die Lebensgewohnheiten integrieren lässt. Beinahe das Wichtigste aber ist, dass Ihnen Ihr persönliches Gesundheitsprogramm Spaß macht, dass Sie den Sinn erkennen und sich dabei so wohlfühlen, dass die Entlastungstage zu einem lieb gewonnenen Ritual werden.

Mit Diäten dagegen setzen Sie den Körper auf Sparflamme, der Grundumsatz verringert sich. Das führt dazu, dass im Anschluss an die Diät das Gewicht schnell wieder steigt (Jo-Jo-Effekt). Denn Ihr Körper hat über einen bestimmten Zeitraum gelernt, mit weniger Energie zurechtzukommen. Essen Sie »normal« weiter, speichert er den Überschuss in seinen Depots.

Dazukommt, dass Sie sich durch eine Diät dem normalen Tagesablauf mit all seinen gesellschaftlich-sozialen Rhythmen entziehen. An Diättagen kreisen die Gedanken üblicherweise nur um das Essen: Was darf ich essen? Was nicht? Wohin und mit wem darf ich nicht ausgehen, um nicht in Versuchung zu kommen?

... und Genuss

Fasten und einzelne Entlastungstage sind ein guter Ausweg, dieser Qual zu entkommen. Denn Fasten hat nichts mit Hungern zu tun, daher bringt auch eine Kurzzeitentlastung eine sinnvolle Gewichtsabnahme – mit Genuss und ohne Kasteiung. Jeder schafft es, sich einen Tag in der Woche gesellschaftlich auszuklinken. Und wenn Sie wissen, wie Ihr Körper reagiert, und

der Speiseplan Ihres Entlastungstages zur Routine geworden ist, wird selbst dieser Rückzug nicht mehr zwingend notwendig sein. Darüber hinaus lernen Sie durch die Kurzzeitentlastung, wieder besser auf die Signale Ihres Körpers zu hören und nur dann zu essen, wenn Sie tatsächlich Hunger verspüren. All diese Erfahrungen helfen Ihnen, sich nach und nach immer gesünder zu ernähren.

Ein Ruhetag auch für Ihre Seele

Sie können immer dann einen Entlastungstag einlegen, wenn Sie sich übervoll fühlen. Falls Sie abnehmen wollen, empfiehlt sich ein wöchentlicher Fastentag. Denn wer seinen Körper regelmäßig entlastet, hält nicht Diät, sondern sein Gewicht. Der Körper speichert Überflüssiges erst gar nicht. Auch die Seele profitiert: Schließlich lernen Sie an den Entlastungstagen, dass Sie sich mit einer Fülle möglicher Streicheleinheiten verwöhnen können. Lassen Sie sich überraschen, welche Genüsse das Leben für Sie bereithält.

tipp

Eine ganze Entlastungswoche

Nach einer strengen Fastenwoche ist der Körper weiterhin auf Ausscheidung programmiert. Möchten Sie den positiven Effekt des Gewichtsverlusts ausdehnen, empfiehlt es sich, nach den zwei Aufbautagen eine Entlastungswoche anzuschließen. Variieren Sie dafür Obst-, Gemüse-, Reis- und Kartoffeltag (siehe Seite 160 ff.).

Warnzeichen des Körpers

Folgende Signale des Körpers weisen auf eine gut beziehungsweise weniger gut funktionierende Entgiftung hin. Regelmäßige Entlastungstage helfen, das innere Gleichgewicht wiederzufinden.

> **Hautbild:** Unreinheiten deuten auf eine Verschlackung hin. Trinken Sie ausreichend und essen Sie basisch – der überwiegende Anteil Ihrer Nahrung sollte aus Gemüse, Obst und Vollkornprodukten bestehen. Stimulieren Sie Ihre Haut mit Körperbürstungen und verwenden Sie morgens und abends reinigende und pflegende Naturkosmetik.

> **Urin:** Er sollte immer hell sein; dunkler, intensiv riechender Urin deutet auf starke Giftstoffe hin. Trinken Sie in diesem Fall unbedingt mehr Wasser und überprüfen Sie Ihren Ernährungsstil sowie Ihren Genussmittelkonsum.

> **Stuhlgang:** Wenn Sie regelmäßig länger als 48 Stunden keinen Stuhlgang haben, bleiben Fäulnis- und Stoffwechselendprodukte zu lange im Darm. Sie beginnen, sich träge zu fühlen. Womöglich verspüren Sie bereits Kopf- und Kreuzschmerzen. Was ist zu tun? Wenn Sie im Moment gestresst sind, finden Sie wieder zu Ihrer Balance. Fragen Sie sich, ob Sie der Entleerung auch genügend Zeit einräumen, also überhaupt zur Ruhe finden am stillen Örtchen. Der Darm benötigt außerdem die richtige Ernährung, um gute Arbeit leisten zu können: Ballaststoffe aus Vollkornprodukten und reichlich Flüssigkeit. Zu viel und zu fettes Essen, Zucker, Auszugsmehle und Kaffee wirken dagegen kontraproduktiv. Auch Bewegung fördert die Darmtätigkeit, eine Bauchmassage und regelmäßige Bauchmuskelübungen wirken ebenfalls unterstützend. Die krönende Lösung: Machen Sie einen Einlauf, wie Sie es aus der Fastenwoche kennen (siehe Seite 102 f.); danach werden Sie sich wie befreit fühlen.

> **Menstruation:** Ein regelmäßiger Monatszyklus zeigt, dass alles im Lot ist. Gehen Sie bei starken Schwankungen in sich: Wo und warum ist die körperliche oder seelische Balance entgleist? Wie können Sie gegensteuern?

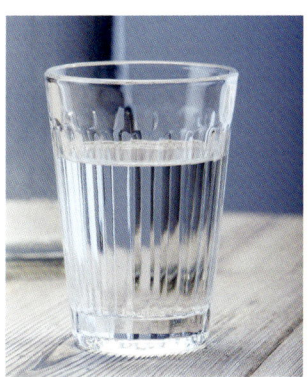 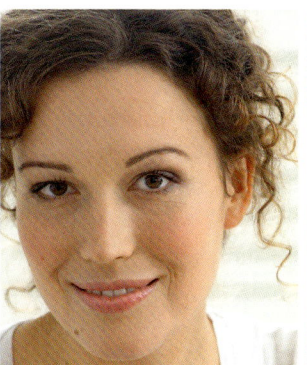 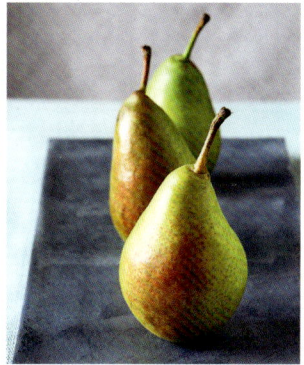

Special

Obst- und/oder Gemüsetag = Vitamintag

Wenn Sie gerne Obst oder knackige Salate essen, werden Sie diese Variante der Kurzzeitentlastung lieben. Sie dürfen dabei nämlich über den Tag verteilt drei Kilo Obst oder Gemüse zu sich nehmen – am besten in drei großen und zwei kleinen Portionen. Wählen Sie frische Früchte und Gemüse der Saison, da sie besonders reich an Vitalstoffen sind. Achten Sie stets auf den Reifegrad und die Herkunft aus ökologischem Anbau. Denn auch bei der Kurzzeitentlastung stehen die Entgiftung und damit die Vermeidung von Pestiziden, Herbiziden und Haltbarmachern im Vordergrund. Essen Sie, sofern Sie es gut vertragen, den Großteil als Rohkost.

Obstfrühstück

Beginnen Sie den Tag mit einem bunten Teller frischer Früchte. Alternativ können Sie sich auch ein warmes Fruchtmus bereiten. Dazu dünsten Sie die Früchte ohne Zucker in etwas Wasser und zermusen sie anschließend mit dem Pürierstab oder streichen sie durch ein Haarsieb. Das so entstandene Püree können Sie im Sommer kalt, im Winter warm oder heiß genießen.

Obst- oder Gemüse-Lunch

Mittags gibt es wieder einen üppigen Obstteller. Wenn Sie es ein bisschen herzhafter mögen, bereiten Sie sich stattdessen einen großen Salat. Marinieren Sie diesen mit kalt gepresstem Öl und Naturessig oder Zitronensaft; verzichten Sie am Entlastungstag auf Balsamico-Essig, da er meist Zucker enthält.

Anstatt zu salzen, verfeinern Sie das Dressing mit vielen frischen Kräutern, Keimen, Kernen und Samen (beispielsweise Radieschensprossen, Sonnenblumenkernen, Kürbiskernen oder Sesamsamen).

Mögen oder vertragen Sie keine Rohkost, dünsten Sie sich fürs Mittagessen eine große Portion saisonfrisches Gemüse ohne Salz in etwas Wasser. Veredeln Sie die Gemüsepfanne kurz vor dem Servieren mit einem Schuss kalt gepresstem Öl.

Obst- oder Gemüse-Dinner

Abends können Sie noch einmal dasselbe essen wie mittags. Wer Suppen liebt, kocht sich eine klare Gemüsesuppe – zum Beispiel nach den Rezepten auf Seite 76 f. Auch hier gilt: Verzichten Sie völlig auf Salz und greifen Sie stattdessen zu frischen Kräutern und Gewürzen wie Ingwer, Muskat oder Curry.

Zwischenmahlzeiten

Wenn Sie vormittags und/oder nachmittags Hunger haben, kauen Sie genüsslich einen reifen Apfel. Vielleicht haben Sie aber auch nur Durst? Trinken Sie ausreichend, denn wer durstig ist, missversteht dieses Körpersignal oft als Hunger (siehe auch Tipp Seite 161).

> ### Das passt zusammen
> Ideal für einen Kombitag aus Obst und Gemüse:
> › Frischer Spargel und Erdbeeren im Frühjahr und Sommer,
> › Melone und Kürbis im Herbst und Winter.

tipp

Reistag

Reis ist ein reines Wundermittel: Er reinigt von innen, entwässert und senkt den Blutdruck. Greifen Sie aber unbedingt zu Naturreis, denn polierter weißer Reis enthält nur noch ein Viertel der wichtigen Ballast- und Mineralstoffe. Der relativ hohe Kaliumgehalt von Naturreis fördert zudem die Ausschwemmung von Wasser und Stoffwechselprodukten über die Nieren.

Gleichzeitig gilt Naturreis als ein wahres Schönheitsmittel, weil er die Nägel, Haare, Zähne und Knochen mit Mikronährstoffen versorgt.

Vorbereitung

Für einen Reistag kochen Sie 300 Gramm Naturreis ohne Salz oder Fett in der doppelten Menge Wasser. Ist der Reis nach etwa 20 Minuten gar, teilen Sie diese Menge in drei Teile und stellen sie in kleinen Schüsseln abgedeckt beiseite.

Reisfrühstück

Für die erste Mahlzeit des Tages verfeinern Sie eine Portion Naturreis mit klein geschnittenen frischen Früchten oder einem Fruchtmus (siehe Obstfrühstück Seite 160). Wenn Sie fertiges Fruchtmus verwenden, sollten Sie nur zu ungezuckerten Produkten greifen (verzichten Sie auch auf Süßstoff oder Fertigprodukte mit künstlichen Süßmitteln).

Reis-Lunch

Mittags gibt es als Vorspeise einen kleinen Salatteller, mariniert mit kalt gepresstem Öl und Naturessig oder Zitronensaft. Danach oder dazu essen Sie eine weitere Portion Naturreis – nach Belieben kalt oder warm. In diesem Fall erhitzen Sie ihn mit zwei Esslöffeln Olivenöl.

Sie können Reis und Salat mit frischen Kräutern, Keimen, Kernen und Samen verfeinern (beispielsweise Sonnenblumenkernen, Kürbiskernen oder Sesamsamen), dürfen aber beides nicht salzen.

Alternativ können Sie eine kleine Portion Gemüse ohne Salz in etwas Wasser dünsten und unter den Reis mischen.

Reis-Dinner

Am Abend rühren Sie den vorgekochten Reis in eine Schüssel heiße Gemüsesuppe (Rezept Seite 76 f.) und schmecken wieder nach Belieben mit Kräutern und Gewürzen wie Ingwer, Muskat oder Curry ab.

Zwischenmahlzeiten

Vormittags und nachmittags hilft ein reifer Apfel über den Hunger hinweg. Achten Sie zudem den ganzen Tag über darauf, genug zu trinken – das beugt unliebsamen Heißhungerattacken vor.

tipp

Ausreichend trinken

Achten Sie bei Ihrer Kurzzeitentlastung besonders auf die Flüssigkeitszufuhr. Trinken Sie wie beim Fasten über den Tag verteilt zwei bis drei Liter – und zwar am besten:

> Wasser (mit 1 TL Zitronensaft oder 2 TL Apfelessig)
> natriumarmes Mineralwasser
> ungesüßten Kräutertee
> eventuell Sauerkrautsaft (mit Wasser verdünnt) zur sanften Ausleitung

Kartoffeltag

Kartoffeln sind entgegen einer weit verbreiteten Annahme wahre Schlankmacher. 100 Gramm haben gerade einmal 85 Kalorien, wenn Sie sie pur genießen; die gleiche Menge Pommes frites hingegen hat 270, Chips sogar 568 Kalorien. Kartoffeln sind blutbildend und stecken voller Vitamine: Vor allem im Winter gehören sie als günstigste Vitamin-C-Quelle so oft wie möglich auf den Speiseplan. Schon eine kleine Portion von 150 Gramm deckt fast den gesamten Tagesbedarf an essenziellen Aminosäuren, 40 Prozent des täglich erforderlichen Magnesiums und 17 Prozent des Eisens. Darüber hinaus liefern die unscheinbaren Knollen beachtenswerte Mengen an B-Vitaminen, darunter die wertvolle Folsäure und Pantothensäure sowie den Mineralstoff Phosphor und die Spurenelemente Fluorid, Kupfer, Zink und Kobalt. Die Ballaststoffe der Kartoffel sind verdauungsfördernd, die in ihr enthaltenen Polysaccharide (Stärke) beugen Darmkrebs vor.

Vorbereitung

Für einen Kartoffeltag kochen Sie ein Kilogramm (etwa fünf große) Kartoffeln in der Schale (ohne Salz). Diese Menge teilen Sie in drei Teile.

Frühstück

Am Kartoffeltag essen Sie morgens ein Müsli aus frisch geschrotetem Hafer und Leinsamen (ein passendes Rezept finden Sie auf Seite 142). Alternativ können Sie auch einfach einen Obstteller mit frischen Früchten der Saison genießen.

Kartoffel-Lunch

Als Vorspeise gibt es einen kleinen Salatteller, mariniert mit kalt gepresstem Öl und Naturessig oder Zitronensaft. Anschließend essen Sie ein bis zwei große Kartoffeln mit einem Dressing aus je zwei Esslöffeln Naturjoghurt und Quark. Anstatt mit Salz würzen Sie auch diesmal mit reichlich frischen Kräutern, wie Schnittlauch, Petersilie, Kerbel, Basilikum oder jungen Keimen.

> *»Wenn Fasten, dann Fasten; wenn Rebhuhn, dann Rebhuhn.«*
>
> *Teresa von Ávila*

Kartoffel-Dinner

Für die Kartoffelsuppe am Abend erwärmen Sie zwei große Kartoffeln in Gemüsesuppe (Rezept Seite 76). Die Suppe anschließend fein pürieren und mit zwei Esslöffeln Sahne oder Crème fraîche verfeinern. Majoran, Kümmel und Muskat unterstreichen den Geschmack der Kartoffelsuppe am besten. Lassen Sie sie von Anfang an mitziehen.

Zwischenmahlzeit

Vormittags und nachmittags können Sie entweder je 100 Gramm Pellkartoffeln oder einen reifen Apfel essen. Trinken Sie außerdem reichlich (siehe Seite 161).

Ein ganzes Entlastungswochenende zum Auftanken

Sie wollen einmal wieder so richtig auftanken? Für ein echtes Wohlfühlwochenende brauchen Sie keine dicke Brieftasche; auch in den eigenen vier Wänden lässt es sich wunderbar regenerieren. Nutzen Sie einfach ein Wochenende, an dem Ihr Terminkalender möglichst leer ist. Dadurch bleibt Ihnen Zeit für spontane Wünsche. Planen Sie das Wochenende außerdem nach den folgenden drei Schwerpunkten:

> entlastender Speiseplan,
> Beauty- und Pflegeprogramm,
> Streicheleinheiten für die Seele.

Entlastender Speiseplan

In puncto Ernährung empfiehlt sich die Kombination der auf den vorangegangenen Seiten beschriebenen Entlastungstage. Planen Sie zum Beispiel erst einen Obsttag, dann einen Kartoffeltag und zum Schluss einen Reistag (sogenannte horizontale Kombination). Sie können aber auch »vertikal« kombinieren: In diesem Fall starten Sie morgens mit einem bunten Obstteller. Mittags gibt es einen großen Salatteller, verfeinert mit kalt gepressten Ölen und Zitronensaft. Verzichten Sie auf Salz (bindet Wasser und vermindert so die angestrebte Ausscheidung) und Balsamico-Essig (enthält meist Zucker). Dazu essen Sie gekochte Kartoffeln oder Naturreis – ohne Salz, jedoch mit feinen Kräutern und einem Esslöffel Butter oder Sauerrahm verfeinert. Frisch gekeimte Sprossen, Nüsse oder Samen (Sonnenblumenkerne, Kürbiskerne, Sesam oder frisch geschrotete Leinsamen) ergänzen den Mittagstisch. Abends kochen Sie sich eine Gemüsesuppe (Rezepte Seite 76 f.). An einem Entlastungswochenende dürfen Sie das Gemüse darin mitessen und die Suppe mit einem Esslöffel Sahne oder Sauerrahm abschmecken. Denken Sie an allen Tagen daran, ausgiebig zu trinken.

Bereits bei der Fasten-Abschluss-zeremonie haben Sie erfahren, wie herrlich ein Apfel schmecken kann. Worauf warten Sie noch?

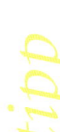

tipp

Entlasten im Wellness-Hotel

Planen Sie ein Wellness-Wochenende in einem Hotel, erkundigen Sie sich vorab nach dem Speiseplan. Viele locken mit überbordenden Buffets und vergessen, dass richtige Erholung auch eine Pause für den Körper beinhalten muss. Verdauungsarbeit macht müde und ein Schlemmerwochenende ist für den Körper eher Stress als Regeneration.

Beauty- und Pflegeprogramm

Das Verwöhnprogramm für den Körper startet an diesem Wochenende mit reichlich Luft und klarem Wasser: Ein belebendes Luftbad am Fenster, auf dem Balkon oder im Garten, erfrischende Kneippgüsse unter der Dusche und durchblutungsanregende Körperbürstungen, dann eine Massage mit Ihrem Lieblingsöl – das bringt Sie auf Touren. Trinken Sie außerdem schon vor dem Frühstück ein Glas Wasser.

Streicheleinheiten für die Seele

Mehr Zeit für die persönliche Regeneration heißt auch mehr Zeit für Bewegung von Körper und Geist. Körperliche Bewegung ist für jeden Entschlackungsprozess unabdingbar, da sie den Stoffwechsel anregt und damit beim Abtransport von Schlackenstoffen behilflich ist. Bewegung – vorzugsweise an der frischen Luft – hat auch eine Balsamwirkung für die Seele. Wer sich bewegt, fühlt sich wohler, ausgeglichener, dynamischer. Bewegung hebt Ihre Stimmung, kann Ärger, Kummer und Frust abfedern. Das spüren Sie selbst dann, wenn Sie nur zwei, drei Tage Zeit für eine kurze Entschlackungspause haben.

Duftende Öle

Diese Öle sind reiner Seelenbalsam:
> Bergamotte, Lemongras und Neroli wirken stimmungsaufhellend.
> Lavendel, Rose und Vanille beruhigen.
> Sandelholz wirkt harmonisierend.
> Zedernholz stabilisiert und gleicht aus.

Im Schlaf Kraft tanken

Gönnen Sie sich an den Entlastungstagen aber nicht nur Bewegung, sondern vor allem auch ausreichend Ruhe. Durch die schonende Ernährung können Sie sicherlich unbelastet und tief durchschlafen. »Kinder wachsen im Schlaf«, sagt der Volksmund – und die Nachtruhe bleibt das gesamte Leben über wichtig. Sie ist unser größtes Kräftereservoir: Jeder kleinste Teil des menschlichen Körpers, jede einzelne Zelle regeneriert sich im Schlaf. An jedem Entlastungstag sollte darum unbedingt auch Platz für die Ihnen aus dem Fasten gut bekannte Leberwickel-Siesta sein (siehe Seite 91 f.).

Mehr Lebensqualität

Organisieren Sie Ihre kurze Auszeit als ein langes tiefes Aufatmen und Auftauchen. Planen Sie die Punkte ein, die Ihnen im Moment besonders am Herzen liegen und gerade die größte Lebensqualität bedeuten. Glauben Sie an sich als einzigartiges Wesen. Und leben Sie ab jetzt so, als hätten Sie nur noch einen Tag Zeit. Kennen Sie das Lied: »Bésame, bésame mucho. Bésame como si fuera esta noche la última vez ...«? Es ist der Ausdruck ultimativer Lebensfreude und ein Lobgesang darauf, dass es sich jeden Tag lohnt, nach diesem Vitalität spendenden Gefühl zu streben: »Küss mich, küss mich noch viel mehr. Küss mich, als ob es heute Nacht das letzte Mal wär ...«

All diese Schritte bedingen, dass Sie immer tiefer in sich hineinspüren, Ihre Bedürfnisse besser wahrnehmen und sich immer liebevoller annehmen können. Den ersten Schritt dazu haben Sie bereits getan.

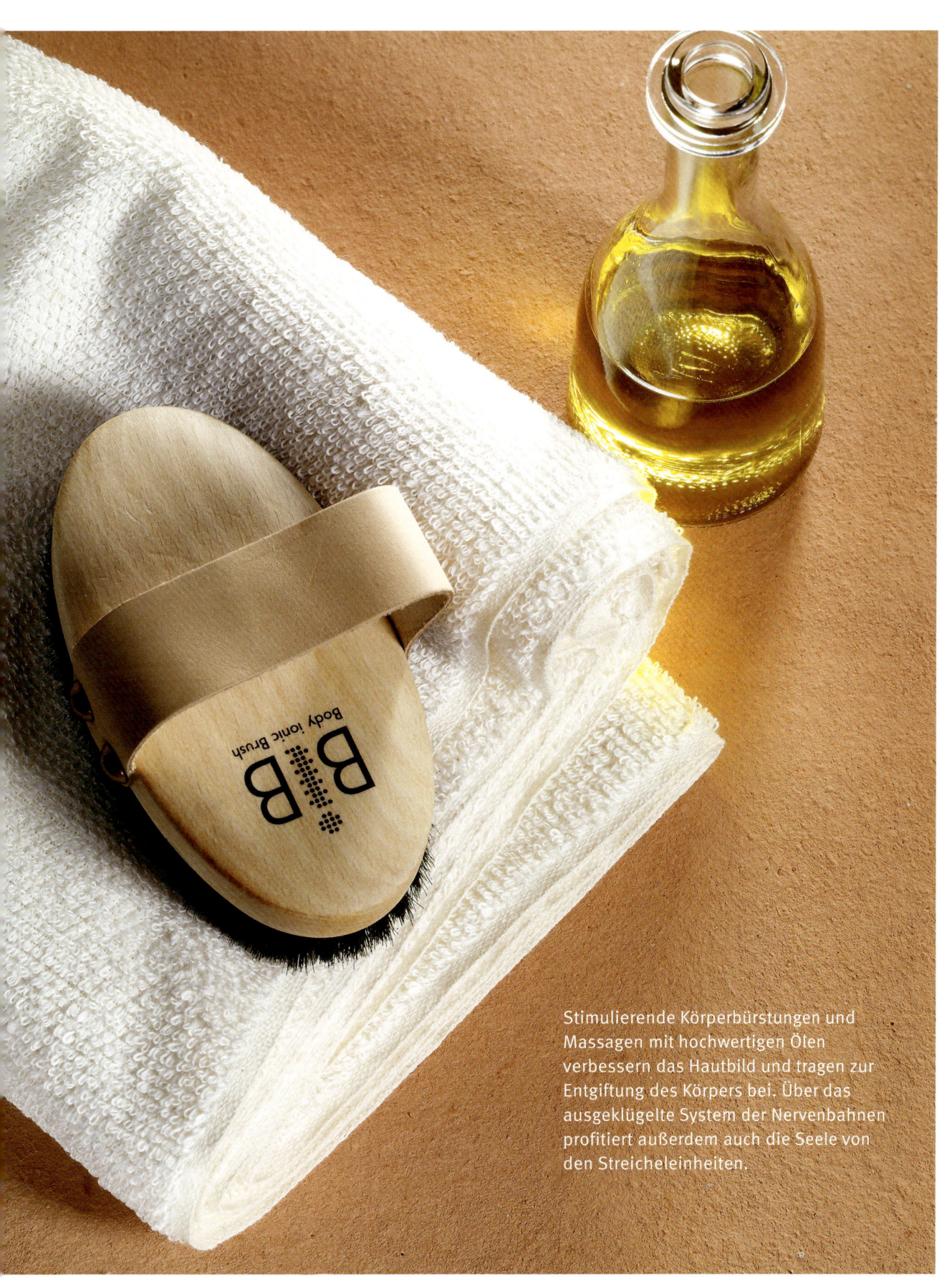

Stimulierende Körperbürstungen und Massagen mit hochwertigen Ölen verbessern das Hautbild und tragen zur Entgiftung des Körpers bei. Über das ausgeklügelte System der Nervenbahnen profitiert außerdem auch die Seele von den Streicheleinheiten.

Rezepte für die Nachfastenzeit

VOM FASTEN wieder in den normalen Alltag des Essens und der Umtriebigkeit zurückzukehren, verlangt viel Fingerspitzengefühl von Ihnen – gegenüber sich selbst. Aus diesem Grund finden Sie auf den letzten Seiten dieses Buches noch einige Rezeptideen, die den »Luxus des Einfachen« in der Küche verständlich machen. Denn in der Nachfastenzeit müssen Sie keineswegs auf Genuss verzichten. Im Gegenteil: Sie werden schnell merken, dass es nur sehr weniger Zutaten bedarf – diese jedoch in höchster Qualität –, um ein köstliches Mahl zu zaubern.

Bei der individuellen Menüzusammenstellung sind Ihrer Kreativität keine Grenzen gesetzt: Wie wäre es zum Beispiel mit einem nussbraun-gelben Frühstück, einem orangefarbenen Lunch und einem grünen Abendessen; schließlich essen auch Auge und Seele mit (und über die Kraft der Farben haben Sie bereits auf Seite 126 f. gelesen). Bei so viel Sorgfalt versteht es sich fast von selbst, dass die Zutaten für Ihre neuen Gerichte möglichst aus ökologischem Anbau stammen sollten.

Ein positiver Nebeneffekt der »reduzierten Küche«: Wenige Zutaten bedeuten auch eine rasche Zubereitung – ein Faktor, der angesichts der alltäglichen Hektik nicht zu unterschätzen ist. Nutzen Sie die Zeit der Zubereitung als meditativen Moment, in dem Sie an die Gedanken der Fasten-Abschlusszeremonie anknüpfen. Vergessen Sie dabei auch nicht Achtung und Aufmerksamkeit für die Menschen, für die Sie die Gerichte zubereiten (denken Sie stets an den »Schuss« Liebe).

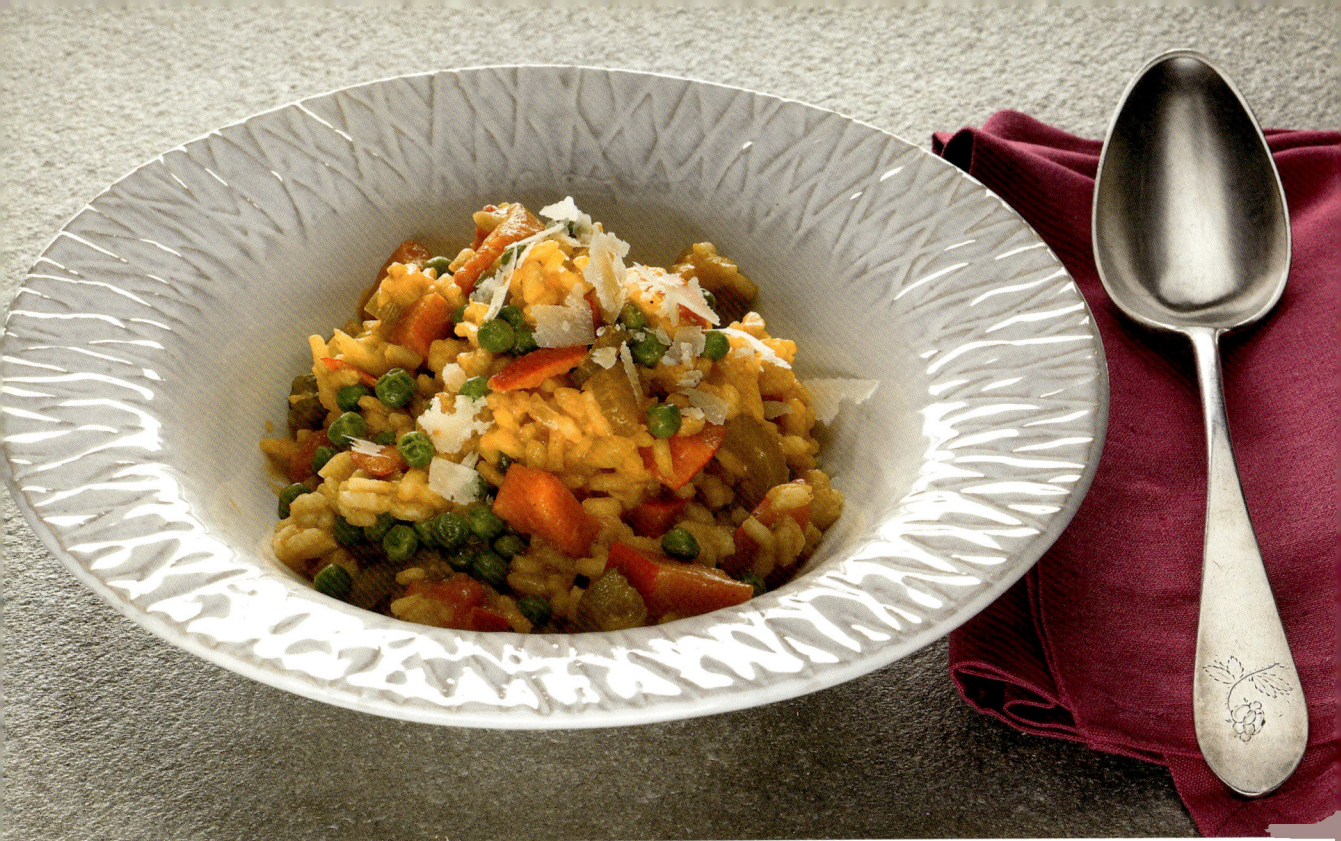

Frühstück: Gesunder Start in den Tag

Gerade am Morgen muss es bei den meisten Menschen schnell gehen: Die Kinder müssen in den Kindergarten oder in die Schule gebracht werden, die Spül- und Waschmaschine wollen noch schnell befüllt werden, der Hund muss kurz raus und Ihr eigener Arbeitsplatz wartet schließlich auch noch auf Sie. Kein Wunder also, dass das Frühstück oft entfällt. Dabei zeigen wissenschaftliche Untersuchungen immer wieder, dass der Verzicht im Lauf des Tages fast zwangsläufig dazu führt, dass man zu viel isst. Wenn Sie Ihr Essverhalten ändern wollen, ist das regelmäßige Frühstück also der erste Schritt dazu. Eine Angewohnheit aus der Fastenwoche sollten Sie darüber hinaus unbedingt beibehalten: Trinken Sie nach dem Aufstehen ein großes Glas frisches Wasser.

Farbenfrohe Müslikombis

Müslis sind wahre Fitmacher, weil sie den Körper mit einer Fülle an Vitalstoffen versorgen. Je nach Befinden und Jahreszeit haben Sie zudem die Wahl, ob Sie das Müsli kalt, warm oder heiß zubereiten – und sich so mit einer Extraportion Energie versorgen.

Als »schnelle« Getreidebasis für das Müsli bietet sich eine Mischung aus Hafer und Leinsamen an; beide Sorten benötigen aufgrund ihres hohen natürlichen Fettanteils nur kurze Zeit, um zu quellen (etwa 30 Minuten). Wenn Sie nach dem Aufstehen erst einmal das Getreide einweichen, können Sie bequem ins Bad gehen und anschließend gemütlich frühstücken. Alle anderen Getreidesorten sollten Sie am Vorabend mit etwas Wasser ansetzen.

Grundrezept Müsli

> *Für 1 Portion*
> 1 gehäufter EL Getreide (frisch gemahlen oder geschrotet) | 1 TL Zitronensaft | Früchte der Saison | 1 EL Joghurt oder Sahne | Gewürze, Nüsse und eingeweichte Trockenfrüchte nach Geschmack

So geht's:

❯ Für ein kaltes Müsli das Getreide mahlen und mit Wasser bedeckt quellen lassen; es soll sich ein feiner cremiger Brei bilden. Eventuell nach der Quellzeit noch etwas Wasser zugeben. Mit Zitronensaft, klein geschnittenen Früchten der Saison und Joghurt oder Sahne vermengen. Nach Geschmack mit Gewürzen, Nüssen und Trockenfrüchten variieren. Weichen Sie die Trockenfrüchte dabei immer separat über Nacht ein, damit sie ihr volles Aroma entfalten.

❯ Für ein warmes Müsli flocken Sie das Getreide und rösten die Getreideflocken ohne Fett in einer beschichteten Pfanne, bis sie zu duften beginnen (darren). Vermengen Sie die Flocken dann mit etwas Wasser, Früchten und Joghurt beziehungsweise Sahne.

❯ Eine besonders wohltuende Variante in der kalten Jahreszeit ist das heiße Müsli. Hierzu verrühren Sie das Getreideschrot in kaltem Wasser, lassen es kurz aufkochen und vermengen es dann mit den gewünschten Zutaten. Statt frischer Früchte eignen sich auch Fruchtmus und Kompott (ohne Zucker), das Sie als Wintervorrat vorbereitet haben.

Aufstriche süß und pikant

Nussella

> *Für 1 großes Schraubglas (ca. 0,3 l)*
> 250 g Mandel- oder Haselnussmus (aus dem Bioladen) | 4 EL Honig | 2 EL Kakao | 3 EL Kokosraspeln | $\frac{1}{2}$ TL Zimt oder 1 Prise Bourbon-Vanille

So geht's:

❯ Alle Zutaten gründlich miteinander vermengen, bis eine streichfähige Masse entsteht. In ein Schraubglas füllen und im Kühlschrank aufbewahren.

tipp

> ### Müslimischungen
> ❯ Frühlingsmüsli: Ananas und Kiwi oder Orange und Banane mit getrockneten Feigen und geröstetem Buchweizen
> ❯ Sommermüsli: Beerenmischung mit echter Vanille und Mandelsplittern
> ❯ Herbstmüsli: Melonen und Trauben mit Haselnüssen
> ❯ Wintermüsli: Äpfel und Birnen mit Rosinen und Walnüssen

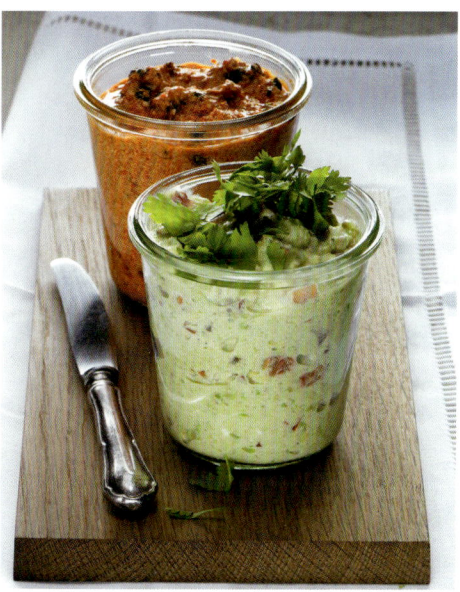

Avocado-Salsa

Für 1 großes Schraubglas
1–2 reife Avocado | Saft von ½ Zitrone | 1 Tomate | 1 kleine Zwiebel | 1 EL Sauerrahm | Salz | Pfeffer | etwas gehacktes Koriandergrün oder Petersilie

So geht's:

1 Die Avocado halbieren, den Stein entfernen, das Fleisch herauslöffeln und mit der Gabel zerdrücken. Den Zitronensaft unterrühren.

2 Die Tomate waschen und klein würfeln. Die Zwiebel schälen und fein hacken. Beides zum Avocadomus geben. Mit dem Sauerrahm vermischen.

3 Die Avocado-Salsa nach Geschmack salzen und pfeffern. Die Blättchen von Koriander beziehungsweise Petersilie abzupfen, fein hacken und vor dem Servieren über die Salsa streuen.

tipp

Appetitlich grün

Das Avocadofleisch bleibt schön grün, wenn Sie den Zitronensaft so schnell wie möglich zum Püree geben; die Säure verzögert nämlich die Oxidation. Auch ein bewährter Trick: Legen Sie bis zum Servieren den Avocadokern in die fertige Sauce – sie verfärbt sich dann ebenfalls nicht so schnell.
Verbrauchen Sie die Avocado-Salsa möglichst rasch; selbst gut verschlossen hält sie sich im Kühlschrank nur wenige Tage lang.

Tofu-Paprika-Aufstrich

Für 1 großes Schraubglas
1 rote Paprikaschote | 150 g Tofu | 1 Knoblauchzehe | 1 EL kalt gepresstes Olivenöl | 1 TL Zitronensaft | abgeriebene Schale von 1 unbehandelten Zitrone | Kräutersalz | Pfeffer | 22 schwarze Oliven (ohne Stein) | 1 TL Paprikapulver (süß oder scharf)

So geht's:

1 Paprikaschote putzen, waschen und in Würfel schneiden. Den Tofu abtropfen lassen und ebenfalls würfeln. Beides mit dem Blitzhacker fein cremig vermengen.

2 Knoblauch schälen und in die Tofucreme pressen. Olivenöl, Zitronensaft und abgeriebene Zitronenschale untermischen.

3 Die Oliven hacken und ebenfalls untermengen. Mit Kräutersalz, Pfeffer und Paprikapulver würzen.

› Möglichst schnell verbrauchen; der Aufstrich hält sich im Kühlschrank nur wenige Tage lang.

Vorspeisen und kleine Gerichte

Mit diesen Rezepten können Sie ohne Probleme ein mehrgängiges Essen einläuten. Sie eignen sich aber auch für den kleinen deftigen Hunger zwischendurch oder für ein leichtes Abendessen.

Gurken-Minze-Kaltschale

Für 4 Portionen
½ Bund frische Minze | ½ TL Koriandersamen | 1 große oder
2 kleine Gurken | Salz | Pfeffer |
4 EL kalt gepresstes Erdnussöl |
500 g Naturjoghurt

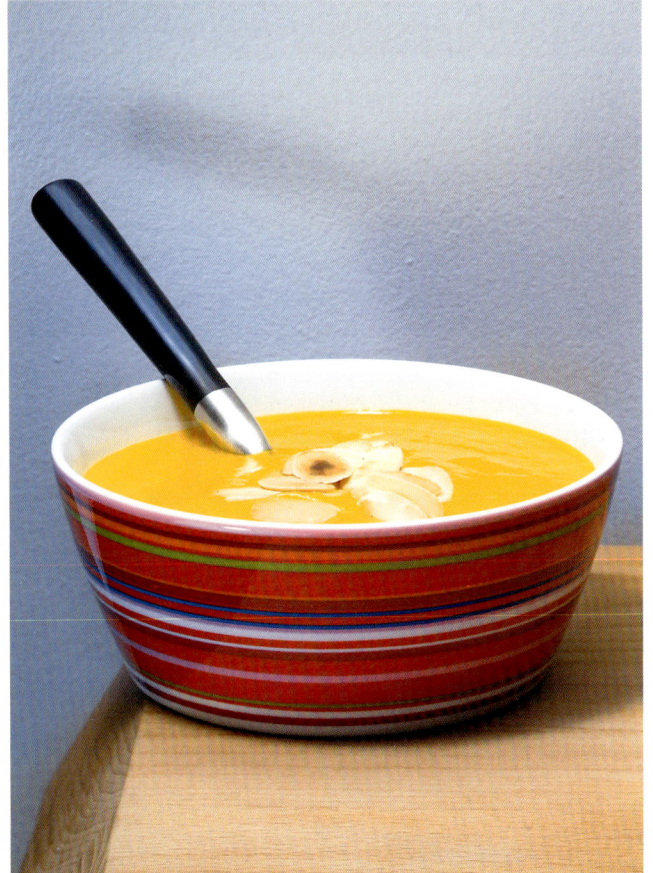

So geht's:

1 Minze abbrausen und trocken schütteln. Die Blättchen abzupfen und in feine Streifen schneiden; 4 bis 8 Blättchen für die Dekoration aufheben. Die Koriandersamen im Mörser zerstoßen.

2 Gurke waschen, putzen und schälen. Das Fruchtfleisch in Würfel schneiden und mit dem Stabmixer pürieren. Die Gurkencreme leicht salzen und das Erdnussöl unterrühren. Gehackte Minze und gerösteten Koriander unterziehen.

3 Die rohe Gurkensuppe mindestens 1 Stunde, noch besser über Nacht, im Kühlschrank ziehen lassen.

4 Vor dem Servieren mit Salz und Pfeffer abschmecken und den Naturjoghurt untermischen.

Orangen-Kürbis-Suppe

Für 4 Portionen
400 g Hokkaido-Kürbis | 200 g
Möhren | 1 Zwiebel | 2 EL Butter |
2 EL Hirse (fein gemahlen) |
1 l Gemüsebrühe | frisch geriebener Ingwer | Salz | Pfeffer | Saft
von 2 Orangen | einige Mandelblättchen

So geht's:

1 Den Kürbis waschen, teilen und die Kerne entfernen. Das Kürbisfleisch in Würfel schneiden. Möhren putzen, waschen und würfeln. Zwiebel schälen und in kleine Würfel schneiden.

2 In einem Topf die Butter erhitzen. Zuerst die Zwiebelwürfel glasig dünsten, dann die übrigen Gemüsewürfel zugeben. Gemahlene Hirse zufügen und unter stetem Rühren anschwitzen. Mit kalter Gemüsebrühe aufgießen. Unter Rühren aufkochen lassen, die Hitze reduzieren und alles etwa 10 Minuten leise kochen lassen.
3 Wenn das Gemüse weich ist, die Suppe mit dem Pürierstab pürieren. Mit geriebnem Ingwer, Salz und Pfeffer abschmecken. Kurz vor dem Servieren den Orangensaft über die Suppe gießen. Mit Mandelblättchen bestreuen.

Heller Hirse-Salat

Für 4 Portionen
150 g Hirse | 400 ml Gemüsebrühe | 1 Möhre | ¼ Sellerieknolle | 1 Paprikaschote | 200 g Crème fraîche | Saft von ½ Zitrone | insgesamt 1 TL gemahlener Koriander, Curry, Kümmel, Muskat | Salz

So geht's:
1 Hirse erst warm, dann kalt abspülen. In Gemüsebrühe einmal aufkochen, dann bei geringer Hitze 5 bis 10 Minuten sanft kochen lassen. Auf der ausgeschalteten Herdplatte weiter 5 bis 10 Minuten ausquellen lassen.
2 Möhre, Sellerie und Paprikaschote putzen, waschen und in sehr feine Streifen (Julienne) schneiden.
3 Für die Salatsauce Crème fraîche mit Zitronensaft und den gemahlenen Gewürzen abschmecken; eventuell noch ein wenig salzen.

4 Lauwarme oder kalte Hirse auf Tellern anrichten. Die Gemüsestreifen darauf verteilen und die Sauce darüberträufeln.

Kokos-Gemüse-Suppe

Für 4 Portionen
250 g Kokosflocken (ungesüßt) | 200 g weiße Champignons | 100 g Möhren | 1 Frühlingszwiebel | 2 Würfel Gemüsebrühe | ½ EL süßes Currypulver | 1 TL frisch geriebener Ingwer | 100 g Erbsen | 1 unbehandelte Limette | Basilikumblättchen

So geht's:
1 Für die Kokosmilch Kokosflocken in ¾ l kaltem Wasser verrühren und aufkochen. Sobald die Mischung kocht, den Topf vom Herd nehmen und alles mit dem Pürierstab oder im Mixer fein pürieren.
2 Champignons putzen und vierteln. Möhren putzen, waschen und in Scheibchen hobeln. Frühlingszwiebeln putzen, waschen und in feine Ringe schneiden.
3 Kokosmilch mit ½ lWasser, Suppenwürfeln, Curry und Ingwer aufkochen. 3 Minuten zugedeckt sanft kochen lassen. Die Schale der Limette dazureiben.
4 Champignons zugeben und die Suppe weitere 10 Minuten kochen lassen. Möhren und Erbsen zufügen und alles nochmals 5 Minuten weiterkochen.
5 Limette halbieren; eine Hälfte in dünne Scheiben schneiden, die andere auspressen. Saft in die Suppe geben. Mit Frühlingszwiebeln, Limettenscheiben und Basilikumblättchen dekorieren.

Auberginensalat mit Thai-Sauce

Für 4 Portionen

3 Tomaten | 1 gelbe Paprikascho-
te | 100 g Gurke | 1 Frühlingszwie-
bel | 2 EL Limetten- oder Zitronen-
saft | 2 EL kalt gepresstes Distelöl |
½ TL Honig oder Vollrohrzucker |
2 Knoblauchzehen | 1 haselnuss-
großes Stück frischer Ingwer |
1 EL gehackte Minze | Salz |
1 kg Auberginen | etwas kalt
gepresstes Olivenöl

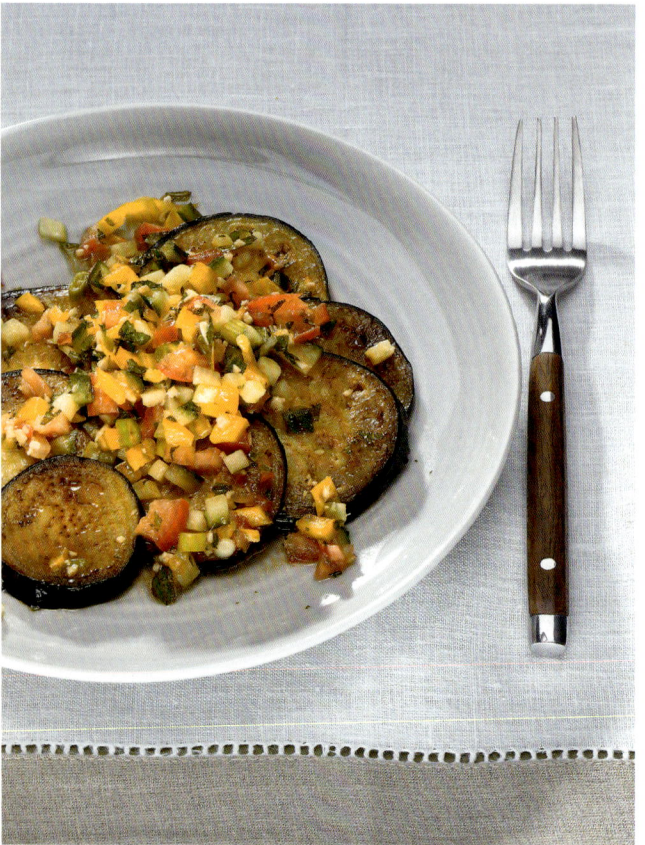

So geht's:

1 Den Backofen auf 200 °C vorheizen.
Tomaten, Paprikaschote, Gurke und Früh-
lingszwiebel putzen, waschen und in sehr
kleine Würfel schneiden. Die Gemüsestückchen in einer Schüssel gründlich
miteinander vermischen.

2 Für das Dressing Limetten- beziehungsweise Zitronensaft, Honig oder Vollrohrzucker und Distelöl in einer Tasse verrühren. Den Knoblauch schälen und
feinblättrig schneiden. Ingwer schälen
und auf der Gemüsereibe fein raspeln.
Knoblauch, geriebenen Ingwer, gehackte
Minze und 1 Prise Salz zum Dressing geben. Über das Gemüse gießen und mindestens 15 Minuten durchziehen lassen.

3 Auberginen putzen, waschen und in
etwa 1 cm dicke Scheiben schneiden. Auf
ein mit Olivenöl bepinseltes Backblech
legen und mit Olivenöl bestreichen; leicht
salzen. Die Auberginen 10–15 Minuten
im heißen Ofen backen.

4 Gebackene Auberginen auf Tellern anrichten und mit der bunten Gemüsemi-
schung übergießen. Sofort servieren.

Variante: Gefüllte Auberginen

Halbieren Sie 2 große Auberginen und
schneiden Sie das Fruchtfleisch bis auf
einen etwa 1 cm breiten Rand heraus. Das
ausgelöste Fruchtfleisch würfeln und mit
den anderen Gemüsestückchen mischen.
Die Auberginenhälften in einer beschichteten Pfanne mit wenig Öl von allen Seiten
etwa 2 Minuten anbraten; herausnehmen.
Gemüse in die Auberginenhälften füllen,
mit Olivenöl beträufeln, eventuell mit etwas Schafskäse bestreuen und im heißen
Ofen bei 200 °C rund 20 Minuten backen.

Hauptspeisen

Die nachfolgenden Gerichte sättigen auch bei größerem Hunger auf leichte, gesunde, äußerst wohlschmeckende Art.

Fenchel in Senfsauce mit Polentanocken

Für 4 Portionen
50 g Butter | Salz | 250 g Polenta | 4 kleine oder 2 große Fenchelknollen | 2 EL kalt gepresstes Olivenöl | 60 ml Weißwein | 60 ml Gemüsebrühe | 1 EL Dijonsenf | 2 El frisch geriebener Parmesan | 4 EL kalt gepresstes Nussöl | einige grob gehackte Haselnüsse

So geht's:

1 Für die Polentanocken Butter in ½ l Wasser und mit 1 Prise Salz aufkochen. Polenta einrühren und den Topf unter ständigem Rühren von der Herdplatte ziehen. Zugedeckt nach Packungsanleitung nachquellen lassen.

2 In der Zwischenzeit die Fenchelknollen putzen und waschen. Das Fenchelgrün dabei abzupfen und zur Seite legen. Den Strunkansatz herausschneiden und die Knollen der Länge nach in etwa 1 cm dicke Scheiben schneiden.

3 Olivenöl in einer beschichteten Pfanne erhitzen und die Fenchelscheiben darin bei schwacher Hitze etwa 5 Minten bissfest garen; zwischendurch immer wieder wenden. Den Fenchel aus der Pfanne nehmen und beiseite stellen.

4 Die Bratrückstände mit Weißwein und Gemüsebrühe ablöschen; Dijonsenf einrühren. Die Sauce kurz aufkochen. Die Fenchelscheiben wieder in die Pfanne schichten und zugedeckt in der Sauce auf kleiner Flamme nochmals rund 3 Minuten dünsten.

5 Mit 2 Löffeln Nocken aus der warmen Polentamasse formen (Löffel dabei zwischendurch immer wieder in kaltes Wasser tauchen). Parmesan über die Nocken streuen. Fenchel dazu anrichten, mit Nussöl beträufeln und mit Fenchelgrün sowie gehackten Haselnüssen bestreuen.

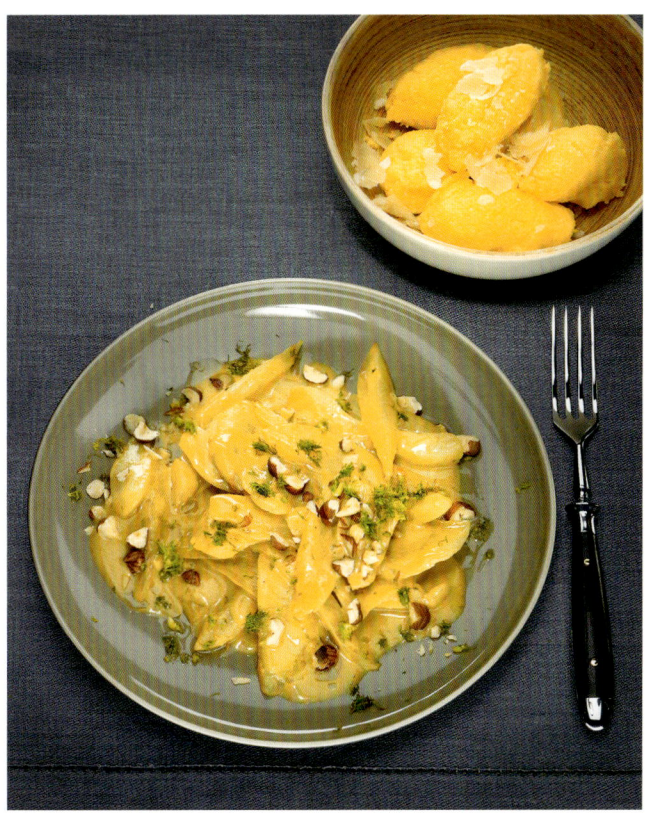

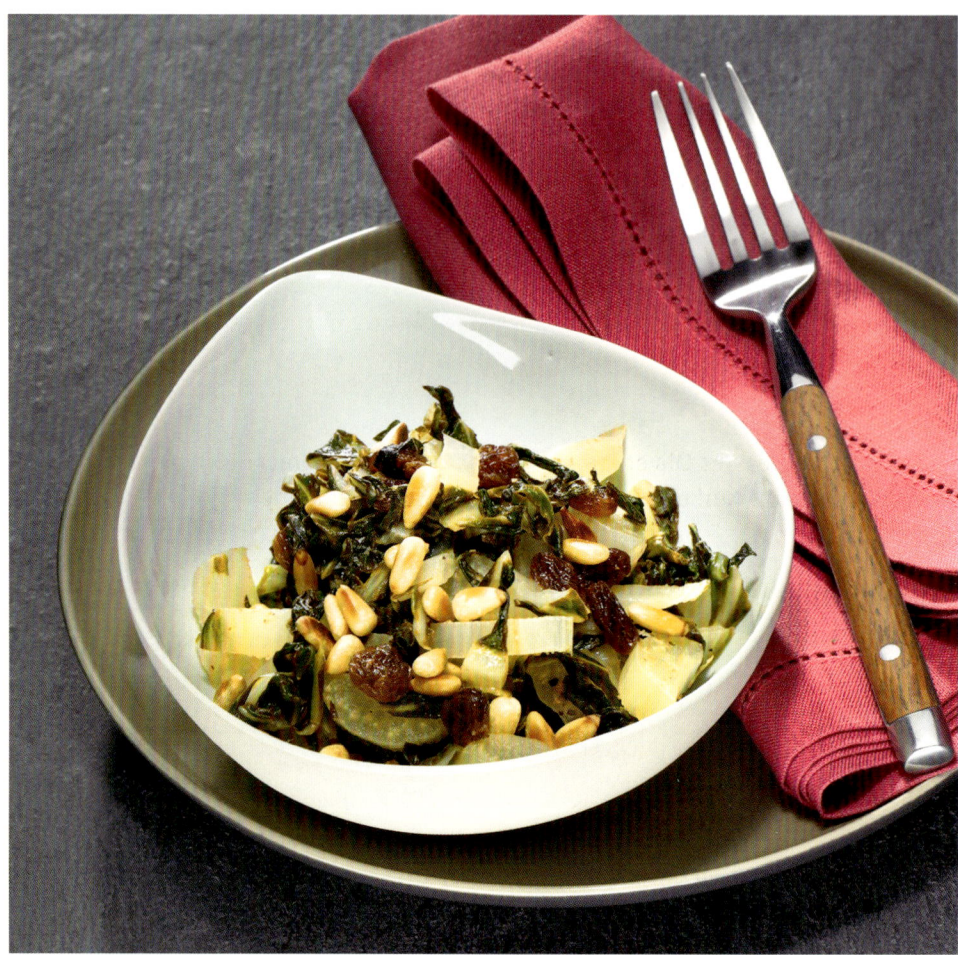

Mangold süß-sauer

So geht's:

1 Pinienkerne oder Nüsse ohne Fett in einer beschichteten Pfanne goldgelb rösten, bis sie aromatisch zu duften beginnen.

2 Mangold putzen, waschen und in feine Streifen schneiden. Knoblauch schälen und fein hacken.

3 Sonnenblumenöl in einer beschichteten Pfanne erhitzen. Knoblauch kurz anbraten, dann den Mangold, die Zitronenschale, die Rosinen und den Zitronensaft nach und nach beimengen. Bei starker Hitze etwa 3 Minuten zugedeckt dünsten. Mit Salz, Pfeffer, Anis und Kardamom würzen. Die Hitze reduzieren und den Mangold weitere 5 Minuten schmoren lassen; eventuell etwas Wasser angießen.

4 Den Mangold unmittelbar vor dem Servieren mit den gerösteten Pinienkernen oder Nüssen bestreuen.

Couscous mit Kichererbsen

Für 4 Portionen
250 g Couscous | ½ Würfel Ge-
müsebrühe | 1 Lorbeerblatt |
2 Zwiebeln | 2 Knoblauchzehen |
3 Möhren | 1 großer Zucchino |
4 EL kalt gepresstes Oliven- oder
Erdnussöl | 1 TL Kurkuma | 1 TL
asiatische oder orientalische Ge-
würzmischung | Salz | 200 g Ki-
chererbsen (aus der Dose) | Scha-
le von 1 unbehandelten Zitrone |
1 Becher Naturjoghurt | 3 EL frisch
gehackte Minze

So geht's:
1   Couscous unter ständigem Rühren in
einem Topf erhitzen. ½ l Wasser, Lorbeer-
blatt und Gemüsebrühwürfel zugeben,
einmal aufkochen, gut durchrühren und
zugedeckt ausquellen lassen.
2   Zwiebeln schälen und achteln, Knoblauch schälen und würfeln. Möhren und
Zucchino putzen, waschen und in Scheiben schneiden.
3   In einer beschichteten Pfanne 2 EL Öl
erhitzen. Zwiebeln und Knoblauch darin
andünsten. Möhren und Zucchini zugeben. Kurkuma, Gewürzmischung und
eventuell 1 Prise Salz einstreuen, etwas
Wasser angießen und zugedeckt etwa
10 Minuten sanft schmoren lassen. Abge-
tropfte Kichererbsen zum Gemüse geben.
Zitronenschale unterheben; abschmecken.
4   Couscous und Kichererbsen anrichten
und mit dem restlichen Öl beträufeln.
5   Naturjoghurt mit Minze verrühren,
eventuell leicht salzen und dazu servieren.

Kürbis-Erbsen-Risotto

Für 4 Portionen
1 Zwiebel | ½ Stangensellerie |
1 EL kalt gepresstes Olivenöl |
250 g Hokkaido-Kürbis | Salz |
Pfeffer | 1 TL milder Curry | 2 Tas-
sen Risottoreis | 100 ml trockener
Weißwein, Sherry oder Wermut |
1 Gemüsebrühwürfel | 100 g Erb-
sen | Parmesan

So geht's:
1   Zwiebel schälen und fein hacken. Stangensellerie putzen, waschen und in dünne
Scheiben schneiden. Beides in einem Topf
in Olivenöl andünsten.
2   Den Kürbis waschen und mit der Schale würfeln. Die Kürbiswürfel zur Zwiebel-
Sellerie-Mischung geben, salzen, pfeffern
und mit Curry bestreuen. Alles gut vermischen und einige Minuten dünsten.
3   Wenn der Kürbis beginnt, weich zu
werden, den Risottoreis zugeben und die
Temperatur erhöhen. Sobald der Reis zu
knistern beginnt, mit Weißwein, Sherry
oder Wermut aufgießen. Rühren, bis die
Flüssigkeit verdampft ist. 1 Tasse Wasser
angießen und den Gemüsebrühwürfel
einrühren. Temperatur wieder reduzieren
und den Reis quellen lassen. Hat er alle
Flüssigkeit aufgesogen, erneut 1 Tasse
Wasser zugeben und umrühren. So wei-
termachen, bis der Reis nach etwa 20 Minuten gerade noch Biss hat. Kurz vor Ende
der Garzeit die Erbsen zugeben.
4   Risotto mit Salz und Pfeffer abschmecken und mit Parmesan bestreut servieren.
Dieses Rezept ist auf Seite 167 abgebildet.

Kuchen und Gebäck

Selbst auf Süßes müssen Sie nach dem Fasten nicht verzichten. Frische Früchte – mit oder ohne Naturjoghurt – sind immer erlaubt. Und auch bei Desserts und Gebäck mit Honig oder Vollrohrzucker können Sie zulangen. Das Wichtigste: Genießen Sie bewusst und lassen Sie sich durch nichts und niemanden ablenken.

Erdbeer-Tiramisu

Für 1 Auflaufform
500 g Erdbeeren | Saft von 1 Zitrone | 60 g Honig oder Vollrohrzucker | 500 g Mascarpone | 125 g Sauerrahm oder Naturjoghurt | 1 Prise Bourbon-Vanille | 200 g Sahne | 2 Päckchen Vollwert-Biskuits | 2 EL Schokoladenraspel oder Kokosflocken

So geht's:
1 Erdbeeren putzen und waschen. 100 g schöne Früchte halbieren und zur Seite stellen. Die restlichen Beeren mit dem Pürierstab oder im Mixer pürieren. Mit Zitronensaft und 30 g Honig beziehungsweise Vollrohrzucker verrühren.
2 Mascarpone, Sauerrahm oder Naturjoghurt mit dem restlichen Honig oder Vollrohrzucker sowie mit der Bourbon-Vanille vermischen. Sahne steif schlagen und unterheben.
3 Biskuits in die pürierten Erdbeeren tunken und eine Auflaufform damit auslegen. Nochmals mit Erdbeersauce

beträufeln. Einige halbierte Erdbeeren auf den Biskuits verteilen und eine Schicht Mascarpone-Creme darüberstreichen. Abwechselnd Biskuits, Erdbeeren und Creme einfüllen; mit einer Biskuitschicht enden. Die restliche Erdbeersauce darüberträufeln.
4 Die Erdbeer-Tiramisu mit Schokoladenraspeln oder Kokosflocken und den halbierten Erdbeeren dekorieren. Über Nacht kühl stellen.

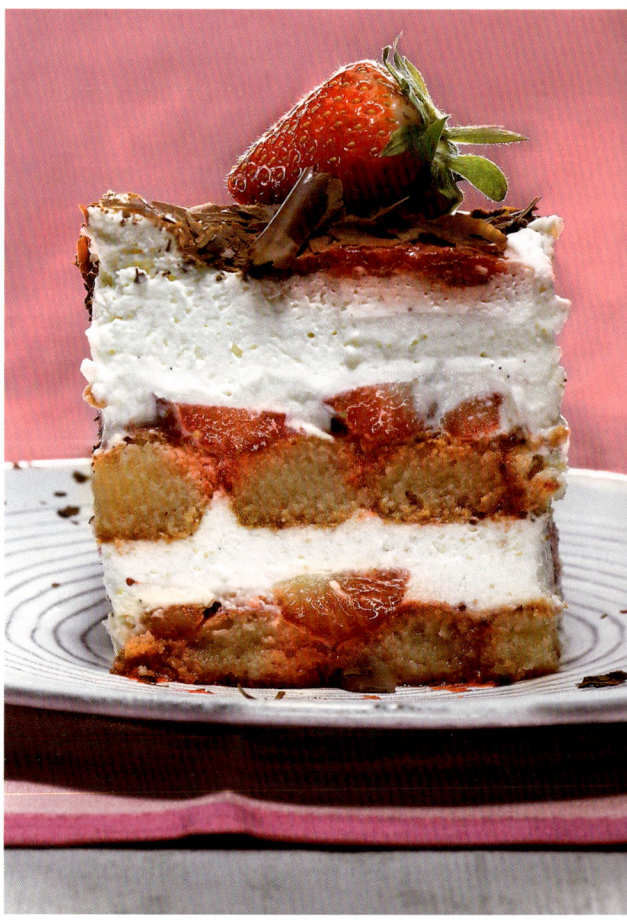

Apfeltorte »Tarte Tatin«

Für 1 Tarteform
250 g Dinkel | Salz | 185 g Butter |
1 Ei | 1 TL Crème fraîche | 750 g
Äpfel | 50–100 g Honig oder Voll-
rohrzucker (je nach Süße der Äp-
fel) | 1 TL Zimt

So geht's:

1   Den Backofen auf 200 °C vorheizen.
Für den Teig den Dinkel fein mahlen.
1 Prise Salz sowie 60 g Butter in Flöckchen
zugeben und leicht verkneten. Erst das Ei,
dann die Crème fraîche einarbeiten. Den
Teig zu einer Kugel formen, in Frischhal-
tefolie wickeln und im Kühlschrank etwa
1 Stunde ruhen lassen.

2   Für den Belag die Äpfel schälen und
vierteln; dabei das Kerngehäuse entfernen
(bei sehr großen Äpfeln die Viertel noch
ein weiteres Mal zerteilen). Die restliche
Butter mit Honig oder Vollrohrzucker
und Zimt vorsichtig zergehen lassen; sie
darf nicht braun werden. Die Apfelstücke
in der Mischung schwenken.

3   Die Apfelstücke vom Rand aus rosetten-
förmig in eine Kuchen- oder Tarteform
schichten und im heißen Backofen 5–10
Minuten backen.

4   Den Teig kreisförmig entsprechend der
Kuchenform ausrollen und auf die Äpfel
legen. Leicht andrücken und mit einer
Gabel mehrmals anstechen. Die Tarte
weitere 25 Minuten backen.

5   Die Tarte aus dem Ofen nehmen, 2–3
Minuten auskühlen lassen und auf eine
Kuchenplatte stürzen (die Äpfel sind jetzt
oben). Lauwarm servieren.

Roggen-Walnuss-Schnitten

Für 12 Schnitten
100 g Roggen | 300 g Walnüsse |
2 TL Backpulver | 8 Eier | 280 g
Butter | 200 g Honig oder Voll-
rohrzucker | 1 Prise Bourbon-Va-
nille | Johannisbeer- oder Apriko-
senkonfitüre | 100 g Honig-
Schokolade | Walnusshälften

So geht's:

1   Den Backofen auf 175 °C vorheizen.
Roggen sehr fein, Nüsse fein mahlen; beides vermengen und das Backpulver unterrühren. Eier trennen.

2   Eigelb mit 200 g Butter, Honig oder
Vollrohrzucker und Bourbon-Vanille
schaumig schlagen. Eiweiß zu steifem
Schnee schlagen. Abwechselnd mit der
Roggen-Nuss-Mischung vorsichtig unter
die Buttermasse heben.

3   Ein Backblech mit Backpapier auslegen
und den Teig darauf verteilen. Im heißen
Ofen etwa 30 Minuten backen.

4   Den Teigboden nach dem Auskühlen
halbieren. Eine Hälfte mit Konfitüre bestreichen und die zweite darüberlegen.
Das Backpapier abziehen und den Boden
wieder mit Konfitüre bestreichen.

5   Für die Glasur die Honig-Schokolade
mit der restlichen Butter im heißen Was-
serbad schmelzen. Mit einem Spatel auf
dem Kuchen verstreichen und diesen in
Stücke (Schnitten oder auch kleine Würfel)
zerteilen. Wenn Sie Tortenstücke schneiden, erhalten Sie 12 Portionen.

6   Zum Schluss jedes Stück mit einer oder
mehreren Walnusshälften dekorieren.

Bücher, die weiterhelfen

FASTEN

Bittner, Waltraud/Scherz, Hans:
Fasten für Österreicher.
GGF-Eigenverlag, Wien
Erhältlich über die Österreichische Gesellschaft
für Gesundheitsförderung (GGF), Adresse siehe
Seite 186

Brantschen, Niklaus:
Fasten neu erleben. Warum, wie, wozu?
Herder Verlag, Freiburg

Lützner, Hellmut:
Wie neugeboren durch Fasten.
GRÄFE UND UNZER VERLAG, München

Lützner, Hellmut/Million, Helmut:
Richtig essen nach dem Fasten.
GRÄFE UND UNZER VERLAG, München

Lützner, Hellmut/Hopfenzitz, Petra:
Fasten Meditationsprogramm.
GRÄFE UND UNZER VERLAG, München

Lützner, Hellmut:
**Fasten- und Ernährungstherapie. Aktive
Diätetik – 40 Jahre Erfahrung.** BOD
Erhältlich über Dr. Lützner,
Adresse siehe Seite 179

GESUNDER LIFESTYLE

Grimm, Fred:
**Shopping hilft die Welt verbessern. Der
andere Einkaufsführer.**
Wilhelm Goldmann Verlag,
München

Leitzmann, Claus/Million, Helmut:
**Vollwertküche für Genießer: 250 Rezepte
für die gesunde Ernährung.**
Bassermann, München

Grasberger, Delia:
Autogenes Training. Mit CD.
GRÄFE UND UNZER VERLAG, München

Heepen, Günther H.:
**Schüßler-Salze –
Der große GU Kompass.**
GRÄFE UND UNZER VERLAG, München

Mannschatz, Marie:
Meditation. Mit CD.
GRÄFE UND UNZER VERLAG, München

Münzing-Ruef, Ingeborg:
**Kursbuch gesunde Ernährung. Die Küche
als Apotheke der Natur.**
Wilhelm Heyne Verlag, München

Rother, Robert und Gabriele:
Klopf-Akupressur.
GRÄFE UND UNZER VERLAG, München

Trökes, Anna:
Das große Yogabuch.
GRÄFE UND UNZER VERLAG, München

PSYCHE

Böschemeyer, Uwe:
**Neu beginnen! Konkrete Hilfen in Wende-
und Krisenzeiten.**
SKV-Edition, Lahr

Jung, Mathias:
**Seele – Sucht – Sehnsucht. Wege zur
Klarheit.**
emu-Verlags-GmbH, Lahnstein

Lukas, Elisabeth:
Für dich. Heilende Geschichten der Liebe.
Kösel-Verlag, München

Adressen, die weiterhelfen

DEUTSCHLAND

Fastenärzte

Ärztegesellschaft Heilfasten und Ernährung e. V.
Wilhelm-Beck-Str. 27
D-88662 Überlingen
Tel.: 0049/(0)7551/807825
Email: info@aerztegesellschaft-heilfasten.de
www.aeghe.de

Dr. med. Hellmut Lützner
Email: hellmut.luetzner@t-online.de

Fastenkliniken

Bilz-Kurhotel im Lößnitzgrund
Dr. med. Heidelore Geistlinger
Lößnitzgrundstr. 101–103
D-01468 Moritzburg
Tel.: 0049/(0)351/8386329
Email: briefkasten@bilz-kurhotel.de
www.bilz-kurhotel.de

Falkenstein-Klinik
PD Dr. med. Radke
Ostrauer Ring 35
D-01814 Bad Schandau
Tel.: 0049/(0)35022/450
Fax: 0049/(0)35022/45950
Email: info@falkenstein-klinik.de
www.falkenstein-klinik.de

Deutsche Klinik für Integrative Medizin und Naturheilverfahren
Prof. Dr. med. Thorsten Doering
Prof.-Paul-Köhler-Str. 3
D-08645 Bad Elster
Tel.: 0049/(0)37437/750
Fax: 0049/(0)37437/751000
Email: info@dekimed.de
www.dekimed.de

Habichtswaldklinik Kassel
Dr. med. Volker Schmiedel
Wigandstr. 1
D-34131 Kassel
Tel.: 0049/(0)561/3108101
Email: schmiedel@habichtswaldklinik.de
www.habichtswaldklinik.de

Zentrum für Salutogenese
Dr. med. Theodor Dierk Petzold
Am Mühlenteich 1
D-37581 Bad Gandersheim
Tel.: 0049/(0)5382/955470
Fax: 0049/(0)5382/9554712
Email: info@salutogenese-zentrum.de
www.salutogenese-zentrum.de

Klinik Blankenstein
Abteilung für Naturheilkunde
PD Dr. med. A.-M. Beer, M. Sc.
Im Vogelsang 5–11
D-45527 Hattingen
Tel.: 0049/(0)2324/396 487
Fax: 0049/(0)2324/396 497
Email: Karin.Schenke@klinik-blankenstein.de
www.klinikum-bochum.de

Menschels Vitalresort
Felke-Kurhaus Menschel
Dr. med. Matthias Menschel
Naheweinstr. 65
D-55566 Meddersheim/Bad Sobernheim
Tel.: 0049/(0)6751/850
Fax: 0049/(0)6751/5380
Email: info@menschel.com
www.menschel.com

Kur- und Gesundheitszentrum Friedborn
Dr. med. Ingrid Piepenbrink
Lehnhof 4
D-79736 Rickenbach
Tel.: 0049/(0)7765/240
Fax: 0049/(0)7765/8330
Email: info@friedborn.de
www.friedborn.de

Kurpark-Klinik

CA Dr. Gunther Hölz
Gällerstr. 10
D-88662 Überlingen
Tel.: 0049/(0)7551/8060
Fax: 0049/(0)7551/806237
Email: info@kurpark-klinik.de
www.kurpark-klinik.de

Häuser mit Fastenurlaub für Gesunde

Seminarhaus pergo

Elke Annelies Fehringer
Lindenallee 5a
D-17440 Klotzow
Tel.: 0049/(0)38374/55537
Fax: 0049/(0)38374/55369
Email: elke.fehringer@t-online.de
www.pergo-online.de

Fastenhotel Ahlers

Minu und Frank Ahlers
Fichtenweg 6
D-25980 Westerland
Tel.: 0049/(0)4651/927456
Fax: 0049/(0)4651/927455
Email: ahlers@fasten-sylt.de
www.fasten-sylt.de

BollAnt's im Park – Romantik Hotel & Vital SPA

Felkestr. 134
D-55566 Bad Sobernheim
Tel.: 0049/(0)6751/93390
Fax: 0049/(0)6751/9339264
Email: info@bollants.de
www.bollants.de

Villa Rosengarten

Fam. Reiner und Conny Wettcke
Bernsteinweg 9
D-76332 Bad Herrenalb
Tel.: 0049/(0)7083/524519
Email: info@fastenhotel.de
www.fastenhotel.de

Die FastenQuelle

Katja Zimmermann-Schneider
Sendelbachstr. 14
D-77794 Lautenbach
Tel.: 0049/(0)7802/7042055
Fax: 0049/(0)7802/7044560
Email: info@fastenquelle.de
www.fastenquelle.de

Das Kleine Gesundheitshotel

Daniela Menzel und Bernd Adolf
Hauptstr. 59–61
D-77794 Lautenbach im Renchtal
Tel.: 0049/(0)7802/7044513
Email: info@kleines-gesundheitshotel.de
www.kleines-gesundheitshotel.de

Ferien- und Seminarhaus am See

Christine Merz
Wurms 2
D-87452 Altusried/Allgäu
Tel.: 0049/(0)8373/1428 oder 496
Fax: 0049/(0)8373/496
Email: merz@seminarhaus-merz.de
www.seminarhaus-merz.de

Wandern und Fasten im Thüringer Wald

Fastenhaus Anja Noack-Zobel
Nauendorfer Gartenstr. 3a
D-99887 Georgenthal/Nauendorf
Tel.: 0049/(0)3624/401208
Fax: 0049/(0)3621/893608
Email: a.noack@wandern-und-fasten.de
www.wandern-und-fasten.de

Fasten-Coaches
(Fastenleiter dfa, UGB)

Die angegebenen Personen sind diplomiert,
Fastenwochen für Gesunde zu leiten

Jens Böhme

Eschenweg 19
D-02785 Olbersdorf
Tel.: 0049/(0)3583/691291
Mobil: 0049/(0)177/4497296
Email: info@vita-pura.de

Katrin Pelzer

Waldstraße 41
D-04758 Cavertitz/OT Reudnitz
Tel.: 0049/(0)34361/660
Fax: 0049/(0)34361/66149
Email: hotel.pelzer@t-online.de

Beate Heinecke

Albert-Einstein-Str. 15
D-14473 Potsdam
Tel.: 0049/(0)331/8778884
Mobil: 0049/(0)173/9997612
Email: BeateHeinecke@web.de

Hanne Pierre
Hellbrookstr. 82
D-22305 Hamburg
Tel./Fax: 0049/(0)40/615125
Mobil: 0049/(0)171/1484044
Email: hannepierre@aol.com

Yvonne Ginsberg
Fasanenweg 4
D-27412 Kirchtimke
Tel.: 0049/(0)4289/925246
Fax: 0049/(0)4289/925248
Email: info@fasten-wander-urlaub.de

Marion Meyer
Alter Lüneburger Stadtweg 1
D-29553 Bienenbüttel
Tel.: 0049/(0)5823/955421
Email: info@fastenwandern-heide.de

Barbara R. Schütz
An der Eller 66
D-36145 Hofbieber
Tel.: 0049/(0)6657/919400
Fax: 0049/(0)6657/919402
Email: info@fasten-wellness.de

Petra Vlek
Erlenweg 3 b
D-67459 Böhl-Iggelheim
Tel.: 0049/(0)6324/64660
Email: petra.vlek@web.de

Hildegard Schade
Dornbuschweg 22
D-70771 Leinfelden
Tel./Fax: 0049/(0)711/752759
Email: hildegard_schade@web.de

Maria Margarita
Moltkestr. 43
D-72072 Tübingen
Tel.: 0049/(0)7071/770147
Email: maria-margarita@web.de

Aloisia Schönke
Murgtalstr. 168
D-72250 Freudenstadt
Tel.: 0049/(0)7441/866730
Email: info@viola-fasten.de

Claudia Nadler-Weiß
Hindenburgstr. 45
D-77654 Offenburg
Tel.: 0049/(0)781/9486488
Email: clnadler@gmx.de

Gaby Lamade
Kirschbäumleboden 15
D-79379 Müllheim/Bd.
Tel.: 0049/(0)7631/12991
Fax: 0049/(0)7631/173510
Email: info@sane-vita.de

Elisabeth Weigel
Am Lehbühl 12
D-79541 Lörrach
Tel.: 0049/(0)7621/949239
Fax: 0049/(0)7621/949241
Email: elisabeth.weigel@lycos.de

Eckhard Heumeyer
Münchner Str. 6a
D-82178 Puchheim
Tel.: 0049/(0)89/800767-15
Fax: 0049/(0)89/800767-16
Email: info@fasteninfos.de

Petra Bernhardt
Am Rain 37
D-83088 Kiefersfelden
Tel.: 0049/(0)8033/5083
Mobil: 0049/(0)160/96640836
Email: naturheilkunde.bernhardt@gmx.de

Ingeborg Schneider
Griesbachstraße 27
D-87727 Babenhausen
Tel.: 0049/(0)8333/1757
Email: info@ingeborg-schneider.de

Monika und Paul Müller-Ries
Zieselhof
D-88410 Bad Wurzach
Tel.: 0049/(0)7568/1486
Fax: 0049/(0)7568/925775
Email: pm.mueller-ries@web.de

Waltraud Wirth
Ahornweg 5
D-95326 Kulmbach
Tel.: 0049/(0)9221/76424
Email: info@fastenwandern-wirth.de

ÖSTERREICH

Fastenärzte

Dr. med. Gabriele Witzani
Schlösselgasse 5/11
A-1080 Wien
Mobil: 0043/(0)676/5014331
Email: dr.witzani@gmx.at

Dr. med. Eduard Pesina
Beindelgasse 14
A-3400 Klosterneuburg
Mobil: 0043/(0)699/11821548
Email: edi.pesina@gmx.at

Dr. Margit Gmainer
Ramingtalstr.76
A-4442 Kleinraming
Tel.: 0043/(0)7252/30323
Fax: 0043/(0)7252/3032311
Email: magma4442@aon.at

Dr. med. Gertrud Hasslacher-Zehentner
Auerspergstr. 2
A-5020 Salzburg
Tel./Fax: 0043/(0)06246/75091
Tel.: 0043/(0)662/883544-37 (Praxis)
Mobil: 0043/(0)6246/75091
Email: gertrud.hasslacher@
gesundheitsfoerderung.at

Dr. med. Wilfried F. Noisternig
Navis, Au 61
A-6143 Matrei am Brenner
Tel.: 0043/(0)5273/6912
Fax: 0043/(0)05273/6912-22
Email: praxis@noisternig-med.at

Dr. med. Monika Riedel
Steyrergasse 25
A-8010 Graz
Tel.: 0043/(0)316/821314
Mobil: 0043/(0)664/4130153
Email: dr.monika.riedel@gmx.at

Dr. med. Brigitte Wahlhütter
C. V. Hötzendorfstr. 32
A-8010 Graz
Tel.: 0043/(0)316/813987
Email: brigitte@wah.at

Dr. med. Walter Surböck
Hauptplatz 10
A-8630 Mariazell
Mobil: 0043/(0)676/6004270
Email: surboeck@aon.at

Dr. med. Eberhard Suntinger
Botengasse 15
A-9300 St.Veit/Glan
Tel.: 0043(0)4212/6911
Fax: 0043(0)4212/6911-21
Email: dr.suntinger@inode.at

Fasten für Genießer®-Hotels und Häuser mit Fastenurlaub für Gesunde

Gesundheitshotel Klosterberg
Fam. Laister
Am Berg 170
A-3921 Langschlag
Tel.: 0043/(0)2814/8276
Email: info@klosterberg.at
www.klosterberg.at

Kneipptraditions-Haus der Marienschwestern
Bad Mühllacken 55
A-4101 Feldkirchen
Tel.: 0043/(0)7233/7215
Fax: 0043/(0)7233/7215-414
Email: info@marienschwestern.at
www.fasten.kneippen.at

Biohotel Schweitzer
Barwies 292
A-6414 Mieming/Tirol
Tel.: 0043/(0)5264/5285
Fax: 0043/(0)5264/528530
Email: info@biohotel.at
www.biohotel.at

Pension Engel
Fam. Berkmann
Au 18
A-6952 Hittisau
Tel.: 0043/(0)5513/6231-0
Fax: 0043/(0)5513/6231-3
Email: info@fastenkur.at
www.fastenkur.at

Kneipp-Kurhaus & Entspannungszentrum
Marienkron
Klostergasse 3
A-7123 Mönchhof
Tel.: 0043/(0)2173/80205
Fax: 0043/(0)2173/8025-40
Email: kurhaus@marienkron.at
www.marienkron.at

Fasten- und Gesundheitshaus Dunst
im Joglland
Bergviertel 64
A-8190 Miesenbach
Tel.: 0043/(0)3174/8368
Fax: 0043/(0)3174/8368-16
Email: fastenhaus@aon.at
www.fastenhaus.at

Bio-Thermen-Hotel Wilfinger
Wagerberg 119
A-8271 Bad Waltersdorf
Tel.: 0043/(0)3333/2981-0
Fax: 0043/(0)3333/2981-550
Email: badwaltersdorf@wilfinger-hotels.at
www.wilfinger-hotels.at

Tonnerhütte
Jakobsberg 2
A-8822 Mühlen
Tel.: 0043/(0)3586/30077
Fax: 0043/(0)3586/300774
Email: tonnerhuette@muehlen.at
www.tonnerhuette.at

Hotel »das Bergkristall«
Fam. Reiter
Birkenweg 150
A-8971 Rohrmoos/Schladming
Tel.: 0043/(0)3687/61350
Fax: 0043/(0)3687/61350-55
Email: info@hotel-bergkristall.com
www.fastenwanderer.com

Beautyfarm Landhaus Servus
Martiniweg 21
A-9220 Velden am Wörthersee
Tel.: 0043/(0)4274/2262
Fax: 0043/(0)4274/2262-22
Email: info@landhaus-servus.com
www.landhaus-servus.com

Fasten-Coaches
(Fastentrainer GGF)
Die angegebenen Personen sind diplomiert,
Fastenwochen für Gesunde zu leiten

Katharina Charvat
Engerthstr. 257/1/45
A-1020 Wien
Mobil: 0043/(0)699/19684323
Email: katharina.charvat@gmx.at

Kurt Halter
Leopoldsgasse 11/18
A-1020 Wien
Mobil: 0043/(0)699/17676666
Email: kurt.halter@chello.at

Elisabeth Jungreithmair
Lenaugasse 14/20
A-1080 Wien
Mobil: 0043/(0)699/17779993
Email: yoga-oase@gmx.at

Heidemarie Brezina
Lazarettgasse 1/7
A-1090 Wien
Mobil: 0043/(0)660/5223760
Email: heidi.brezina@gmx.at

Dr. phil. Ulrike Borovnyak
Schleusenstr. 7
A-1140 Wien
Mobil: 0043/(0)699/19676650
Email: ulrike.borovnyak@
gesundheitsfoerderung.at

Martin Taubert-Witz
Hasnerstr. 75/15
A-1160 Wien
Tel.: 0043/(0)1/4922261 oder (0)1/4095433
Email: martin.taubert-witz@gmx.at

Dr. phil. Rosemarie Dorrer
Wagramerstr. 4/1401
A-1220 Wien
Tel.: 0043/(0)1/7343186
Mobil: 0043/(0)650/7312105
Email: rosemarie@gesundfasten.net

Claudia Bernhauser
Josef-Dabschstr. 10/3/16
A-2102 Bisamberg
Mobil: 0043/(0)680/2061942
Email: claudia.bernhauser@yoga-fasten.at

Jutta Aringer
Nickelgasse 2
A-2560 Berndorf
Mobil: 0043/(0)664/1333585
Email: jutta.aringer@gmx.at

Irmtraud Hochrieder
Pressbaumerstr. 11
A-3443 Sieghartskirchen
Mobil: 0043/(0)664/1639110
Email: office@fasten-erleben.at

Gerda Dichtl
Schanz 23
A-4252 Liebenau
Tel.: 0043(0)7953/26616
Email: gerda.dichtl@aon.at

Stefanie Hofstätter
Behamberg 115
A-4441 Behamberg
Mobil: 0043/(0)664/4121081
Email: stefanie.hofstaetter1@aon.at

Maria-Theresia Kaiser
Vöcklatal 25
A-4890 Weissenkirchen
Mobil: 0043/(0)664/3948923
Email: info@gesundheitsimpulse.at

Monika und Harald Münch
Schrannengasse 2/1/5
A-5020 Salzburg
Tel./Fax: 0043/(0)662/878710
Email: mail@hm-therapie.de

Susanne Flintsch
Risolstr. 158
A-5412 Puch bei Hallein
Fax: 0043/(0)662/631752
Mobil: 0043/(0)664/3935947
Email: nana@nana.at

Isabel Noisternig
Navis, Au 61
A-6143 Matrei am Brenner
Tel.: 0043/(0)5273/6912
Fax: 0043/(0)5273/6912-22
Mobil: 0043/(0)650/6912971
Email: therapie@noisternig-med.at

Erika Hochreiter
Auersperggasse 23
A-8043 Graz
Mobil: 0043/(0)664/8907516
Email: erika.hochreiter@gmx.at

Getrud Kos
Schönbrunngasse 3A
A-8043 Graz
Mobil: 0043/(0)676/4255003
Email: gertrud.kos@chello.at

Regina Berginz
Schererstr. 35
A-8052 Graz
Mobil: 0043/(0)664/2452028
Email: regina.berginz@der-wendepunkt.at

Eva Kerbl
Neupauerweg 83
A-8052 Graz
Tel.: 0043/(0)316/285828 oder (0)3573/34580
Fax: 0043/(0)316/285828 oder (0)3573/3458022
Email: e.kerbl@fohnsdorf.at

Daniela Reiterer
Angerstr. 12/17
A-8230 Hartberg
Mobil: 0043/(0)664/9180841
Email: office@danielareiterer.eu

Franz Dorner
Obervogau 217
A-8461 Ehrenhausen
Mobil: 0043/(0)664/3844946
Email: office@dorner.cc

Anne-Valeska Joshi
Teiplbergstr. 21
A-8502 Lannach
Mobil: 0043/(0)664/9630030
Email: office@cmc-joshi.at

Karoline Stolz
Grünauerstr. 1
A-8630 St. Sebastian
Tel.: 0043/(0)3882/3228-17
Fax: 0043/(0)3882/3078-10
Mobil: 0043/(0)676/7859251
Email: karoline.stolz3@gmx.at

Marion Moser
Lindenweg 6a
A-8734 Großlobming
Mobil: 0043/(0)664/1394190
Email: marion_moser@gmx.at

Elisabeth Schwaiger
Tauplitz 233/3
A-8982 Tauplitz
Mobil: 0043/(0)664/2332718
Email: e_schwaiger@aon.at

Waltraud Bittner
Waltendorferstr. 43
A-9020 Klagenfurt
Tel./Fax: 0043/(0)463/482269
Email: waltraud.bittner@
gesundheitsfoerderung.at

Ulrike Plessin
Bayernweg 3
A-9073 Viktring
Mobil: 0043/(0)650/7660066
Email: ulrike.plessin@gmx.net

Renate Kitz
Rakounig 3
A-9112 Griffen
Tel.: 0043/(0)4233/2760
Mobil: 0043/(0)650/3970403
Email: renate.kitz@gesundheitsfoerderung.at

Hans-Peter Premur
Röm.-kath. Pfarramt
A-9201 Krumpendorf
Tel./Fax: 0043/(0)4229/2392
Mobil: 0043/(0)664/3947110
Email: premur@gmx.at

Bianca Blümel
Fahrendorferstr. 16
A-9220 Velden
Mobil: 0043/(0)676/7022455
Email: bianca.bluemel@gmx.at

Sieglinde Salbrechter
Schaumboden 22
A-9300 St. Veit/Glan
Tel.: 0043/(0)4212/8242
Mobil: 0043/(0)664/7678340
Email: bundesleiter@fnl.at

Bettina Felsberger
Schloßblick 24
A-9313 St. Georgen/Längsee
Mobil: 0043/(0)664/5220592
Email: felsberger.tb@networld.at

Susanne Erlacher
Raffelsdorf 1
A-9374 Wieting
Mobil: 0043/(0)664/9187503
Email: sus.erl@gmx.at

Berta Elisabeth Hasler
Dorfstr. 36
A-9546 Bad Kleinkirchheim
Tel.: 0043/(0)4240/688
Fax: 0043/(0)4240/68820
Mobil: 0043/(0)699/16886882
Email: office@biokuchl.at

Veronika Gaugeler-Senitza
Kirchgasse 34
A-9560 Feldkirchen
Mobil: 0043/(0)676/84410022
Email: gaugeler-senitza@aon.at

Christina Walker
Techendorf 3
A-9762 Weissensee
Tel.: 0043/(0)4713/2371
Mobil: 0043(0)664/73829784
Email: info@nemast.at

Monika Höfler
Lurnfelderstr. 33
A-9851 Lieserbrücke
Mobil: 0043/(0)676/7285002
Email: monika@hoefler-1.eu

SCHWEIZ

Häuser mit Fastenurlaub für Gesunde

Lassalle-Haus
Bad Schönbrunn
CH-6313 Edlibach
Tel.: 0041/(0)41/7571414
Email: info@lassalle-haus.org
www.lassalle-haus.org

Fasten-Coaches
Die angegebenen Personen sind diplomiert,
Fastenwochen für Gesunde zu leiten

Ida Hofstetter
Neuhofstr. 11
CH-8708 Männedorf
Tel.: 0041/(0)44921/18 09
Email: info@fasten-wandern-wellness.ch

WEITERES AUSLAND

Häuser mit Fastenurlaub für Gesunde

Hotel Marlena
Tramontana 6
I-39020 Marling/Meran
Tel.: 0039/(0)473/222266
Fax: 0039/(0)473/447441
Email: info@marlena.it
www.marlena.it

Fasten-Coaches
(Fastentrainer GGF)
Die angegebenen Personen sind diplomiert,
Fastenwochen für Gesunde zu leiten

Egon Delladio
Mindelheimer Str. 4
I-39040 Tramin/Südtirol
Mobil: 0039/3404603920
Email: egon.delladio@raiffeisen.it

Herlinde Hinteregger-Delladio
Julius von Payer-Str. 3
I-39040 Tramin/Südtirol
Mobil: 0039/3479780503
Email: beautystudio.herlinde@rolmail.net

Silke Peter
Bingastensvägen 1
S-37297 Ronneby
Tel.: 0046/(0)733/770660
Email: info@fastengeniessen.de

AUSBILDUNG ZUM/R DIPLOMIERTEN FASTENBEGLEITER/IN

Deutsche Fastenakademie e. V. (dfa)
Frau Yvonne Bindernagel
Brändströmstr. 86
D-07749 Jena
Tel.: 0049/(0)3641/3842608
Fax: 0049/(0)3641/207541
Email: buero@fastenakademie.de
www.fastenakademie.org

Verband für Unabhängige Gesundheitsberatung e. V.
Sandusweg 3
D-35435 Wettenberg/Gießen
Tel.: 0049/(0)641/80896-0
Fax: 0049/(0)641/80896-50
Email: info@ugb.de
www.ugb.de

Österreichische Gesellschaft für Gesundheitsförderung e. V. (GGF)
Frau Katharina Charvat
Haydngasse 6/31
A-1060 Wien
Tel.:/Fax: 0043/(0)1/9676650
Email: office@gesundheitsfoerderung.at
www.gesundheitsfoerderung.at
Die Autoren dieses Buches vertreten die »Gesellschaft für Gesundheitsförderung (GGF)«, die sich als Kompetenzzentrum der Buchinger-Lützner-Fastenmethode in Österreich, als Initiatorin der »GGF-Fastenakademie« und als Plattform für ökologisch-biologische Konsumenten und Konsumentinnen etabliert hat. Die Gesundheitsimpulse in GGF-Seminaren umfassen die Kernbereiche moderner Gesundheitsförderung: Fasten, Ernährung, Bewegung und Entspannung, seelische Gesundheit sowie gesundes Lebensumfeld.

 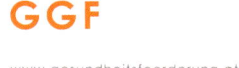

WEITERE INTERNETADRESSEN

www.fasten-wander-zentrale.de
Spezialisten für Fasten und Wandern

www.Grieshaber-Reisen.de
Wohlfühl-Reisen »Sonne, Sinn & Fasten«

www.fastenfuergesunde.de
Portal rund um das Thema »Fasten für Gesunde«

www.fasten-ernaehrung.de
Fastenstrategien und Ernährungstherapie

www.fasten.at
Fasten-Community und Fastenbegleitung

Register

dank

Ulrike Borovnyak möchte sich an dieser Stelle bei ihrem Herzensmann Erich »Fllino« und ihren beiden Kindern Bastian und Eliane bedanken: Ich könnte auf vieles im Leben verzichten, auf euch drei niemals.

Beide Autoren sprechen auch den vielen Menschen im GGF-Netzwerk ihren Dank aus, die zum Gelingen des vorliegenden Fastenratgebers beigetragen haben. Allen voran GGF-Vorstandsmitglied und Hochschulseelsorger Hans-Peter Premur, der für den Text über Fasten in Religionen und Kulturen verantwortlich zeichnet. Des Weiteren den engagierten Kolleginnen im GGF-Büro, Katharina Charvat und Felizia Van der Bellen, für deren sorgsame Recherchen und wertvolle Hinweise. Danke auch Monika Rolle vom GU-Verlag für die laufende herzliche Betreuung sowie Sylvie Hinderberger für das vorzügliche Lektorat. Last but not least möchten wir zwei Personen von ganzem Herzen danken, ohne die Fasten national und international nicht den bedeutenden Stellenwert hätte: Frau Waltraud Bittner, Grande Dame der österreichischen Fastenszene und Gründerin der GGF, sowie Dr. Hellmut Lützner für die fachliche Beratung und sein Vorwort zu diesem Buch. Sein Lebenswerk »Fasten für Gesunde« ist gleichsam Inspiration und Neugeburt für unzählige Menschen rund um den Erdball.

Impressum

ISBN 978-3-8338-1419-8

1. Auflage 2009

WICHTIGER HINWEIS

Die Gedanken, Methoden und Anregungen in diesem Buch stellen die Meinung bzw. Erfahrung der Autoren dar. Sie wurden von den Autoren nach bestem Wissen erstellt und mit größtmöglicher Sorgfalt geprüft. Sie bieten jedoch keinen Ersatz für persönlichen kompetenten medizinischen Rat. Jede Leserin, jeder Leser ist für das eigene Tun und Lassen auch weiterhin selbst verantwortlich. Weder Autoren noch Verlag können für eventuelle Nachteile oder Schäden, die aus den im Buch gegebenen praktischen Hinweisen resultieren, eine Haftung übernehmen.

Die GU-Homepage finden Sie im Internet unter www.gu-online.de

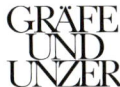

GRÄFE UND UNZER

Ein Unternehmen der
GANSKE VERLAGSGRUPPE

Programmleitung: Ulrich Ehrlenspiel

Redaktion: Monika Rolle

Lektorat: Sylvie Hinderberger

Bildredaktion: Henrike Schechter

Layout: independent Medien-Design, Claudia Hautkappe

Herstellung: Susanne Mühldorfer

Satz: Christopher Hammond

Repro: Longo AG, Bozen

Druck: Firmengruppe Appl, aprinta, Wemding

Bindung: Firmengruppe Appl, Sellier, Freising

BILDNACHWEIS

Fotoproduktion:

Marcel Weber (Stills); Nicolas Olonetzky (People)

Weitere Fotos:

Bildagentur Huber: S. 2 oben, 6. Corbis: Innenklappe vorn innen, S. 30, 37, 38. Getty: U1, Innenklappe vorn außen (li), S. 1, 2 (unten), 3 (unten), 10, 17, 19, 22, 25, 34, 40, 50, 60, 119, 122, 146, 149, 159 (li). GU-Archiv: S. 49 (M. Weber). Jupiter Images: S. 67, 3 (oben), 78, 88. Mauritius: Innenklappe vorn außen (re), S. 27, 42, 113. Plainpicture: S. 74 (re). Privat: Umschlag hinten außen (oben: Scharl). StockFood: S. 59, 74 (li, Mitte), 159 (re), 163.

UMWELTHINWEIS

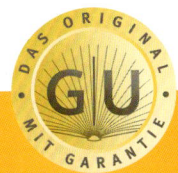

Unsere Garantie

Alle Informationen in diesem Ratgeber sind sorgfältig und gewissenhaft geprüft. Sollte dennoch einmal ein Fehler enthalten sein, schicken Sie uns das Buch mit dem entsprechenden Hinweis an unseren Leserservice zurück. Wir tauschen Ihnen den GU-Ratgeber gegen einen anderen zum gleichen oder ähnlichen Thema um.

Liebe Leserin und lieber Leser,

wir freuen uns, dass Sie sich für ein GU-Buch entschieden haben. Mit Ihrem Kauf setzen Sie auf die Qualität, Kompetenz und Aktualität unserer Ratgeber. Dafür sagen wir Danke! Wir wollen als führender Ratgeberverlag noch besser werden. Daher ist uns Ihre Meinung wichtig. Bitte senden Sie uns Ihre Anregungen, Ihre Kritik oder Ihr Lob zu unseren Büchern. Haben Sie Fragen oder benötigen Sie weiteren Rat zum Thema? Wir freuen uns auf Ihre Nachricht!

Wir sind für Sie da!
Montag – Donnerstag:
8.00 – 18.00 Uhr;
Freitag: 8.00 – 16.00 Uhr
Tel.: 0180 - 5 00 50 54 * *(0,14 €/Min. aus
Fax: 0180 - 5 01 20 54 * dem dt. Festnetz/
Mobilfunkpreise
E-Mail: können abweichen.)
leserservice@graefe-und-unzer.de

P.S.: Wollen Sie noch mehr Aktuelles von GU wissen, dann abonnieren Sie doch unseren kostenlosen GU-Online-Newsletter und/oder unsere kostenlosen Kundenmagazine.

GRÄFE UND UNZER VERLAG
Leserservice
Postfach 86 03 13
81630 München

Die Fastenwoche im Überblick

Entlastungstag

_ **Ernährung:**
Frühstück: Obst, 1 Stück Vollkornbrot oder Müsli, ungesüßter Tee
Mittags: Rohkostplatte oder ein leichtes vegetarisches Gericht
Abends: Obstteller mit Naturjoghurt oder Salatteller mit kalt gepresstem Öl, Zitronensaft und frischen Kräutern

_ **Ausscheidung:** Ab jetzt reichlich trinken, 2–3 l am Tag, vor allem Wasser und Kräutertee

_ **Bewegung:** Flotter Spaziergang oder gewohnte sportliche Betätigung

_ **Entspannung:** Sich mental auf die kommende Fastenwoche einstellen, ruhiger werden

_ **Streicheleinheiten/Körper:** Vollbad mit duftenden ätherischen Essenzen

_ **Streicheleinheiten/Seele:** Ab jetzt auf Radio, TV, PC, Handy verzichten

1. Fastentag

_ **Ernährung:**
Frühstück: Pfefferminztee, Glaubersalz mit Zitronensaft
Vormittags: Wasser, Kräutertee, Zitronenspalten
Mittags: Gemüsebrühe
Nachmittags: Wasser, Kräutertee, Zitronenspalten
Abends: Mit Wasser verdünnter Obst- oder Gemüsesaft (Fastencocktail), Abendtee für die Nacht vorbereiten

_ **Ausscheidung:** Glaubern als Fastenstartschuss (siehe Seite 93)

_ **Bewegung:**
Morgens: Meditativer Morgengang
Vormittags: Bewegung zur Förderung der Darmentleerung
Nachmittags: Flotter Spaziergang, eventuell Wandern

_ **Entspannung:**
Mittags: Leberwickel
Abends: Sauna (eventuell 2-mal in der Fastenwoche)

_ **Streicheleinheiten/Körper:** Aktives Erwachen, Luftbad, Kneippen, Körperbürstung, Massage mit hochwertigem Öl

_ **Streicheleinheiten/Seele:** Sich in die Lieblingslektüre vertiefen

2. Fastentag

_ **Ernährung:**
Frühstück: Morgentee, 1 TL Honig, Zitronenspalten auslutschen
Vormittags: Wasser, Kräutertee
Mittags: Gemüsebrühe
Nachmittags: Wasser, Kräutertee, Zitronenspalten
Abends: Mit Wasser verdünnter Obst- oder Gemüsesaft, Abendtee für die Nacht vorbereiten

_ **Ausscheidung:** Ab jetzt Einlauf – täglich, mindestens jedoch jeden zweiten Tag

_ **Bewegung:**
Morgens: Meditativer Morgengang
Vormittags: Yoga, Biodanza, Rückengymnastik
Nachmittags: Flotter Spaziergang, Nordic Walking, Wandern